Kohlhammer

Klinische Neurologie

Herausgegeben von Thomas Brandt, Reinhard Hohlfeld, Johannes Noth und Heinz Reichmann

Heinz Wiendl
Bernd C. Kieseier

Multiple Sklerose

Klinik, Diagnostik und Therapie

Verlag W. Kohlhammer

1. Auflage 2010

Alle Rechte vorbehalten
© 2010 W. Kohlhammer GmbH Stuttgart
Logo der Reihe: Entwurf und Gestaltung Thomas Brandt/Sabine Eßer
Gesamtherstellung:
W. Kohlhammer Druckerei GmbH + Co. KG, Stuttgart
Printed in Germany

ISBN 978-3-17-018463-3

Inhalt

Unseren Ehefrauen Lucienne und Verena sowie unseren Kindern
Fiona, Louis, Emelie, Clara Emilia und Anna Amalia gewidmet

Vorwort

Es gibt kaum ein Krankheitsbild in der Neurologie, für das die letzte Dekade so viele Veränderungen im Verständnis der Krankheitsentstehung und -mechanismen sowie bei den Diagnose- und Therapiemöglichkeiten mit sich gebracht hat. Die Entwicklungen und die Dynamik im Feld der Multiplen Sklerose sind immens. Zwar ist sie immer noch nicht heilbar, kann jedoch durch moderne Diagnosemethoden früher erkannt werden und ist in ihrem Verlauf durch verschiedenste Therapieansätze immer besser modifizier- bzw. kontrollierbar. Dies ist der wesentliche Grund, der uns dazu bewogen hat, eine Monographie zu diesem Thema in der Reihe »Klinische Neurologie« des Kohlhammer Verlages zu publizieren: Die praktische Handhabung dieses Krankheitsbildes in Form von Klinik, Diagnose und Therapie ist der Kerninhalt und das Hauptziel dieses Buches. Neben der Vermittlung von Hintergrund- und Basiswissen zur MS ist es als Handbuch zum Nachschlagen, Vertiefen sowie Einschätzen und Umsetzen von Therapiemöglichkeiten für den Leser und praktizierenden Therapeuten gedacht.

Wo liegt der Unterschied zu bereits existierenden und qualitativ höchstwertigen anderen Monographien zur Multiplen Sklerose? Genau in seiner Eigenschaft als sehr praxisnaher Leitfaden in der Handhabung des Krankheitsbildes, der sowohl die Grundlagen sowie die Umsetzung der jeweiligen klinischen, diagnostischen und vor allem therapeutischen Maßnahmen alltagsbrauchbar darlegt. Eine sehr ausführliche Auseinandersetzung mit dem hochdynamischen Gebiet der »Therapie der MS« erschien uns in Anbetracht der Vielfältigkeit der Möglichkeiten wichtig und nimmt hierbei auch den größten Platz ein. Da die gegenwärtige Studienlandschaft auch für die nähere Zukunft einige neue Therapeutika erwarten lässt sind auch diese Aspekte bedacht. In dem Abschnitt zur »pragmatischen Therapie« werden dann konkrete Fragen zur Umsetzung im Rahmen eines multimodalen Therapiekonzeptes der MS referiert, inklusive der Bewertung bzw. Herangehensweise bei speziellen Problemen (z. B. Therapie in besonderen Situationen).

Mit diesem Anspruch hoffen wir, ein Werk geschaffen zu haben, das in dem breiten Schrifttum zur Multiplen Sklerose seinen Platz finden kann und das im schnell bewegten Feld der MS-Therapielandschaft durch Aktualisierungen seine Wertigkeit und Aktualität behalten kann. Aufgrund des wissenschaftlichen Anspruches, die gemachten Aussagen möglichst durchgehend durch Originalzitate zu belegen, hat das Werk einen Umfang bekommen, der für die Druckversion (auch im Sinne eines passenden Preis-Leistungsverhältnisses) nicht mehr angemessen wäre. Aus diesem Grund haben die Herausgeber mit den Verfassern abgestimmt, dass im gedruckten Band das Literaturverzeichnis auf die für den klinisch arbeitenden Arzt wichtigsten weiterführenden Literaturstellen begrenzt wird. Das vollständige Literaturverzeichnis kann jedoch über die Website des Verlages (www.kohlhammer.de) unter »Bücher/Loseblattwerke« bei Eingabe des Buchtitels kostenfrei eingesehen werden.

Wir hoffen, dass die Auseinandersetzung mit der Monographie Freude bereitet und Wissen vermittelt. Insbesondere möge es für den interessierten Leser oder aktiv tätigen Therapeuten ein hilfreicher Begleiter in Fragen des Alltags und der praktischen Umsetzung im Umgang mit dem komplexen Krankheitsbild der MS sein.

Würzburg und Düsseldorf, im Februar 2010
Heinz Wiendl
Bernd C. Kieseier

Danksagung

Besonderer Dank gilt Frau Anke Bauer für die hochengagierte und kompetente Mitarbeit bei der Editierung der Monographie. Ebenfalls geht der Dank an Frau Sabine Püngel für die Mithilfe bei der Erstellung der Kapitel. Frau Jutta Blechschmidt und Herrn Andreas Jäcker danken wir für die Mitarbeit beim Kapitel »Pharmakoökonomie«. Auch möchten wir nicht vergessen, einigen Kolleginnen und Kollegen für die kritische Durchsicht von Kapiteln zu danken, dies sind (alphabetisch) D. Buck, C-W. Ip, C. Kleinschnitz, N. Melzer, S.G. Meuth und A. Waschbisch.

Geleitwort

Unser Wissen über die Multiple Sklerose ist im vergangenen Jahrzehnt geradezu explodiert. Der Wissenszuwachs betrifft sämtliche Gebiete, von der Pathogenese über neue Methoden der Diagnostik bis hin zur Therapie. Selbst für MS-Spezialisten ist es inzwischen schwierig, auf allen Teilgebieten up to date zu sein. Da die MS zu den häufigsten neurologischen Erkrankungen gehört, wird nicht nur vom niedergelassenen Neurologen und Klinikarzt, sondern auch von jungen Ärzten in der Weiterbildung und selbst von Medizinstudenten fundiertes Wissen auf diesem Gebiet erwartet. Allein in der MS-Therapie schreitet die Entwicklung so rasant voran, dass selbst alltägliche Fragen manchmal schwierig zu beantworten sind. Dabei geht es nicht nur um den sorgfältigen und verantwortungsbewussten Umgang mit den bereits zugelassenen Therapien. Darüber hinaus erwarten MS-Betroffene und deren Angehörige immer häufiger von ihrem Arzt auch detaillierte Auskünfte über zukünftige Entwicklungen der MS-Therapie.

Zu vielen der genannten Aspekte finden sich in der wissenschaftlichen Literatur aktuelle Übersichtartikel, die sich mit speziellen Themen befassen, wie zum Beispiel der Entwicklung transgener Tiermodelle, dem Umgang mit dem Risiko der PML unter Therapie mit Natalizumab (Tysabri®), neuen genetischen Risikofaktoren der MS, Autoantikörpern gegen Aquaporin-4 als diagnostischen Markern, neuen Methoden der Kernspintomographie zum Nachweis axonaler Schädigung, neuen Erkenntnissen auf dem Gebiet der Neuropathologie der MS etc. Allerdings ist es klinisch tätigen Kollegen kaum möglich, auf all diesen Gebieten durch Lektüre hochspezieller Übersichtartikel Schritt zu halten. Vielmehr besteht ein großer Bedarf nach einer aktuellen, deutschsprachigen Übersicht im Buchformat, die das gesamte derzeitige MS-Wissen übersichtlich, fundiert und zugleich didaktisch ansprechend darstellt. Genau dies ist das Ziel des vorliegenden Buches.

Die Autoren, Prof. Heinz Wiendl und Prof. Bernd Kieseier, sind international renommierte MS-Experten mit umfangreicher Expertise in allen Bereichen der MS. Es ist ein Glücksfall, dass sie als Autoren für dieses Buch gewonnen werden konnten. Im Unterschied zu anderen, vom Umfang her vergleichbaren, englischsprachigen Werken ist dieses Buch „aus einem Guss", eben weil es nur von zwei Autoren geschrieben wurde. Dies ist ein Vorteil, auch was seine Lesbarkeit und Struktur betrifft. Das Buch besticht neben dem Umfang der dargestellten Fakten vor allem durch Fundiertheit und übersichtliche Darstellung des vermittelten Wissens. Zu allen wichtigen Aspekten der MS finden sich detaillierte Tabellen oder Abbildungen, die die Fakten übersichtlich präsentieren.

Den meisten Lesern ergeht es wahrscheinlich ähnlich wie mir, dass selbst vermeintlich „einfache" Fakten, wie z. B. die detaillierten Definitionen der

EDSS-Punkteskala oder die aktuellen McDonald-Diagnosekriterien, nicht immer auf Anhieb aus dem Gedächtnis parat sind, sondern nachgeschlagen werden müssen. Ich habe das Buch daraufhin getestet und war beeindruckt von der Fülle der Informationen und von der Einfachheit, mit der diese dem Leser zugänglich sind.

Ob zur Frage der „Frühtherapie" der MS, Definition von ADEM oder CIS, Differentialdiagnose, diagnostischen Kriterien, aktuellen Empfehlungen zur Grippeimpfung, neuen Erkenntnissen in Epidemiologie und Genetik der MS, Einsatz von Zytostatika, Umgang mit den Risiken neuer MS-Therapien – zu allen Fragen bietet das Buch detaillierte Informationen, die dem neuesten Erkenntnisstand entsprechen. Dabei legen die Autoren großen Wert auf die kritische Bewertung von Studienergebnissen, so dass der Leser – anders als bei anarchischer Wissenssuche im Internet – sich an festen Leitlinien orientieren kann. Ein speziell auf Fragen von MS-Betroffenen ausgerichteter Patiententeil ergänzt das Buch.

Im Namen der Herausgeber möchte ich den Autoren herzlich dafür danken, dass sie dieses hervorragende Buch zur Reihe „Klinische Neurologie" beigesteuert haben. Ich bin sicher, dass es große Verbreitung finden und bald zu den Standardwerken über MS zählen wird.

München, im Februar 2010   Prof. Dr. Reinhard Hohlfeld

1   Klinisches Bild und Verlauf

Die Multiple Sklerose (MS) ist eine chronisch entzündlich demyelinisierende Erkrankung des Zentralen Nervensystems (ZNS), die sich meist im frühen Erwachsenenalter, in der Regel zwischen dem 20. und 40. Lebensjahr, manifestiert (Noseworthy et al. 2000a, Compston und Coles 2002).

Man geht derzeit davon aus, dass etwa 2,5 Mio. Menschen an einer MS erkrankt sind. In Deutschland liegt die Prävalenz nach aktuellen Schätzungen bei bis zu 150 Erkrankten pro 100.000 Einwohner, woraus sich eine Gesamtzahl von etwa 120.000 Erkrankten ergäbe. Eine ähnliche Prävalenzzahl wird für Österreich angegeben, woraus eine Gesamtzahl von etwa 8.000 Erkrankten resultiert. Für die Gesamtschweiz liegen keine epidemiologischen Untersuchungen vor, kantonale Untersuchungen ermitteln jedoch vergleichbare Prävalenzen. Nach wie vor stellt MS die häufigste Ursache für frühzeitige Behinderungen im jungen Erwachsenenalter dar. Die Erkrankung weist eine große klinische, bildgebende und pathologische Heterogenität auf. Über die Ursachen oder die Faktoren, die zur individuellen Prognose beitragen, ist bislang wenig bekannt.

1.1   Klinisches Bild

Zu Beginn der Erkrankung lassen sich im Wesentlichen zwei Formen unterscheiden: Die Mehrzahl der Patienten (85–90 %) zeigt anfangs einen schubförmig remittierenden Verlauf (relapsierend remittierende Multiple Sklerose, RRMS), bei dem sich Phasen der klinischen Verschlechterung, Remission und Stabilität ablösen. Dabei schwanken die zeitlichen Abstände zwischen den einzelnen Schubereignissen inter- und intraindividuell. Im weiteren Verlauf gehen die meisten Patienten in eine Krankheitsphase chronischer Progression – also einer kontinuierlicher Zunahme klinischer Behinderung – über, der sog. sekundär chronisch progredienten MS (SPMS). Zu Krankheitsbeginn abzugrenzen sind davon solche Patienten, die mit einer stetigen, primär progredienten, neurologischen Verschlechterung beginnen, der sog. primär progredienten MS (PPMS), die etwa 10–15 % der MS-Patienten ausmacht (Abb. 1.1).

Da die MS als entzündliche Erkrankung alle Strukturen des ZNS betrifft, ist das klinisch fassbare Bild im Verlauf der Erkrankung äußerst bunt und umfasst verschiedenartige Symptome, wie Paresen, Sensibilitätsstörungen, Visusstörungen, Ataxie, kognitive Einschränkungen, psychiatrische Auffälligkeiten, Fatigue, Schmerzen sowie Blasen- und Mastdarmstörungen und Einschränkungen der Sexualfunktion. Das Spektrum dieser Symptome variiert im Verlauf der Erkrankung und ist interindividuell äußerst unterschiedlich. Im Rahmen einer schubartigen Verschlechterung entwickelt sich eine neurologische Symptomatik, die per definitionem mindestens 24 Stunden andauert, in der Regel nach Tagen ein Plateau erreicht hat und sich über Tage bis Wochen zurückbildet.

Die als Schub bezeichneten, neu aufgetretenen klinischen Ausfälle müssen von sog. Pseudoattacken oder Pseudoexazerbationen, die paroxysmale Verschlechterungen durch Änderungen der Körperkerntemperatur, dem sog. Uhthoff-Phänomen, oder im Rahmen von Infekten darstellen, abgegrenzt werden (Poser et al. 1983). Einzelne paroxysmale Episoden, beispielsweise wenige Stunden andauernde Schmerzen oder Missempfindungen, werden definitionsgemäß nicht als Schub gewertet. Zwei separate Schubereignisse können definitionsgemäß dann beschrieben werden, wenn sich diese durch ein Zeitintervall von mindestens 30 Tagen zwischen dem Beginn des ersten und des zweiten Schubes voneinander trennen lassen (Poser et al. 1983, McDonald et al. 2001, Polman et al. 2005b).

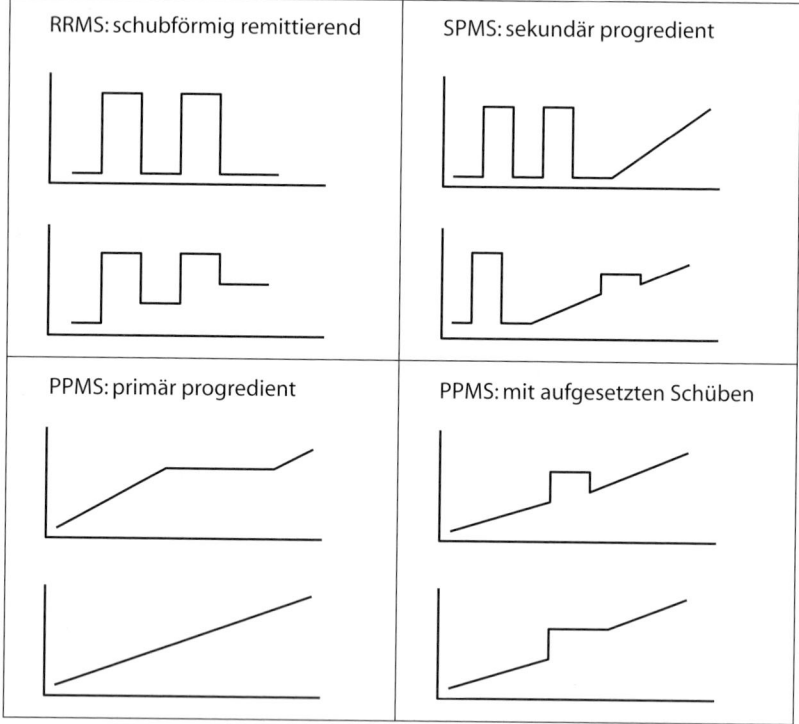

Abb. 1.1   Verschiedene klinische Verlaufsformen der Multiplen Sklerose

1.2   Verlauf und Prognose

Die MS ist eine Erkrankung des jungen Erwachsenenalters und manifestiert sich meist zwischen dem 20. und 40. Lebensjahr (Median 28 Jahre). Nur wenige Patienten entwickeln die Erkrankung vor dem 15. oder nach dem 55. Lebensjahr, wobei bei sehr jungen und älteren Patienten andere Differentialdiagnosen in Betracht gezogen werden müssen (s. Kapitel 4.5). Der klinische Verlauf ist sehr variabel. Für den klinischen Sprachgebrauch ist die Einteilung der Verlaufstypen nach Lublin und Reingold (1996) nützlich (vgl. Abb. 1.1). Bei der Mehrzahl der Patienten (ca. 85 %) manifestiert sich die Erkrankung mit einem schubförmig remittierenden Verlauf (RRMS) (Weinshenker et al. 1989a). Die Erkrankten haben Schübe bzw. Episoden akuter neurologischer Dysfunktion, die häufig innerhalb weniger Wochen wieder verschwinden. Die Erstsymptome der MS unterscheiden sich bei Patienten mit frühem und späterem Erkrankungsalter. Bei jüngeren Patienten beginnt die RRMS häufig monosymptomatisch mit einer Optikusneuritis (36 %) oder Parästhesien (33 %). Paresen allein oder in Kombination mit sensiblen Ausfällen findet man häufiger bei älteren Patienten (50 %) (Abb. 1.2). Neue neurologische Dysfunktionen entwickeln sich typischerweise über mehrere Stunden bis wenige Tage. Häufig berichten die Patienten, dass der Schweregrad anfangs fluktuiert. Paroxysmal auftretende Symptome wie neuralgische Schmerzen oder dystone Bewegungen kommen bei der MS ebenfalls häufig vor. Diese dauern Sekunden bis wenige Minuten, werden jedoch nicht als separate Schübe gewertet. Als Schub werden akut aufgetretene klinische Ausfälle und Symptome angesehen, die länger als 24 h anhalten, wenn die Verschlechterung nicht durch Änderungen der Körpertemperatur (Uhthoff-Phänomen) oder im Rahmen von Infektionen erklärbar ist. Ein einzelner Schub dauert meist eine bis drei Wochen, selten länger als acht Wochen, wobei länger dauernde Schübe eine schlechtere Rückbildungstendenz aufweisen. Ob es zu einer vollständigen Besserung kommt, hängt jedoch nicht nur von der Schubdauer, sondern auch von den jeweiligen Krankheitszeichen ab. Parästhesien, Optikusneuritis oder Doppelbilder bilden sich zumindest zu Beginn der Erkrankung gut zurück. Paresen, zerebelläre Ausfälle oder autonome Störungen haben dagegen eine schlechtere Prognose. Obwohl einige Patienten im gesamten Krankheitsverlauf jeweils komplett remittierende Schübe haben, wird in späteren Krankheitsphasen der schubförmige Verlauf bei etwa der Hälfte aller Patienten von einer sekundären Progression (kontinuierliche Zunahme der neurologischen Defizite) abgelöst, die mit oder ohne zusätzliche Schübe abläuft. Die Rückbildung der Schübe ist dann zumeist inkomplett, zudem ist eine schleichende Progression der Behinderung feststellbar. Bei neuen Schüben kommt es entweder zum Wiederauftreten oder zur Verschlechterung bereits bekannter Symptome, in 20 % der Schübe auch zu neuen Krankheitszeichen.

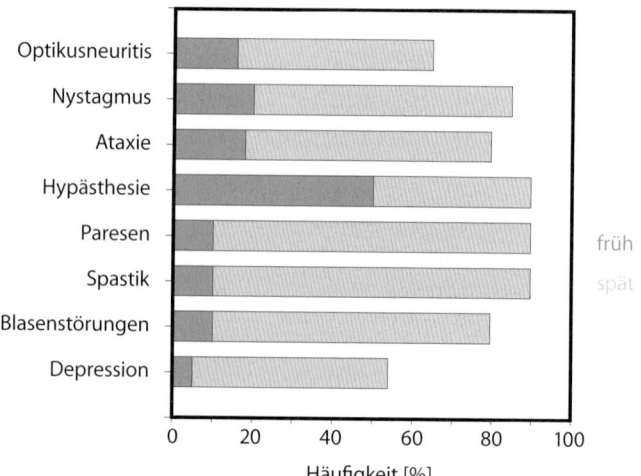

Abb. 1.2
MS-Symptome

Das Risiko nach einer isolierten Optikusneuritis eine klinisch sichere MS zu entwickeln, liegt bei mindestens 50 % (Übersicht bei Soderstrom 2001, Miller et al. 2005a und 2005b). Etwa 50–70 % der Patienten mit monosymptomatischer Optikusneuritis haben bereits klinisch stumme Läsionen im MRT, 60–70 % weisen positive oligoklonale Banden im Liquor auf (Soderstrom et al. 1998). Das Vorhandensein von MR-Läsionen (> 3) zum Zeitpunkt der Präsentation erhöht das Risiko, später eine MS zu entwickeln, auf mehr als 50 %. Der zusätzliche Nachweis von oligoklonalen Banden erhöht den Vorhersagewert eines positiven MRTs (Tintoré et al. 2006). Neue Untersuchungen bei Patienten mit einem ersten Schubereignis, das auf eine mögliche MS hindeutet, haben gezeigt, dass der Nachweis oligoklonaler Banden das Risiko für das Auftreten eines zweiten Schubereignisses signifikant erhöht, unabhängig von der Zahl der vorliegenden MR-Läsionen. Andererseits hat der Nachweis oligoklonaler Banden im Liquor offensichtlich keinen Einfluss auf die spätere Behinderungsprogression (Tintoré et al. 2008).

Das initiale MRT ist prädiktiv für die Einschätzung der Wahrscheinlichkeit späterer Schübe bzw. einer späteren Behinderung (Miller et al. 2005a und 2005b, Tintoré et al. 2006). Nach Beginn der Erkrankung im frühen Erwachsenenalter erleiden 25–50 % der Patienten einen zweiten Schub innerhalb eines Jahres, bis zu 50 % innerhalb von zwei und zwei Drittel innerhalb von drei Jahren nach Erstsymptomatik.

Sobald die sekundär progrediente Verlaufsform erreicht ist, steigt das Risiko voranschreitender, bleibender Behinderungen. Obwohl der Verlauf und die Prognose individuell sehr variabel sind, kann man folgende Merkposten nennen:

Merke: Die mediane Zeit von der Erstmanifestation zur Konversion in eine sekundär progrediente Form liegt bei etwa zehn Jahren. Im Median dauert es 15 Jahre bis die Patienten eine einseitige Gehhilfe benötigen (z. B. Stock), d. h. ca. fünf Jahre nach der SPMS-Konversion. Die Zeit bis zur Rollstuhlgebundenheit liegt im Median bei 24 Jahren (Weinshenker et al. 1989a und 1989b).

Aktuellere Publikationen mit langzeitbeobachteten Kohorten geben sogar längere Zeiträume und eine geringere Progressionsgeschwindigkeit an (Kantarci und Wingerchuk 2006). Die Patienten mit stetiger Progression der neurologischen Symptome von Beginn (mit oder ohne aufgelagerte Schübe; PPMS) haben die schlechteste Prognose.

Zumindest in der Frühphase der RRMS werden Schubfrequenzen von 0,5–1,3/Jahr beobachtet. Zu den nachgewiesenen Schub-provozierenden Faktoren gehören virale Infekte (Sibley et al. 1985). Obwohl bakterielle Infekte per se scheinbar das Risiko für Schübe nicht steigern, können Infektionen als solche (z. B. Harnwegsinfekt) eine signifikante symptomatische Verschlechterung bewirken, die bei der klinischen Evaluation in Betracht gezogen werden muss. Eine Beziehung zwischen einer Verschlechterung oder Schüben mit Stress, Traumen und chirurgischen Eingriffen ist in verschiedenen anekdotischen Berichten zu finden. Bis heute fehlen allerdings überzeugende Beweise für solche Assoziationen (Goldacre et al. 2006).

Etwa 50 % der MS-Patienten benötigen nach 15 Jahren zumindest eine Gehhilfe (Weinshenker et al. 1989a und 1989b), wobei 10 % selbst nach 25 Jahren ohne wesentliche Behinderung bleiben, auch ohne Therapie (Kantarci et al. 1998). Der Begriff der »benignen« MS wurde für Verläufe geprägt, bei denen die Patienten trotz der Diagnose einer MS über viele Jahre bis Jahrzehnte kaum nennenswerte neurologische Defizite aufweisen. Nach Lublin und Reingold bezeichnet man MS-Verläufe als benigne, bei denen die Patienten 15 Jahre nach Erkrankungsbeginn in keinem neurologischen Funktionssystem Einschränkungen haben (Lublin und Reingold 1996).

Auch wenn es hinsichtlich der Definition einer sog. benignen MS aufgrund der hohen Heterogenität des Krankheitsbildes keinen allgemeinen Konsens gibt, so wird inzwischen als häufigste Definition eine klinische Behinderung ≤ 3 entsprechend der Kurtzke-Scala (Expanded dysability status scale, EDSS) zehn Jahre nach Krankheitsbeginn gewertet (Hawkins und McDonnell 1999, Ramsaransing et al. 2006) (Abb. 1.3 u. Tab. 1.1). In einer unlängst durchgeführten Untersuchung an einer kanadischen Kohorte von MS-Patienten, die die Diagnose der sog. benignen MS erhalten hatten, zeigte sich, dass nach 20 Jahren 48 % der Patienten das diagnostische Kriterium nicht mehr erfüllten, 23 % der Patienten eine SPMS entwickelt hatten und gar 21 % eine so starke Gehbehinderung aufwiesen, dass sie eine Gehhilfe benötigten (Tremlet et al. 2006).

Die Analyse einer Kohorte der Mayo Klinik in Rochester (U.S.A.) erbrachte, dass bei einem EDSS von ≤ 2 nach ≥ 10 Jahren die Wahrscheinlichkeit, stabil zu bleiben, bei über 90 % liegt (Pittock et al. 2004a). Die Gruppe sog. benigner Formen der MS machte in dieser Kohorte 17 % aus (Pittock et al. 2004a).

Der Begriff »benigne« MS

Die biologische Grundlage der Variabilität im klinischen Langzeitverlauf der MS ist wenig verstanden, ebenso sind auf individuellem Niveau keine Prädiktoren bekannt (Kantarci und Weinshenker 2005). Auch die deutliche Heterogenität hinsichtlich der unterschiedlichen Verläufe von Patienten mit sog. benigner MS unterstreicht, dass es gegenwärtig keine geeigneten und reliablen Kriterien gibt, um Patienten zu definieren, die möglicherweise einen milden Krankheitsverlauf über längere Zeit haben werden.

Behinderungsskala zur MS

(EDSS = Expanded Disability Status Scale; vereinfachte Darstellung nach Kurtzke 1983)

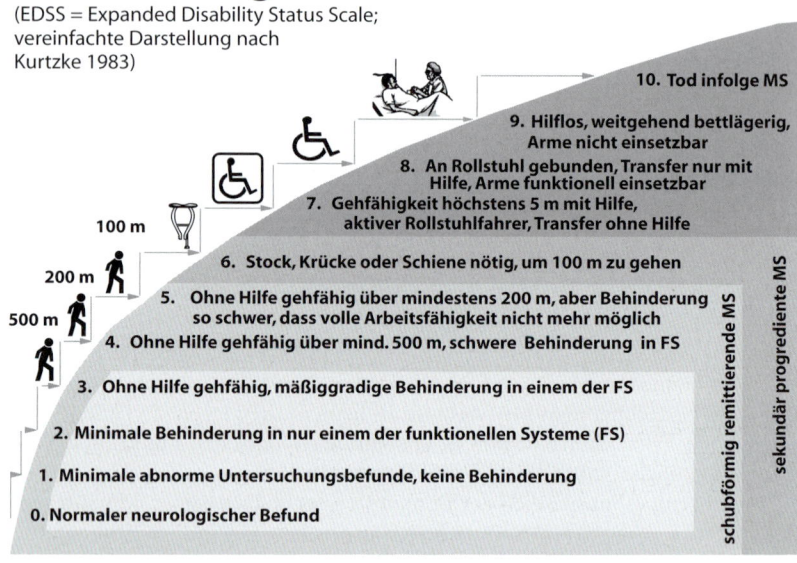

Abb. 1.3   Behinderungsskala zur MS (EDSS = Expanded Disability Status Scale; vereinfachte Darstellung nach Kurtzke 1983)

Tab. 1.1   Expanded Disability Status Scale (EDSS) nach Kurtzke 1983

0.0	Normale neurologische Untersuchung (Grad 0* in allen funktionellen Systemen)
1.0	Keine Behinderung, minimale Abnormität in einem funktionellen System (d. h. Grad I)
1.5	Keine Behinderung, minime Abnormität in mehr als einem funktionellen System (mehr als einmal Grad I)

2.0 Minimale Behinderung in einem funktionellen System (ein FS Grad 2, andere 0 oder I)

2.5 Minimale Behinderung in zwei funktionellen Systemen (zwei FS Grad 2, andere 0 oder I)

3.0 Mäßiggrade Behinderung in einem funktionellen System (ein FS Grad 3, andere 0 oder I) oder leichte Behinderung in drei oder vier FS (3 oder 4 FS Grad 2, andere 0 oder I), aber voll gehfähig

3.5 Voll gehfähig, aber mit mäßiger Behinderung in einem funktionellen System (Grad 3) und ein oder zwei FS Grad 2; oder zwei FS Grad 3; oder fünf FS Grad 2 (andere 0 oder I)

4.0 Gehfähig ohne Hilfe und Rast für mindestens 500 m. Aktiv während ca. 12 Stunden pro Tag trotz relativ schwerer Behinderung (ein funktionelles System Grad 4, übrige 0 oder I)

4.5 Gehfähig ohne Hilfe und Rast für mindestens 300 m. Ganztägig arbeitsfähig. Gewisse Einschränkung der Aktivität, benötigt minimale Hilfe, relativ schwere Behinderung (ein FS Grad 4, übrige 0 oder I)

5.0 Gehfähig ohne Hilfe und Rast für etwa 200 m. Behinderung schwer genug, um tägliche Aktivität zu beeinträchtigen (z. B. ganztägig zu arbeiten ohne besondere Vorkehrungen). (Ein FS Grad 5, übrige 0 oder I; oder Kombination niedrigerer Grade, die aber über die für Stufe 4.0 geltenden Angaben hinausgehen)

5.5 Gehfähig ohne Hilfe und Rast für etwa 100 m. Behinderung schwer genug, um normale tägliche Aktivität zu verunmöglichen (FS Äquivalente wie Stufe 5.0)

6.0 Bedarf intermittierend, oder auf einer Seite konstant, der Unterstützung (Krücke, Stock, Schiene) um etwa 100 m ohne Rast zu gehen. (FS-Äquivalente: Kombinationen von mehr als zwei FS Grad 3 plus)

6.5 Benötigt konstant beidseits Hilfsmittel (Krücke, Stock, Schiene), um etwa 20 m ohne Rast zu gehen (FS-Äquivalente wie 6.0)

7.0 Unfähig, selbst mit Hilfe mehr als 5 m zu gehen. Weitgehend an den Rollstuhl gebunden. Bewegt den Rollstuhl selbst und transferiert ohne Hilfe (FS-Äquivalente Kombinationen von mehr als zwei FS Grad 4 plus, selten Pyramidenbahn Grad 5 allein)

7,5 Unfähig, mehr als ein paar Schritte zu tun. An den Rollstuhl gebunden. Benötigt Hilfe für Transfer. Bewegt Rollstuhl selbst, aber vermag nicht den ganzen Tag im Rollstuhl zu verbringen. Benötigt eventuell motorisierten Rollstuhl (FS-Äquivalente wie 7.0)

8.0 Weitgehend an Bett oder Rollstuhl gebunden; pflegt sich weitgehend selbständig. Meist guter Gebrauch der Arme (FS-Äquivalente Kombinationen meist von Grad 4 plus in mehreren Systemen)

8.5 Weitgehend ans Bett gebunden, auch während des Tages. Teilweise nützlicher Gebrauch der Arme, Selbstpflege teilweise möglich (FS-Äquivalente wie 8.0)

9.0 Hilfloser Patient im Bett. Kann essen und kommunizieren (FS-Äquivalente sind Kombinationen, meist Grad 4 plus)

9.5 Gänzlich hilfloser Patient. Unfähig zu essen, zu schlucken oder zu kommunizieren (FS-Äquivalente sind Kombinationen von fast lauter Grad 4 plus)

10 Tod infolge MS

---

* Die Angaben der Grade beziehen sich auf die Untersuchung der funktionellen Systeme (FS)

Obwohl die Variabilität der MS eine individuelle und genaue Prognose des Verlaufs erschwert bis unmöglich macht, gibt es einige klinische Faktoren, die einen eher günstigen Verlauf andeuten:

- Frühes Auftreten der Erstsymptome (< 40 Jahre)
- Sensibilitätsstörungen oder Optikusneuritis als Erstsymptom (im Gegensatz zu motorischen, zerebellären oder vegetativen Symptomen)
- Schubförmige Verlaufsform mit Remissionen (im Gegensatz zu primär oder sekundär progredienten Formen)
- Weibliches Geschlecht

Faktoren für einen eher ungünstigen Verlauf sind zerebelläre Ausfälle, pyramidalmotorische Störungen, autonome (Blase, Mastdarm, Sexualfunktion) und psychoorganische Auffälligkeiten, häufige und schwere Schübe mit schlechter Rückbildungstendenz, später Krankheitsbeginn und männliches Geschlecht. Keiner dieser frühen klinischen Parameter beeinflusst allerdings die Progression irreversibler neurologischer Ausfälle sobald eine moderate Behinderung eingetreten ist (EDSS 4; Gehfähigkeit von 500 m; Confavreux et al. 2003). Obwohl generell angenommen wird, dass die Anzahl der Schübe mit der Krankheitsaktivität korreliert und damit die Progression von bleibenden neurologischen Defiziten mitbestimmt, scheint diese Korrelation nur in der frühen/schubförmigen Phase der Erkrankung zu bestehen (z. B. Weinshenker et al. 1989b). Schübe in der progredienten Phase haben keinen wesentlichen Einfluss auf die Progression, unabhängig davon, ob die Progression sekundär oder primär ist (Confavreux et al. 2000, Kremenchutzky et al. 2006). Die primär progrediente MS (PPMS) hat die schlechteste Prognose: die Betroffenheit von ≥ 3 Funktionssystemen und eine frühe und schnelle Progression bestimmen hier eindeutig die ungünstige Prognose bezüglich der Behinderung (Cottrell et al. 1999, Tremlett et al. 2006).

Der zunehmende Gebrauch der MRT hat eine neue Dimension in der prognostischen Einschätzung bei der MS eingebracht (s. Kapitel 4). Die Anzahl Kontrastmittel aufnehmender Läsionen korreliert mit klinischen Schüben (Smith et al. 1993), die Anzahl von T2-Läsionen bei RRMS mit der Wahrscheinlichkeit zur schnelleren Behinderung und Progression (Brex et al. 2002, Rudick et al. 2006a). Hirnparenchymatrophie, Reduktion in der Magnetisations-Transfer-Ratio, Reduktion des zervikalen Rückenmarkdurchmessers und persistierende T1-Löcher (T1-black holes) sind Hinweise auf eine schlechte Langzeitprognose (McFarland et al. 2002, Bermel und Bakshi 2006).

Die Multiple Sklerose selbst führt nicht zum Tod. Die Lebenserwartung von MS-Kranken ist trotzdem statistisch verkürzt (Kantarci und Weinshenker 2005, Ragonese et al. 2008). In einer klinischen Untersuchung konnte gezeigt werden, dass die mediane Überlebenszeit bei MS-Patienten im Vergleich zur Gesamtbevölkerung um etwa zehn Jahre kürzer ist. Es war jedoch auch zu sehen, dass sich durch verbesserte medizinische Möglichkeiten in den vergangenen Jahrzehnten dieser Unterschied verringerte (Bronnum-Hansen et al. 2004).

Dies ist die Folge der häufigen Sekundärkomplikationen bei Patienten mit schweren Verlaufsformen (z. B. Aspirationspneumonie, Dekubitus, Harnwegsinfekte, Stürze).

> *Merke:* Als Faustregel gilt: Ein Drittel der Patienten bleibt lebenslang ohne wesentliche Behinderungen; ein Drittel akkumuliert zwar neurologische Defizite, die alltägliche Tätigkeiten beeinträchtigen, jedoch ein normales Leben erlauben (z. B. Berufstätigkeit, Familienplanung); ein Drittel erreicht einen Behinderungsgrad, der zur Berufsunfähigkeit, zum Verlust der Gehfähigkeit und teilweise zur Vollpflege führt.

Maligne Verläufe mit Erkrankungsprogressionen über Monate und Tod innerhalb von wenigen Jahren sind sehr selten (Weinshenker 1994). Lebensbedrohliche Situationen entstehen insbesondere bei großen Läsionen in den oberen Zervikalsegmenten oder im Hirnstamm.

1.3 Sonderformen

Neben dem oben ausgeführten Spektrum der MS im Erwachsenenalter gibt es einige Krankheitsbilder, die dem Formenkreis der MS zugeordnet werden, wobei bei einzelnen Formen derzeit noch eine kontroverse Debatte dahingehend geführt wird, ob es sich um eine Subform der MS oder gar um eine eigenständige Krankheitsentität handelt. Im Folgenden sollen daher MS-Sonderformen besprochen werden, die nach gegenwärtigem Verständnis zum Formenkreis der MS gerechnet werden sollten, klinisch aber eine größere Herausforderung darstellen, da deren Diagnose und Therapie sich wesentlich von der klassischen Erwachsenen-MS unterscheidet.

1.3.1 Neuromyelitis optica

Die Neuromyelitis optica (NMO; auch Devic Syndrom, Morbus Devic) ist eine in Westeuropa selten auftretende entzündliche Erkrankung des ZNS, die vor allem den Nervus opticus und das Rückenmark betrifft. Die nach dem französischen Neurologen Eugène Devic benannte Erkrankung wurde Ende des neunzehnten Jahrhunderts erstmals beschrieben (Devic 1894, Devic 1895, Albutt 1870, Erb 1879). Ätiologisch handelt es sich dabei am ehesten um eine Autoimmunerkrankung. Lange Zeit wurde die NMO als eine Subform der MS mit Besonderheiten des Befallsmusters und des klinischen Verlaufes angesehen. Neuere Erkenntnisse zeigen, dass es sich bei der Erkrankung eher um eine eigene Entität handelt, die sich pathophysiologisch, klinisch sowie therapeutisch von der MS unterscheidet. Die inzwischen von mehreren Gruppen unabhängig belegte Assoziation der NMO mit bestimmten Antikörpern (NMO-IgG, Aquaporin-4-Antikörper) hat einen Biomarker identifiziert, der eine wichtige Hilfestellung zur Unterscheidung dieser beiden Erkrankungen liefert.

Epidemiologie und Genetik

Genaue Daten zur Inzidenz und Prävalenz der NMO liegen aufgrund der Seltenheit der Erkrankung nicht vor. Häufiger sind hingegen Angaben von NMO-Fällen in Relation zu demyelinisierenden ZNS-Erkrankungen bzw. der MS, wobei sicherlich ein gewisser Prozentsatz der Multiple Sklerose-Diagnosen verkannte NMO-Fälle sind. Im Unterschied zur Multiplen Sklerose betrifft die NMO relativ häufig Personen nicht kaukasischer Herkunft wie Amerikaner afrikanischen Ursprungs (58 % NMO bzw. opticospinale demyelinisierende Erkrankung aus der Gesamtzahl untersuchter demyelinisierender ZNS-Erkrankungen) (Phillips 1998) sowie Asiaten, z. B. aus Indien (22,2 %), Japan (15–40 %) (Kira 2003) und China (36 %) (Lau et al. 2002, Kira 2003). Vor allem Frauen erkranken an der NMO. Das Verhältnis zu betroffenen Männern liegt zwischen 5 : 1 und 9 : 1 (MS 2 : 1) (Wingerchuk et al. 1999, Jarius und Wildemann 2007). Das mediane Alter bei Erkrankungsbeginn beträgt ca. 35 Jahre und ist damit höher als bei der Multiplen Sklerose (hier 28 Jahre) (Wingerchuk et al. 2006), aber auch Kinder und ältere Menschen können erkranken (Jeffery und Buncic 1996). In asiatischen Ländern, insbesondere Japan gibt es die opticospinale MS (OSMS) als eine Variante der MS, die nach neuesten Daten wohl identisch mit der NMO ist (Weinshenker et al. 2006a). In Fernostasien weist sie eine höhere Prävalenz als die typische MS auf (Kira 2003). Das MHC-Klasse-II-Allel DPB1*0501 wurde gehäuft in japanischen Patienten mit OSMS nachgewiesen (Kira 2003). Allerdings ist das Allel insgesamt in 60 % der japanischen Bevölkerung zu finden (Yamasaki et al. 1999).

Klinik und Verlauf

Die NMO befällt bevorzugt die Sehnerven und das Rückenmark (Wingerchuk et al. 1999, Wingerchuk et al. 2006), aber auch das Gehirn kann betroffen sein, wobei diese Läsionen dabei in der Regel stumm bleiben (Pittock et al. 2006). Die Erkrankung beginnt zumeist monosymptomatisch (90 %), während das klassische Devic-Syndrom mit beidseitiger Optikusneuritis und gleichzeitiger akuter Myelitis nur in 10 % der Fälle auftritt (Jarius et al. 2008). Klinisch kann es dabei im Rahmen der Optikusneuritis zu Visusverlust und okulärem Schmerz kommen. Die spinale Symptomatik nimmt unterschiedlichste Ausmaße an. Es treten milde sensible Störungen bis hin zum kompletten Querschnittssyndrom auf. Typische Symptome sind eine hochgradige symmetrische Paraparese, ein sensibles Querschnittssyndrom sowie Blasen- und Mastdarmfunktionsstörungen. Eine japanische Studie beobachtete zudem in 17 % von 47 NMO-Patienten einen persistierenden Schluckauf (Misu et al. 2005). Die Myelitis kann auch den Hirnstamm betreffen mit der Gefahr einer akuten zentralen Ateminsuffizienz (Wingerchuck et al. 1999, Misu et al. 2005, Wingerchuk und Weinshenker 2003), die bei der MS nur selten vorkommt (Pittock et al. 2004).

Typischerweise verläuft die Erkrankung schubförmig (ca. 90 %) (Wingerchuk 2007a). Innerhalb eines Jahres kommt es bei 60 %, in drei Jahren bei 90 % der Patienten zu einem weiteren Schubereignis (Wingerchuk et al. 1999). Auch monophasische Verläufe kommen in 15–23 % der Fälle vor (Wingerchuk et al. 1999, de Seze 2002). Sehr selten beobachtet man eine (sekundär) chronische Progression (2 %) (Wingerchuk 2007a). Im Unterschied zur MS kommt es bei der NMO nach einem Schubereignis nur selten zu einer spontanen Remission. Zudem sind die Remissionen meist inkomplett, weswegen betroffene Patienten oftmals einen schwereren Krankheitsverlauf als MS-Patienten mit Kumulation von neurologischen Defiziten aufweisen. Innerhalb von fünf Jahren nach Krankheitsbeginn sind über 50 % der Patienten nahezu blind (Visus kleiner 20/200) oder können nicht mehr ohne Unterstützung laufen (Wingerchuk et al. 2003). Als prognostisch ungünstig gelten dabei eine hohe Schubfrequenz in den ersten zwei Jahren, ein schwerer erster Schub und eine autoimmunologische Begleiterkrankung wie systemischer Lupus erythematodes (Wingerchuk et al. 2003, Ghezzi 2004).

In einer nordamerikanischen Studie mit 71 Patienten wurde eine 5-Jahres-Überlebensrate von 68 % ermittelt (die Patienten verstarben z. B. an einer zentralen Ateminsuffizienz) (Wingerchuk et al. 1999), während eine europäische Studie eine nur unwesentlich geminderte 5-Jahres-Überlebensrate von 92 % bei der NMO zeigte (Ghezzi 2004).

Bildgebung

Die spinale Bildgebung mittels MRT zeigt bei der NMO zumeist eine ausgeprägte, langstreckige Myelitis ($\geq$ 3 Segmente), die im akuten Schub mit einer Gadolinium-Aufnahme, Ödem und auch Nekrosen einhergehen kann (Filippi und Rocca 2004) und als wichtigster nicht serologischer Marker gilt (Abb. 1.4). Dabei sind bevorzugt die zentralen Myelonanteile betroffen. Kurzstreckige Läsionen werden nur selten beobachtet (Wingerchuk et al. 2006). Diese finden sich im Unterschied zur NMO eher bei MS-Patienten. Allerdings können hierbei verschiedene spinale Läsionen konfluieren und somit den Anschein einer langstreckigen Läsion hervorrufen (Wingerchuk et al. 2006, Lycklama 2000, Tartaglino 1995). Das Auftreten zerebraler Herde bei NMO-Patienten wurde in einer 2006 veröffentlichten Studie mit 60 Patienten analysiert. Bei 60 % der untersuchten Patienten fanden sich Läsionen im kraniellen MRT. Davon wurden bei sechs Patienten (10 %) MS-typische Läsionen festgestellt, die asymptomatisch waren. Die restlichen 30 Patienten (50 %) zeigten unspezifische, nicht MS-typische zerebrale Herde (Pittock et al. 2006). Auch eine weitere Studie mit 29 kubanischen NMO-Patienten fand in 19 der Patienten (65,5 %) zerebrale Herde im kraniellen FLAIR-gewichteten MRT. Diese erfüllten nicht die Barkhof-Kriterien und unterschieden sich auch morphologisch von typischen MS-Läsionen (< 3 mm, nicht oval/ovoid). Interessanterweise konnten die Läsionen in der T1-Wichtung nicht nachgewiesen werden (Cabrera-Gomez et al. 2007), was wiederum den Unterschied zur MS verdeutlicht. *Somit schließen zerebrale Läsionen, sogar wenn sie die Barkhof-Kriterien für eine MS erfüllen, das Vorliegen einer NMO nicht generell aus.* Bisweilen wurden Läsionen im Bereich des Thalamus und Hypothalamus/Dienzephalon festgestellt, die zum Teil endokrinologische Symptome verursachten (Pittock et al. 2006, Vernant et al. 1997, Poppe et al. 2005).

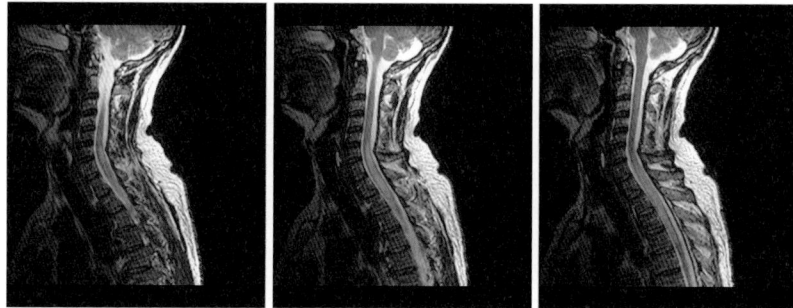

Abb. 1.4   Langstreckige Myelitis (≥ 3 Wirbelkörpersegmente) zervikal bei einer Patientin mit Neuromyelitis optica

Liquor

In der Liquoranalyse kann bei der NMO während eines akuten Schubereignisses häufig eine lymphozytäre und neutrophile Pleozytose beobachtet werden, mit einer Pleozytose, die zwischen 50/µl und 1.000/µl rangieren kann, während die Zellzahl in der Remission oftmals unauffällig oder nur leichtgradig erhöht ist (Wingerchuk et al. 1999). Oligoklonale Banden im Liquor, die bei ca. 95 % der MS-Patienten zu finden sind (Ebers und Paty 1980, McLean et al. 1990), kommen nur in ca. 15–30 % der NMO-Fälle vor (Wingerchuk et al. 1999, de Seze 2002, O'Riordan 1996 Bergamaschi 2004) und verschwinden häufig im Krankheitsverlauf (35–40 %) (Wingerchuk et al. 1999, Ghezzi 2004, Bergamaschi 2004). Eine positive intrathekale MRZ-Reaktion (Masern, Röteln, Varizella Zoster) im Rahmen einer unspezifischen B-Zell-Aktivierung, wie bei den meisten MS-Patienten zu sehen, ist bei der NMO nicht nachweisbar (Jarius et al. 2008, Reiber 1998, Meinl 2006). Eine japanische Studie zeigte des Weiteren in Patienten mit einer möglichen NMO einen erhöhten

Protein 14-3-3 Liquorspiegel, der als Korrelat des ausgeprägten neuronalen Untergangs im Schub zu sehen ist (Satoh 2003).

Serologische Biomarker

Serologische Biomarker tragen zur frühen Diagnostik der NMO und Unterscheidung der NMO von der MS bei. Insbesondere der erst kürzliche Nachweis von zwei Biomarkern, den NMO-IgG (Lennon et al. 2004, Jarius 2007) und den Aquaporin-4-Antikörpern (Lennon 2005, Paul 2007) führte zu einer Verbesserung der Diagnosestellung und Revision der Diagnosekriterien 2006 (Tab. 1.2).

Tab. 1.2   Diagnosekriterien der Neuromyelitis optica nach Wingerchuk

Alte Kriterien (Wingerchuk et al. 1999)	Revidierte Kriterien (Wingerchuk et al. 2006)
Erfüllt sein müssen: • Alle absoluten Kriterien • Ein »major« supportives Kriterium oder • zwei »minor« supportive Kriterien	Neben den obligaten Kriterien einer Optikusneuritis und einer akuten Myelitis müssen mindestens zwei von drei supportiven Kriterien erfüllt sein
Absolute Kriterien: 1. Optikusneuritis 2. Myelitis 3. Keine klinische Beteiligung neben Sehnerv und Rückenmark *»Major« supportive Kriterien:* 1. cMRT bei Erkrankungbeginn erfüllt nicht die Paty-Kriterien 2. spMRT weist eine Läsion ≥ 3 Segmente auf 3. Liquorpleozytose > 50/µl oder > 5 Neutrophile/µl *»Minor« supportive Kriterien:* 1. Bds. Optikusneuritis (nicht unbedingt gleichzeitig) 2. Optikusneuritis mit Visus < 20/200 auf mindestens einem Auge 3. Persistierende Parese mindestens einer Extremität nach Schub (MRC ≤ 2)	*Supportive Kriterien:* 1. cMRT bei Erkrankungsbeginn erfüllt nicht die Paty-Kriterien einer MS (≥ 4 Läsionen oder 3 Läsionen [davon ≥ 1 periventrikulär])* 2. spMRT zeigt eine langstreckige, zusammenhängende Läsion ≥ 3 Segmente 3. Positiver serologischer Nachweis für NMO-IgG

* Paty et al. (1988)

NMO-IgG

2004 wurde der Nachweis eines spezifischen Autoantikörpers (bzw. einer Antikörper-Gruppe), das *NMO-IgG*, veröffentlicht (Lennon et al. 2004). Dabei handelte es sich um Immunglobulin, das sich in Seren NMO-betroffener Patienten befand und in Immunfluoreszenz-Färbungen spezifisch an murinen Arteriolen und Kapillaren des Hirn-und Rückenmarksgewebes im Bereich der Pia mater bindet. Vor allem das Kleinhirn färbt sich prominent und wird deswegen vornehmlich in der Diagnostik eingesetzt. Die Sensitivität der Testung auf NMO-IgG liegt bei 58–76 %, die Spezifität dagegen bei 85–99 % (Originalarbeit von Lennon et al. 2004, Sensitivität 73 %, Spezifität 91 %) (Wingerchuk et al. 2006, Lennon et al. 2004, Jarius 2007, Nakashima 2006). *Ein positiver NMO-IgG-Nachweis ist somit oftmals bei betroffenen Patienten zu erheben, während ein negativer Nachweis eine NMO nicht ausschließt.* In einer neueren Studie wurde der Einsatz des NMO-IgG-Nachweises als therapeutischer Verlaufsparameter vorgeschlagen (Weinstock-Guttman et al. 2008). Ein Patient, der zu Beginn der Studie NMO-IgG-negativ war entwickelte im Verlauf während eines Schubes Seropositivität, später erneute Seronegativität im Intervall. Zudem waren seropositive Patienten, die durch eine immunsuppressive Therapie seronegativ wurden, stabil, während seropositive Patienten einem hohen Risiko ausgesetzt waren, ein erneutes Schubereignis zu erleiden. Ein dauerhaft negativer NMO-IgG-Nachweis als Korrelat für einen guten therapeutischen Effekt wurde als Therapieziel angestrebt.

Aquaporin-4-Antikörper

Die Frage nach dem oder einem Ziel-Antigen der NMO-IgG wurde kurze Zeit später beantwortet. Die Lokalisation des Ziel-Antigens konnte mit Doppelimmunfluoreszenz-Färbungen an Astrozyten, die sich in unmittelbarer Nachbarschaft zur Blut-Hirn-Schranke befanden, festgemacht werden (Lennon et al. 2004). In weiteren Untersuchungen mittels transfizierten Zelllinien und Knockout-Mäusen konnte letztendlich *Aquaporin-4* als Hauptziel-Antigen des NMO-IgG in NMO-Patienten nachgewiesen werden (Lennon 2005). Aquaporin-4 ist ein bidirektionaler Wasserkanal, der zur Unterfamilie der mamillären Aquaporine gehört, welche impermeabel für Anionen und Glycerol sind. Es befindet sich in den perivaskulären astrozytären Endfüßchen, ist aber auch in der Niere (distale Sammelröhrchen) und im Magen (Parietalzellen) zu finden. In Neuronen, Oligodendrozyten oder choroidalen Epithelzellen ist es nicht nachweisbar (Jung 1994). Einige Studien deuten darauf hin, dass Aquaporin-4 im Sehnerven, der grauen Substanz des Rückenmarks und auch im Hirnstammbereich stärker exprimiert wird, was mit den typischen Läsionsregionen korreliert (Roemer et al. 2007). Tierexperimentell scheint ein Fehlen des zerebralen, perivaskulären Aquaporin-4 zu einem leichten Anschwellen der astrozytären Endfüßchen zu führen, allerdings ohne nachweisbares funktionelles Defizit. Die entsprechenden defizienten Mäuse neigen zu einer geringeren Ödembildung nach hyposmotischem Stress und nach experimenteller Ischämie (Manley 2000). Andere Tierexperimente ergaben eine verstärkte Anfallsschwere der zerebralen Aquaporin-4 defizienten Mäuse in Modellen der artifiziellen Anfallsinduktion, vermutlich im Rahmen eines gestörten Kalium-metabolismus, da Aquaporin-4 räumlich eng mit einem koexprimierenden Kaliumkanal (Kir4.1) assoziiert ist (Amiry-Moghaddam 2003).

Neben der erwähnten Methode eines NMO-IgG-Nachweises ermöglichen neuere Methoden nun auch den direkten Aquaporin-4-Antikörper-Nachweis. Eine japanische Gruppe konnte anhand indirekter Immunfluoreszenz an Aqua-porin-4-tranfizierten humanen HEK-Zelllinien bei 91 % der Patienten mit NMO das Vorhandensein von Aquaporin-4-Antikörpern feststellen mit einer Spezifität von 100 % (Takahashi et al. 2007). Sowohl der erwähnte NMO-IgG-Nachweis als auch der Aquaporin-4-Antikörper-Nachweis werden in speziellen Laboren zur Diagnostik der NMO eingesetzt und können hochspe-zifisch die NMO von anderen entzündlichen Erkrankungen des ZNS, insbe-sondere der MS unterscheiden. Allerdings wurden bei klinisch betroffenen, Aquaporin-4-Antikörper-positiven Kindern neben den typischen NMO-Symp-tomen noch weitere neurologische Defizite beobachtet, die über die typische klinische Präsentation der NMO im Erwachsenenalter hinausgehen. Die be-troffenen Kinder wiesen in 45 % der Fälle zerebrale Symptome wie eine En-zephalopathie oder Krampfanfälle auf (McKeon 2008), es wurde hier eine eigene Krankheitsentität postuliert.

Histologie und Pathogenese

Histologisch findet sich in der aktiven Phase der NMO eine ausgeprägte peri-vaskuläre, entzündliche Demyelinisierung mit hochgradigem axonalem Scha-den. Man findet die Veränderungen sowohl in der weißen als auch der grauen Substanz. Nekrosen, Hohlraumbildung und ein Verlust an Oligodendrozyten sind zu beobachten. Die inflammatorischen Infiltrate setzten sich hauptsächlich aus einer Ansammlung von Makrophagen, B-Lymphozyten sowie neutrophilen und eosinophilen Granulozyten zusammen, während $CD3^+$- und $CD8^+$-T-Lymphozyten nur selten vorkommen. Auch lassen sich perivaskuläre Immun-globuline (vor allem IgM) und Komplementfaktoren nachweisen ebenso wie fibrotisch verdickte und hyalinisierte Gefäße (Lucchinetti et al. 2002).

Zwei unterschiedliche histologische Typen wurden beschrieben (Roemer et al. 2007): Zum einen ein demyelinisierender-kavitärer Typ A, der vor allem im Nervus opticus und im Rückenmark auftritt, und ein ausgeprägt inflamm-atorischer Typ B, in dem zwar Immunglobulin und Komplementablagerungen beobachtet werden, aber keine relevante Demyelinisierung und kein axonaler Schaden. Dieser Typ findet sich im Hirnstamm und im Rückenmark. Da Typ B-Läsionen im Hirnstamm oftmals klinisch nicht zum Tragen kommen und reversibel sind, wurde angenommen, dass die Typ B-Läsion funktioneller und reversibler Natur ist und im Rahmen einer Antikörper vermittelten Blockade des astrozytären Wasserkanals Aquaporin-4 auftritt mit nachfolgender Stö-rung der Wasserhomöostase. Ein weiterer Unterschied zur MS zeigt sich an-hand der Astrozyten. Während die MS unter anderem durch eine ausgeprägte

Astrozytose gekennzeichnet ist (Holley 2003, Ayers 2004), kommt es bei der NMO zu einer verminderten Expression des Astrozytenmarkers GFAP (Roemer et al. 2007).

Pathogenetisch ist in einigen Fällen eine paraneoplastische Genese der Aquaporin-4-Antikörper beschrieben (Pittock und Lennon 2008). Es ist zu vermuten, dass der Aquaporin-4-Antikörper bei der NMO pathogenetisch relevant ist. Für eine Beteiligung des Antikörpers spricht zum einen die vaskulozentrische Kolokalisation von Immunglobulin und Komplementfaktor-Ablagerungen mit dem Aquaporin-4-Antigen, sowie der Verlust von Aquaporin-4 in NMO-Läsionen (Roemer et al. 2007, Misu et al. 2007). Ferner wurde in klinischen Studien eine positive Korrelation des Aquaporin-4-Antikörper Titers mit der Läsionslänge im Rückenmark gezeigt (Takahashi et al. 2007) sowie eine signifikante Verschlechterung des Visus bei seropositiven Patienten nach Schüben (Matiello et al. 2008). Bislang ist allerdings unzureichend gezeigt, inwieweit Aquaporin-4-Antikörper eine kausale Rolle in der Pathogenese spielen oder ihr Auftreten epiphänomenal ist. Darüber hinaus kommt die NMO auch ohne begleitendes Auftreten von Aquaporin-Antikörpern vor (Wingerchuk et al. 2007b).

Diagnosekriterien

Bis vor kurzem wurde die Diagnose einer NMO anhand der 1999 publizierten Wingerchuk-Kriterien gestellt (Wingerchuk et al. 1999). Diese forderten neben den obligatorischen, sog. absoluten Kriterien der Optikusneuritis, Myelitis und fehlenden klinischen Beteiligung des restlichen ZNS auch noch das Vorliegen mindestens eines von drei supportiven Hauptkriterien (»major«) oder alternativ zweier von drei supportiven Nebenkriterien (»minor«) (Tabelle 1.2).

Um insbesondere die absolute Restriktion einer ZNS-Beteiligung abseits des Sehnerven und des Rückenmarks zu entfernen, wurden im Jahre 2006 anhand einer Studie mit 96 NMO- und 33 MS-Patienten neue Diagnosekriterien erstellt und vorgeschlagen (Wingerchuk et al. 2006). Diese beziehen sowohl spinale und kranielle MRT-Aufnahmen sowie den laborchemischen Nachweis von NMO-IgG ein. So müssen nun neben den NMO-Kriterien der Optikusneuritis bzw. akuten Myelitis noch mindestens zwei der drei folgenden Kriterien vorliegen:

1. Kraniales MRT bei Erstmanifestation erfüllt nicht die Paty-Kriterien (Paty et al. 1988) einer MS (räumliche Dissemination: ≥ 4 Läsionen oder 3 Läsionen [davon ≥ 1 periventrikulär])
2. Nachweis einer zusammenhängenden Läsion über mindestens drei Segmente im spinalen MRT
3. Nachweis von NMO-IgG-Antikörper. Damit konnte bezüglich der Diagnosestellung einer NMO die Sensitivität von 85 % auf 99 %, die Spezifität von 48 % auf 90 % gesteigert werden (Wingerchuk et al. 2006).

Ein positiver NMO-IgG-Nachweis ist somit für die Diagnosestellung nicht notwendig, zumal 10–25 % der betroffenen Patienten seronegativ sind (Wingerchuck et al.

2007b), teils aufgrund der noch eingeschränkten Sensitivität der konventionellen Testungen (Sensitivität 58–91 %), aber auch weil weitere Autoantigene vermutet werden (Wingerchuck et al. 2007b). Bezüglich der Frage, warum in den revidierten NMO-Diagnosekriterien (Wingerchuk et al. 2006) statt den heutzutage eingesetzten MRT-Kriterien nach Barkhof die Paty-Kriterien eingesetzt wurden, gaben die Autoren an, Konsistenz bewahren zu wollen. Während die Paty-Kriterien schon 1988 publiziert worden sind (Paty et al. 1988) und in die 1999 publizierte Arbeit von Wingerchuk eingesetzt wurden, erschienen die Barkhof-Kriterien erst 1997 (Barkhof et al. 1997).

Krankheitsspektrum

Neben der reinen NMO gibt es verwandte Krankheitsformen, die bei Nachweis von positiven NMO-IgG- bzw. Aquaporin-4-Antikörpern zumeist zum Formenkreis der NMO gezählt werden. Zu nennen ist dabei die *isolierte longitudinale transverse Myelitis (engl.: longitudinally extensive transverse myelitis, LETM)*, die drei oder mehr Segmente betrifft, sowie *rekurrierende, isolierte Optikusneuritiden (RION)*. Studien konnten bei 25–60 % dieser Patienten einen positiven NMO-IgG-Nachweis liefern (Wingerchuk et al. 1999, Lennon et al. 2004, Wingerchuk 2007b). In einer prospektiven Studie wurden Patienten mit dem ersten Schub einer LETM untersucht. Zu Beginn der Studie (29 Patienten) wurden 37,9 % der Patienten als seropositiv für NMO-IgG getestet. Innerhalb eines Jahres erlitten fünf von neun seropositiven Patienten (aus einer restlichen Gesamtzahl von 23 Patienten), aber keiner der seronegativen Patienten einen zweiten Schub mit einer erneuten Myelitis (vier Patienten) oder Optikusneuritis (ein Patient) (Weinshenker et al. 2006b), was eine prognostische Bedeutung von NMO-IgG/Aquaporin-4-Antikörpern vermuten lässt. Die Annahme liegt nahe, dass es sich bei den seropositiven LETM- und Optikusneuritispatienten um inkomplette NMO-Fälle oder eine NMO im Anfangsstadium handelt.

Therapie

Es liegen keine gesicherten Therapieempfehlungen für die NMO vor, weder für die Schubtherapie noch für die Schubprophylaxe. Zumeist wird eine akute Optikusneuritis und Myelitis in Anlehnung an die Behandlung bei der MS mit einer hochdosierten, intravenösen Cortisonpulstherapie behandelt. Die empfohlene Dosierung in einem NMO Schub wird mit 1 g/d Methyprednisolon über 3–5 Tage angegeben (Wingerchuk und Weinshenker, 2008). Eine retrospektive Studie mit 71 NMO-Patienten stellte eine Besserung der Symptome nach akuten Schüben in 80 % der Fälle fest (Wingerchuk et al. 1999). Bei fehlendem Ansprechen auf Corticosteroide wird eine Therapieeskalation mit Plasmapherese durchgeführt. Studien mit kleineren Fallgruppen fanden ein Ansprechen von Cortison-nichtresponsiven Patienten auf eine Plasmapherese. Bei vier von sechs (Wingerchuk et al. 1999) bzw. sieben von zehn NMO-Patienten (Keegan et al. 2002) wurde eine funktionelle Verbesserung nach einem akuten Schub beobachtet. Auch aufgrund grundsätzlicher Überlegungen zur Pathogenese der NMO, die ja als Antikörper und B-Zell-vermittelt gesehen wird, erscheint die Durchführung einer Plasmapheresebehandlung bei NMO-Patienten in der akuten Schubsituation rasch indiziert. Sie sollte bei funktionell beeinträchtigenden, Corticosteroid-resistenten Schüben innerhalb von weniger als vier Wochen nach Schubbeginn initiiert werden. Bei Fällen belegter Corticosteroidresistenz und gutem Plasmaphereseansprechen kann diese Therapieform initial stehen.

Langzeittherapie

Die optimale prophylaktische Therapie der NMO ist nicht bekannt. Viele NMO-Patienten wurden möglicherweise aufgrund der Fehldiagnose einer MS oder der früheren Annahme, dass die NMO eine Subform der MS darstellt, mit entsprechenden Basistherapeutika wie Glatirameracetat oder Interferon (IFN)-β-Präparaten therapiert. Die Datenlage über die Wirksamkeit dieser Substanzen ist gering und wird kontrovers diskutiert. In einer Studie mit 26 NMO-Patienten wurde eine ungenügende Wirksamkeit von IFN-β-Präparaten gezeigt (Papeix et al. 2007). Eine japanische Studie fand sogar eine Exazerbation der Erkrankung bei DPB1*0501-positiven Patienten mit einer rekurrierenden Optikusneuritis oder LETM (Warabi et al. 2007). Positive Effekte wurden in Einzelfällen beschrieben, während eine weitere japanische Studie eine Reduktion der Schubfrequenz und der MRT-Progression unter einer IFN-β-Therapie bei Patienten mit einer OSMS fand. Die OSMS war allerdings nur klinisch und nicht genetisch definiert, was die Aussage der Studie limitiert (Saida et al. 2005). Eine Reduktion der Schubfrequenz wurde auch in einer weiteren Studie bei drei von neun Patienten beobachtet (Wingerchuk et al. 1999). Die Datenlage zu einer Glatirameracetat-Therapie bei der NMO fällt noch geringer aus, Einzelfälle beschreiben jedoch einen positiven Effekt (Bergamaschi 2003, Gartzen et al. 2007).

Aufgrund der pathogenetischen Annahme einer humoral vermittelten autoimmun entzündlichen Erkrankung, wird der Einsatz von immunsuppressiven Medikamenten propagiert (Wingerchuk und Weinshenker 2008, Papeix et al. 2007). Eine Dauertherapie mit niedrigdosierten Corticosteroiden wurde mit einer verminderten Schubaktivität assoziiert (Watanabe et al. 2007). Allerdings ist aufgrund des Nebenwirkungprofils bei längerer Einnahmedauer eine Kombination mit einem nicht-steroidalen Immunsuppressivum sinnvoll. Für Patienten mit einer *milden Verlaufsform einer NMO* oder seropositive LETM-Patienten nach dem ersten Schub mit einem hohen Rezidivrisiko propagieren einige Experten die Langzeittherapie mit Azathioprin und Corticosteroiden. Eine unkontrollierte prospektive Studie mit sieben Patienten zeigte eine Stabilisierung von relapsierenden NMO-Patienten sowie Besserung des Expanded disability satus scale (EDSS) von neun auf drei nach einer Therapie mit Azathioprin und niedrigdosiertem Prednison in einem Beobachtungszeitraum von 18 Monaten (Mandler 1998).

Im Falle *schwererer und aktiver Verläufe der NMO* (häufigen Schüben und/ oder schwerer Schubaktivität) kommt Rituximab, ein gegen CD20 gerichteter monoklonaler Antikörper, in Frage. Rituximab führt zu einer raschen und selektiven Depletion von B-Lymphozyten (CD20-exprimierend). In einer kleineren Fallserie wurde eine Krankheitsstabilisierung bei sieben von acht NMO-Patienten beobachtet, die auf eine Vorbehandlung mit verschiedenen Immunsuppressiva nicht adäquat reagiert haben (Cree et al. 2005). Auch Mitoxantron, als immunsuppressive Substanz, die neben T-Zellen und Makrophagen vor allem auch B-Zellen anspricht, wurde in einer prospektiven Studie an NMO-Patienten untersucht. Dabei konnte ein positiver Krankheitsverlauf mit klinischer und bildmorphologischer Stabilisierung in vier von fünf NMO-Patienten nachgewiesen werden, unter einem allerdings sehr aggressiven Therapieschema mit monatlichen Gaben von 12 mg/m^2 KOF für sechs Monate kombiniert mit hochdosierter Glukocorticoidtherapie, gefolgt von drei weiteren Zyklen alle drei Monate (Weinstock-Guttman et al. 2006).

Ein Therapieversuch mit Mycophenolat Mofetil wurde nur in einem Fallbericht bei einer kindlichen NMO als positiv beschrieben (Falcini et al. 2006). Ähnliches gilt für den Einsatz von intravenösen Immunglobulinen (IVIg). Auch hier gibt es nur wenige publizierte Fälle über einen positiven Langzeiteffekt nach IVIg-Gabe (Bakker und Metz 2004).

Für wiederholte Plasmapheresen als Dauertherapie gibt es keine ausreichende Datenlage.

Zusammenfassung: Im Gegensatz zur klassischen MS präsentiert sich die NMO als homogenere Erkrankung, die sich innerhalb der Gruppe der demyelinisierenden Erkrankungen des ZNS durch klinische, bildgebende und serologische Charakteristika abgrenzen lässt. Es gibt keine etablierte Standardtherapie der NMO, kontrollierte Studien fehlen bislang. Die bei der MS verwendeten Immunmodulatoren scheinen eher geringe Wirksamkeit zu haben, weswegen sie nicht empfohlen werden. Die Langzeittherapie wird entweder mit Immunsuppression oder immunselektiver Therapie durchgeführt. Azathioprin (in Kombination mit Corticosteroiden) kommt allenfalls für wenig aktive Verläufe in Frage. Für aktivere Verläufe werden Mitoxantron oder Rituximab angewendet. Aquaporin-4-Antikörper haben ihren momentanen Stellenwert in der differentialdiagnostischen Hilfestellung, nicht im Therapiemonitoring.

1.3.2 Multiple Sklerose im Kindesalter

MS wird zunehmend bei Kindern und Jugendlichen diagnostiziert. Sie präsentiert sich nahezu ausschließlich als schubförmig verlaufende Erkrankung, wobei auch hier im weiteren Verlauf eine sekundäre chronische Progredienz 10–15 Jahre nach Auftreten des ersten Schubereignisses beobachtet werden kann. Die differentialdiagnostische Herausforderung beim ersten akuten demyelinisierenden Ereignis ist die Abgrenzung zur akuten disseminierten Enzephalomyelitis (ADEM). In einer prospektiven Studie an 296 Kindern mit akut aufgetretener Demyelinisierung zeigten 81 ein fokal neurologisches Defizit, 119 erhielten die Diagnose einer ADEM und 96 Kinder zeigten Symptome, die auf eine bereits bestehende MS hinwiesen (basierend auf typischen MRT-Veränderungen in Assoziation mit entsprechenden klinischen Symptomen) (Mikaelo et al. 2004). Nach etwa 3-jähriger klinischer Beobachtung hatten bereits 168 Kinder eine MS entwickelt, davon immerhin in 47 % der Patienten mit initialem fokal neurologischem Defizit und 29 % der Kinder mit der initialen Diagnose einer ADEM.

Allgemein anerkannte *Diagnosekriterien* für die kindliche MS wurden bisher nicht etabliert, international gibt es aber Vorschläge, wie solche Kriterien aussehen könnten (Krupp et al. 2007):

- Die kindliche MS erfordert multiple Episoden einer Demyelinisierung des ZNS, die sich zeitlich und räumlich wie bei der Erwachsenen-MS trennen lassen; ein Mindestalter für das Auftreten dieser klinischen Ereignisse ist nicht vorgesehen.
- Das MRT kann in Analogie zur Diagnose der MS beim Erwachsenen die Dissemination im Raum dokumentieren und diagnostisch bewertend einbringen (McDonald et al. 2001, Polman et al. 2005).
- Die Kombination aus pathologischen Veränderungen im Liquor und zwei MRT-Läsionen, von denen eine im Gehirn lokalisiert sein muss, kann ebenso das Kriterium der räumlichen Dissemination erfüllen; dabei muss der Liquor entweder oligoklonale Banden oder einen erhöhten IgG-Index zeigen; in Analogie zur Diagnose beim Erwachsenen kann auch beim Kind das MRT das Kriterium der Dissemination der Zeit erfüllen; neue T2-Läsionen oder Kontrastmittel aufnehmende Läsionen müssen drei Monate nach dem initialen klinischen Ereignis sichtbar sein.
- Ein klinisches Ereignis, das vereinbar ist mit einer ADEM, kann nicht als erstes Schubereignis einer MS betrachtet werden.

Gerade der letzte Punkt der scharfen Abgrenzung von der ADEM ist sicherlich sehr konservativ. In Zukunft werden multinationale Kollaborationen daran arbeiten, einheitliche Kriterien zur Diagnosestellung der kindlichen MS zu finden. Dies ist insbesondere wichtig, da etwa 3–10 % aller MS-Patienten einen Krankheitsbeginn vor dem 18. Lebensjahr haben (Boiko et al. 2002, Simone et al. 2002, Ghezzi et al. 1997). Bei Betrachtung aller bisher publizierten Kohorten zeigt sich, dass 96 % der Diagnosen initial einer RRMS entsprachen und lediglich 3,7 % als PPMS diagnostiziert wurden (Banwell et al. 2007). 50–70 % der Kinder präsentierten sich mit multifokalem Defizit, wohingegen 30–50 % der betroffenen Kinder ein monofokales Defizit zeigten. In der letzteren Gruppe hatten 10–22 % eine Retrobulbärneuritis, 30 % Paresen, 15–30 % Sensibilitätsstörungen, 5–15 % eine Ataxie und 25 % Hirnstammsymptome (Banwell et al. 2007). Interessanterweise zeigte sich in der Gruppe der Kinder unter zehn Jahren (und das waren immerhin 17 % zum Zeitpunkt des ersten klinischen Ereignisses) auffällig häufig eine Ataxie als erstes klinisch fassbares neurologisches Defizit (53 %). Es bleibt derzeit unklar, ob dieser augenfällige Unterschied in der klinischen Manifestation gegenüber der MS im Erwachsenenalter Ausdruck einer altersabhängigen Immunogenität verschiedener Myelinproteine oder Ausdruck einer veränderten Immunreaktivität des Immunsystems ist oder auf anderen altersassoziierten Faktoren basiert.

Die Schubfrequenz zeigt sich in den vorliegenden Untersuchungen äußerst variabel, in großen retrospektiven Untersuchungen liegt sie zwischen 0,38 bis 1,0 pro Jahr (Deryck et al. 2006, Gusef et al. 2002). Hinsichtlich der Krankheitsprogression der langfristigen körperlichen Behinderung gibt es nur kleinere Fallstudien. Im Vergleich zu ähnlichen Untersuchungen bei Kohorten mit Erwachsenen-MS zeigte sich, dass Patienten mit kindlicher MS etwa zehn Jahre länger benötigten, um einen ähnlichen Grad klinischer Behinderung zu erreichen, dann aber im Schnitt zehn Jahre jünger waren als die erwachsenen MS-Patienten mit gleicher Behinderung.

Der klinische Verlauf der MS im Kindesalter zeigt somit deutliche Parallelen zu der MS im Erwachsenenalter. Die gegenwärtige Herausforderung bleibt die frühzeitige Diagnosestellung, um entsprechende Therapiestrategien einleiten zu können.

1.3.3 Akute disseminierte Enzephalomyelitis

Die akute disseminierte Enzephalomyelitis (ADEM) ist eine seltene inflammatorisch demyelinisierende Erkrankung, die vorwiegend Kinder und junge Erwachsene befällt. Am Häufigsten sind Kinder betroffen mit einer geschätzten Inzidenz von 0,4–1 auf 100.000 pro Jahr (Leake et al. 2004). Das mittlere Alter zu Krankheitsbeginn beträgt 6,5 Jahre (Menge et al. 2005). Es gibt auch Berichte von ADEM im Erwachsenenalter, hier ist die Inzidenz jedoch deutlich niedriger (Schwarz et al. 2001). Bis zu drei Viertel aller Fälle mit einer ADEM können als postinfektiöse oder Postimmunisierungs-Enzephalitis betrachtet werden. In diesem Zusammenhang gibt es scheinbar eine zeitliche Assoziation zwischen einem fieberhaften Infekt und dem Beginn neurologischer Beschwerden (Menge et al. 2007).

Typische infektiöse Erkrankungen sind Masern, Mumps, Influenza A oder B, HSV, HHV6, Varizella, Rubella, Vaccinia, EBV, CMV, *Mycoplasma pneu-*

moniae, Chlamydia, Legionella, Campylobacter oder *Streptococci*. Vorangehende relevante Immunsierungen sind beispielsweise Diphterie-Tetanus-Pertussis, Masern oder Rabies.

Konzepte zur Immunpathogenese der ADEM

Basierend auf experimentellen und klinischen Untersuchungen haben sich verschiedene Konzepte zur Immunpathogenese der ADEM entwickelt:

1. *Die Hypothese des molekularen Mimikris:* Diese Hypothese basiert auf der Annahme, dass die vorausgehende Infektion oder Immunisierung zu einer Aktivierung von autoreaktiven T-Zellen führt, die ein homologes Myelinprotein im ZNS detektieren, was zu einer inflammatorischen Immunantwort gegen das angenommene Fremdprotein führt, so dass aus der initial physiologischen Immunantwort gegen ein Fremdprotein eine Autoimmunattacke gegen körpereigene Strukturen induziert.

2. *Die Reinfektionshypothese:* Gemäß dieser Hypothese liegt eine Infektion durch einen neurotropen Virus, beispielsweise Masern, der zur Demyelinisierung des ZNS führt, zugrunde. Im Gegensatz zur vorangegangenen Hypothese bedeutet dies aber, dass eine Impfung mit attenuierten Viren nur dann schädlich ist, wenn es in einer vorangegangenen Infektion zur Aktivierung Virus-spezifischer zytotoxischer T-Zellen gekommen ist, die im Rahmen der neuerlichen Exposition durch die Impfung reaktiviert werden. Das zugrunde liegende Konzept bezeichnet man als virales Déjà-vu (Merkler et al. 2006).

3. *Die postinfektiöse Hypothese:* Gemäß dieser Hypothese führt die Infektion mit einem neurotropen Pathogen zu einer direkten Infektion des ZNS mit konsekutiver Schädigung des ZNS-Gewebes und Störung der Blut-Hirn-Schranke. Durch diese Schädigung kommt es zur Freisetzung putativer Autoantigene aus dem ZNS heraus in die systemische Zirkulation mit konsekutiver Aktivierung autoreaktiver enzephalitogener T-Zellen.

Alle drei Hypothesen sind durch entsprechende tierexperimentelle Daten untermauert. Welche dieser immunpathogenen Kaskaden nun letztendlich bei der am Patienten sichtbaren, klinischen Form der ADEM relevant ist oder ob möglicherweise drei verschiedene Immunmechanismen zu ein und demselben klinischen Bild führen, ist gegenwärtig weiterhin unklar und bedarf weiterer Untersuchungen (Menge et al. 2005).

Zu den charakteristischen klinischen Befunden gehören das relativ plötzliche Auftreten multifokaler neurologischer Störungen hinweisend auf disseminierte Läsionen, Zeichen einer akuten Meningoenzephalitis mit Meningismus (Fieber), Bewusstseinsstörungen sowie fokale und generalisierte Anfälle. Im Liquor findet sich meist eine lymphozytäre Pleozytose und ein erhöhter Proteingehalt bei oft negativen oligoklonalen Banden, wobei selten Normalbefunde vorkommen. In der MRT zeigen sich große solitäre oder multiple demyelinisierende Läsionen, die in der Regel, aber nicht obligat Kontrastmittel anreichern (Stüve et al. 2005b). Der Verlauf ist zunächst monophasisch, wobei es keine sicheren diagnostischen

Kriterien gibt, die in der akuten Phase eine klare Differenzierung der ADEM vom ersten Schub einer MS zulassen. Unklar bleibt, wie viele Patienten mit initialer Diagnose einer ADEM später eine klinisch sichere MS nach Poser- oder McDonald-Kriterien entwickeln. In der größten bislang publizierten Serie mit 40 Patienten (Schwarz et al. 2001) wurde eine Konversion nach einer durchschnittlichen Beobachtungszeit von 38 Monaten immerhin bei 35 % dokumentiert. Dies legt nahe, dass es sich bei der ADEM eher um eine Variante der MS als eine eigenständige klinische Entität handelt (Menge et al. 2005). Entscheidungskriterien für eine ADEM sind oben genannte klinische Befunde sowie die anamnestischen Hinweise auf eine vorangegangene Infektion oder Vakzination. Im MRT sieht man häufiger diffus verteilte Läsionen supra- und infratentoriell, aber auch subkortikal gelegen, mit Einbeziehung der Stammganglien, wobei sich im Verlauf selten neue Läsionen entwickeln. Kontrollierte Therapiestudien bei ADEM liegen nicht vor. Therapie der ersten Wahl sind hochdosierte Corticosteroide (s. Kapitel 5: Therapie). Bei Erfolglosigkeit wird gemäß der oben genannten Vorgaben eine Eskalationstherapie durchgeführt, wobei wir als Therapie der ersten Wahl wegen der geringeren Komplikationsraten IVIg (0,4 g/kg KG über 5 Tage) geben und als Alternative oder bei Nichtansprechen die Plasmapherese durchführen. Einige jüngere Studien zeigen insbesondere, dass die Plasmapherese bei Kindern sinnvoll ist (Khurana et al. 2005). Stellt sich auch hier kein Erfolg ein, so sollte eine Cyclophosphamidtherapie durchgeführt werden, die gemäß dem in Kapitel 5 genannten Schema eingeleitet und geführt wird. Ob und wie lange dann weitere Infusionen erfolgen sollen, hängt vom individuellen Verlauf ab.

1.3.4 Balos konzentrische Sklerose

Balos konzentrische Sklerose (BS) ist ein weiteres Beispiel für einen autoimmunologischen Prozess des ZNS, der in den meisten Fällen monophasisch mit schneller Progredienz verläuft. Die Beziehung zur MS ist nicht eindeutig geklärt. Während die Erkrankung in Europa eine Rarität ist, ist sie in China und auf den Philippinen häufiger zu finden. Typische neuroanatomische Besonderheiten sind hier, dass wenige große Läsionen in der weißen Substanz unter Aussparung der grauen Substanz zu finden sind (Stadelmann et al. 2005). Eine Neuritis nervi optici, spinale oder zerebelläre Beteiligungen kommen hier nicht vor. Interessanterweise respektiert die Entzündung die anatomische Struktur des gyralen Verlaufes und die Trennungslinien des Myelins, so dass bei axialer Betrachtung bzw. Schnittführung homogene konzentrisch geformte Entzündungsstrukturen und entsprechende Kontrastmittel-Anreicherungen beobachtet werden können (Kastrup et al. 2002, Stadelmann et al. 2005). Die Läsionen bei der Balo-Sklerose können im Akutstadium starke Störungen in der Diffusionswichtung im MRT zeigen (Wiendl et al. 2005b). Die Liquordiagnostik bleibt wie bei der NMO oft unergiebig. Es fehlen meist oligoklonale Banden sowie eine intrathekale Immunglobulin-Synthese, so dass die Diagnose anhand von Klinik und MRT gestellt werden muss. Auch hier besteht die Therapie analog zur Behandlung eines MS-Schubes aus der Gabe von hochdosiertem Methylprednisolon über mehrere Tage (Pohl et al. 2007).

Da es sich in der Regel um ein monophasisches Geschehen handelt, besteht keine Indikation zum Einsatz einer immunmodulatorischen Dauertherapie.

1.3.5 Marburg Variante

Eine akute, nicht-eitrige und häufig schwer verlaufende Enzephalomyelitis ist unter dem Namen Marburg-Variante der MS oder Marburg-Erkrankung bekannt. Sie verläuft klinisch dramatischer als die ADEM und ist gekennzeichnet durch einen perakuten Verlauf, der unbehandelt tödlich verlaufen kann. Ein Zusammenhang mit vorangegangenen Infektionen oder Impfungen besteht nicht. Wesentliches Kennzeichen der Marburg-Variante ist das abrupte Auftreten von massiven Demyelinisierungsherden im ZNS, die häufig auch den Hirnstamm einbeziehen. Die schlechte Prognose ist vermutlich in den zusätzlich zur Entmarkung auftretenden Nekrosen und der starken Mitbetroffenheit der Axone begründet. Histopathologisch lässt sich die Marburg-Variante von der ADEM (sowie von der MS) trennen. Wegen des perakuten Verlaufs werden aggressive Behandlungsschemata empfohlen, ähnlich wie bei der ADEM; klinisch gesicherte Daten liegen hierzu nicht vor, lediglich einzelne Fallberichte.

1.3.6 Schilder-Krankheit (Myelinoklastische diffuse Sklerose)

Die myelinoklastische diffuse Sklerose (Leukencephalitis periaxialis diffusa) ist eine gewöhnlich bei Kindern auftretende Erkrankung, die sich durch einen diffusen und ausgedehnten Befall der weißen Substanz des Gehirns, der bilateral und symmetrisch im Bereich des Centrum semiovale auftritt, aber im klassischen Fall das Myelin der U-Fasern auslässt. Die Erkrankung beginnt meist subakut und verläuft progredient, es wurden jedoch auch Verläufe mit Remissionen ähnlich denen bei der MS berichtet. Ob es sich jedoch hier um eine eigenständige Krankheitsentität handelt, bleibt gegenwärtig weiterhin umstritten. Ein Großteil der beschriebenen Fälle war vermutlich an einer Adrenoleukodystrophie erkrankt. Der Name »Schilderkrankheit« sollte daher allein für die bilaterale Entmarkung des Centrum semiovale gelten, ohne andere Läsionen des zentralen oder peripheren Nervensystems einerseits, und ohne eine auf Leukodystrophie hinweisende Stoffwechselanomalie andererseits. Behandlungsstrategien mit Steroiden oder Corticoiden und Immunsuppressiva zeigen in einzelnen Fallberichten eine gewisse Wirksamkeit.

1.4 Bedeutung von Surrogatmarkern für Prognose und Verlauf

Aufgrund zahlreicher Verlaufsuntersuchungen zur Rolle der Läsionslast im initialen MRT bei isoliertem klinischem Syndrom konnte gezeigt werden, dass sowohl das Risiko, innerhalb von zwei Jahren einen erneuten Schub zu erleiden, als auch der Grad der Behinderung nach zwei, fünf und zehn Jahren ganz wesentlich von der initialen Läsionslast abhängt (z. B. O'Riordan 1998). Eine weitere wichtige Erkenntnis ist, dass der eigentliche Erkrankungsbeginn meist deutlich vor den ersten klinischen Symptomen liegt, was sich in der zu Beginn der Erkrankung unterschiedlich ausgeprägten Läsionslast oder Verzögerungen zentralnervöser Latenzen bei den evozierten Potenzialen widerspiegelt. Auch in Phasen scheinbarer klinischer Stabilität entstehen (und verschwinden) neue oder aktive Läsionen, wobei bei einigen Patienten eine gewisse Regelmäßigkeit der MR-tomographischen Aktivität festzustellen ist (z. B. Harris et al. 1991). Schließlich deuten histopathologische Studien (Übersicht bei Ludwin 2000) und neue MR-tomographische Untersuchungsverfahren (*magnetisation transfer ratio*, Magnet-Resonanz-Spektroskopie und Bestimmungen der Hirnsubstanzminderung) eindeutig darauf hin, dass bereits in sehr frühen Krankheitsstadien neben den entzündlichen Veränderungen axonale Schäden (Trapp et al. 1998, Simon et al. 2000, Bjartmar und Trapp 2001) und eine Volumenminderung der Hirnsubstanz nachweisbar sind (Berg et al. 2000, Brex et al. 2000, Rudick et al. 1999). Es existiert eine Korrelation des Läsionsvolumens mit dem Grad der sich entwickelnden klinischen Behinderung (EDSS) (Brex et al. 2002, Rudick et al. 2006a). Obwohl die Korrelationen MR-tomographischer Parameter mit Schüben bzw. Erkrankungsprogression nicht immer gegeben ist, hat sich die MRT als der führende Surrogatmarker für die Wirksamkeitsbeurteilung von Therapien in Studien etabliert und gewinnt zunehmend an Bedeutung auch in der Prognoseeinschätzung (Goodin 2006). So ist die MRT inzwischen auch ein wesentliches Indikationskriterium für eine früh einsetzende immunmodulatorische Therapie nach erstem MS-verdächtigem Schub. Trotzdem zeigen verschiedene Untersuchungen ein nahezu paradoxes Auseinanderklaffen von MR-tomographischen Parametern und Klinik. Erklärungen sind das Fehlen histopathologischer Spezifität des MRT (speziell für den axonalen Verlust), die Unterschätzung von Schäden in der sog. normal erscheinenden weißen Substanz (»Normal appearing white matter« weist bereits histopathologische Veränderungen auf), die mangelnde Sensitivität gebräuchlicher klinischer Skalen (z. B. EDSS, s. u.), die Läsionslokalisation im Rückenmark und potenziell maskierende Effekte kortikaler Adaptation. Vergleicht man verschiedene MR-Techniken mit dem klinischen Verlauf und der Erkrankungsschwere, so sind die Akkumulation der T1-black holes, der Rückenmarksdurchmesser auf Höhe C2, der Grad der Hirnparenchymatrophie, die Reduktion der Magnetisation Transfer Ratio (MTR) und der Verlust von N-Acetyl-Aspartat (NAA) in der MR-

Spektroskopie bessere Surrogatmarker als die Kontrastmittel aufnehmenden Läsionen oder die T2-Läsionslast (Übersicht z. B. bei McFarland et al. 2002). Die genannten Parameter sind besser in der Lage spezifische und persistierende Gewebsschäden zu visualisieren. Beispielsweise zeigen die T1-black holes Demyelinisierung, gliale Vernarbungen sowie einen axonalen Schaden an.

Der Nachweis oligoklonaler Banden im *Liquor* an sich ist ein häufiger Befund bei Patienten mit MS, in Kombination mit MRT-Befunden kommt den oligoklonalen Banden jedoch auch eine mögliche prädiktive Bedeutung zu. In einer spanischen Untersuchung an 572 Patienten mit klinisch isoliertem Syndrom (CIS) zeigte sich, dass der Nachweis oligoklonaler Banden das Risiko für das Auftreten eines zweiten Schubes verdoppelte (Tintoré et al. 2008).

Obwohl vielfältige Wege beschritten wurden, um Parameter für die aktuelle oder prognostische Einschätzung der Krankheitsaktivität (Schub, Verlauf etc.) zu finden, hat sich bis heute kein anderer reliabler bzw. in der Routine anwendbarer Marker definieren lassen (Bielekova und Martin 2004, Teunissen et al. 2005a). Es bestehen allerdings Hinweise darauf, dass Antikörper, die gegen bestimmte Bestandteile der Markscheide oder anderer Strukturen des ZNS gerichtet sind, als Biomarker in Bezug auf die Aktivität der Erkrankung und Eingrenzung der MS-Unterform einsetzbar sind. So konnten bei der Neuromyelitis optica Antikörper gegen das auf Astrozyten exprimierte Kanalprotein Aquaporin gefunden werden, die bei der klassischen MS nicht zu finden sind (Lennon et al. 2004 und 2005). Antikörper gegen die Myelinbestandteile wie das basische Myelinprotein (MBP) und das Myelin-Oliogodendrozyten-Glykoprotein (MOG) wurden bei Patienten mit CIS mit schnellerer Transition zur sicheren MS (2. Schub) assoziiert (Berger et al. 2003). Nachdem zunächst in einer Studie ein hoher prädiktiver Wert dieser Antikörper für das Risiko eines frühen zweiten Schubs nach primärer Symptomatik gezeigt wurde (Berger et al. 2003) und in einer anderen Studie erhöhte IgG-Antikörper gegen MOG während MS-Schüben und bei der SPMS gefunden worden waren (Gaertner et al. 2004), konnten diese spezifischen Befunde in anderen MS-Populationen nicht bestätigt werden (Lampasona et al. 2004, Rauer et al. 2006, Kuhle et al. 2007). Auch Versuche durch hochsensitive Bioassays, die Autoantikörper gegen die extrazelluläre Domäne von nativem MOG zu detektieren vermögen (Zhou et al. 2006), konnten bei der Untersuchung streng definierter Patientenkohorten keine sichere Prädiktion erlauben.

Inwieweit Antikörper gegen Glykolipide des ZNS-Myelins (Galactocerebroside; α-GalC) (Platten und Steinman 2005, Menge et al. 2005a), N-glykosylierte Peptide (Lolli et al, 2005), spezifische Liquor-IgM-Immunglobuline (Villar et al. 2005) oder bestimmte Immunzellphänotypen (Rinaldi et al. 2006) als Biomarker für die RRMS nutzbar sein können, bedarf der Bestätigung durch verschiedene unabhängige Labors (Bielekova und Martin 2004). Auch Versuche, Marker für axonale Schädigung im Serum oder Liquor zu definieren, wie beispielsweise TAU-Protein, Aktin, Tubulin und 14-3-3-Protein konnten bisher nicht als spezifische Marker etabliert werden (Teunissen et al. 2005a).

Zusammenfassung: Die Vielzahl der genetischen Untersuchungen bei MS hat bisher bis auf das Vorliegen von Homozygotie für HLA-DR2b als Hinweis auf einen schwereren Krankheitsverlauf und Fehlen von HLA-DR2b bei benignen MS-Verläufen keine Surrogatmarker ergeben (Barcellos et al. 2003). *Somit bleibt derzeit festzuhalten, dass es für den praktischen Alltag keine verlässlichen Surrogatmarker gibt, die für die individuelle Prognoseabschätzung reliabel verwendet werden können.*

2 Epidemiologie und Genetik

2.1 Epidemiologie

Die Ursache der MS ist nicht bekannt. Epidemiologische Untersuchungen stützen eine genetisch bedingte Prädisposition. Darüber hinaus nehmen bisher nicht bekannte Umweltfaktoren und kulturelle Faktoren einen Einfluss auf die Krankheitsentstehung. Die MS tritt weltweit mit einer Prävalenz zwischen 1 und 350 Erkrankungen pro 100.000 Einwohner auf, wobei es abhängig vom Standort erhebliche Unterschiede in der Prävalenz gibt. Ca. 1 Million Menschen auf der Welt sind betroffen. Kurtzke klassifizierte die Erde in Regionen mit einer niedrigen (< 5/100.000), mittleren (5–30/100.000) und hohen Prävalenz (> 30/100.000; Kurtzke 1991). Die Inzidenz der MS liegt in Nordeuropa und Nordamerika bei 4–8 neu diagnostizierten Fällen pro 100.000 Einwohner (Noseworthy et al. 2000c). Frauen sind 1,5–2-mal häufiger betroffen als Männer. Der Erkrankungsgipfel liegt um das 30. Lebensjahr, wobei die MS immer häufiger bereits bei Kindern und Jugendlichen diagnostiziert wird (Ruggieri et al. 1999, Chabas et al. 2006).

Als Hochrisikogebiete gelten Zentral-, und Nordeuropa, Kanada, die nördlichen Regionen der USA und südliche Teile von Australien, während Asien und Afrika weniger betroffen sind (Kurtzke 1980, Pugliatti et al. 2006). Was die deutschsprachigen Länder Europas betrifft, wird die Zahl der in Deutschland Betroffenen auf 100.000–122.000 Personen geschätzt, mit einer Prävalenzrate von 127–149/100.000 Einwohner (Hein und Hopfenmüller 2000), während in der Schweiz eine Prävalenz im Bereich von 110/100.000 (Beer und Kesselring 1994) und in Österreich von 98/100.000 berichtet wird (Baumhackl et al. 2002). In Nordeuropa findet sich durchschnittlich eine höhere Prävalenzrate als in Zentraleuropa. Insbesondere in Großbritannien wurden hohe Prävalenzen ermittelt, in den schottischen Orkney- und Shetland-Inselregionen bis zu 200/100.000 (Cook et al. 1985 und 1988) und in Südost-Schottland 187/100.000 Einwohner (Rothwell und Charlton 1998), während England und Wales im Vergleich dazu eine etwas niedrigere Prävalenz der MS zwischen 84–112/100.000 Einwohner aufweisen (Pugliatti et al. 2006). Etwas variablere aber dennoch sehr hohe Erkrankungs-Prävalenzen haben auch die skandinavischen Länder. So liegt in Dänemark die Prävalenz bei 122/100.000, in Finnland zwischen 93 und 188/100.000, in Norwegen bei 73-164/100.000 und in Schweden bei 154/100.000 Einwohner (Gronlie et al. 2000, Celius und Vandvik 2001, Sumelahti et al. 2000, Sundström et al. 2003, Dahl et al. 2004, Grytten et al. 2006). In Ost- und auch Südeuropa finden sich im Vergleich zu den zentralen und nördlichen Gebieten Europas hingegen etwas weniger Erkrankungen pro 100.000 Einwohner (21–60/100.000) (Tab. 2.1). Ein sehr häufiges Auftreten der MS ist in Kanada zu beobachten mit einer lageabhängigen Prävalenz zwischen 180–350/100.000 Einwohner (Beck et al. 2005). Auch für Nordamerika ist eine sehr hohe Anzahl an MS-Erkrankten beschrieben. Im Jahre 2000 lag in Olmsted County, Minnesota (USA), die Prävalenz einer MS bei 177/100.000 Einwohner (Mayr et al. 2003). Ebenso konnte im südlichen Australien eine höhere Prävalenz für die MS beschrieben werden (30–37/100.000), während die nördlichen Regionen kaum betroffen waren (McLeod et al. 1994). Ein geringes Auftreten von MS findet man hingegen in afrikanischen (Dean et al. 1994) ebenso wie in asiatischen Ländern, in denen die Prävalenz der Erkrankung schätzungsweise zwischen 0,8 und 2/100.000 liegt (Wasay et al. 2006). Einzig eine Studie aus Japan zeigte eine mittlere Prävalenz von 8,6/100.000 Einwohner (Houzen et al. 2003).

> *Zusammenfassung:* Zusammengefasst kann gesagt werden, dass auf der nördlichen und südlichen Hemisphäre die Prävalenz mit zunehmendem Breitengrad, also zu den Polen hin zunimmt. Insgesamt weisen alle Regionen, in denen Nachkommen von Europäern leben, eine mittlere bis hohe MS-Prävalenz auf. Interessanterweise finden sich allerdings in diesen Gebieten meist Populationen mit anderer ethnischer Herkunft, die vor einer MS weitgehend geschützt sind (z. B. bei Yakuts und Inuit oder den in Ungarn lebenden Sinti und Roma, bei denen die Prävalenz einer MS mit 2/100.000 deutlich niedriger liegt als bei der übrigen ungarischen Bevölkerung mit 30–50/100.000). Auch haben Kaukasier generell eine deutlich höhere Prävalenz als z. B. Asiaten, die in gleichen Breitengraden leben).

Migrationsstudien legen nahe, dass das MS-Risiko in der Jugend und Pubertät durch Umweltfaktoren beeinflusst wird. Personen, die nach dem 15. Lebensjahr aus Regionen mit hoher Prävalenz auswandern, nehmen das in der Ursprungsregion vorherrschende MS-Risiko mit. Im Gegensatz hierzu gleicht sich das Risiko für Personen, die vor dem 15. Lebensjahr auswandern, dem der Zielregion an. Dabei zeigten sich Personen mit afrikanischer und insbesondere asiatischer Abstammung selbst in Regionen mit hoher Prävalenz relativ resistent gegen MS. Die Verteilung bestimmter prädisponierender allelischer Polymorphismen von Genen kann in den entsprechenden Populationen und ethnischen Gruppen zu den beobachteten Unterschieden beitragen (Reich et al. 2005).

Es ist bislang nicht sicher geklärt, inwieweit sozioökonomische Faktoren, Hygienebedingungen, Ernährung bzw. verschiedene Umweltfaktoren wie Sonnenlichtexposition und durchschnittliche Jahrestemperatur zu den Prävalenzunterschieden der MS beitragen (Willer et al. 2005, Sotgiu et al. 2003). Eine Studie, die MS-Patienten in Kanada, England, Dänemark und Schweden untersuchte, konnte eine Assoziation zwischen dem Auftreten von MS und dem Monat der Geburt nachweisen. Dabei fiel zum einen ein erhöhtes Auftreten von MS bei Maigeburten auf, während im November Geborene weniger häufig

Tab. 2.1   Prävalenz der MS (Erkrankungen pro 100.000 Einwohner)

Europa		
	Orkney/Shetland	200
	Schottland süd-ost	187
	England/Wales	84–112
	Republik Irland	119–185
	Finnland	93–188
	Norwegen	73–164
	Schweden	154
	Dänemark	122
	Deutschland	127–149
	Schweiz	110
	Österreich	98
	Frankreich	50
	Spanien	32–58
	Portugal	47
	Russland	31–60
	Polen	45–55
	Ungarn	30–50
	Bulgarien	39
	Rumänien	21
	Italien	53–144
	Griechenland	39
	Malta	17
Nordamerika	Quebec, Canada	180
	Atlantic, Canada	350
	Minnesota, USA	177
Asien	Korea	2
	Malysia	2
	Japan	0–8,6
	China	0,8
Australien	New South Wales, Australia	37
	South Australia	30

erkrankten (Willer et al. 2005). Ursächlich könnte dabei die fehlende maternale Sonnenlichtexposition und die damit verbundene endogene Vitamin D-Synthese während der Schwangerschaft in den Wintermonaten eine Rolle bei den Maigeburten spielen, da eine es mögliche protektive Wirkung von Vitamin D auf die Entwicklung einer MS gibt (Munger et al. 2004 und 2006). Aber auch der Lebensstil scheint bei der Entwicklung der Erkrankung eine Rolle zu spielen. So wurde bei Rauchern ein erhöhtes Risiko festgestellt, MS zu entwickeln (Hernan et al. 2001, Riise et al. 2003, Pekmezovic et al. 2006). Es bleibt weiterhin unklar, ob die Umweltfaktoren auf Ebene des Individuums eingreifen, z. B. infektiöse, übertragbare Agentien, die von Kurtzke als primäre MS-Affektion (PMSA) bezeichnet werden (Kurtzke und Heltberg 2001), oder das Risiko der gesamten Population erhöhen (z. B. ökologische Faktoren wie Klima, Erdboden oder Ernährung). Die Ursache für den beobachteten Anstieg der Prävalenz in den letzten Jahrzehnten ist bisher nicht bekannt.

Fakten zur Epidemiologie

- Ortsabhängige Prävalenz: Je weiter man sich den Polen nähert bzw. sich vom Äquator entfernt, desto höher die Prävalenz der MS.
- Hochrisikogebiete sind insbesondere Kanada, Zentral- und Nordeuropa sowie die nördlichen Regionen der USA.
- Umweltfaktoren scheinen eine Rolle zu spielen (infektiöses Agens, Sonnenexposition).
- Es gibt Indizien, dass Vitamin D protektiv wirkt. Viele MS-Patienten haben einen Vitamin D-Mangel.
- Maigeborene haben eine höhere, Novembergeborene eine niedrigere Wahrscheinlichkeit, an MS zu erkranken.
- Rauchen ist mit MS assoziiert.

2.2 Genetik

Populations-, Familien- und Zwillingsstudien haben gezeigt, dass genetische Faktoren zu Krankheitsempfänglichkeit beitragen. Dabei übt der HLA-Haplotypus den stärksten genetischen Einfluss aus. Hinweise auf eine genetische Prädisposition ergeben sich aus folgenden Beobachtungen:

Hinweise auf eine genetische Prädisposition

- Es gibt familiäre Häufungen, die nicht durch Umweltfaktoren erklärbar sind (Ebers et al. 1995, Oksenberg et al. 2001, Nielsen et al. 2005)
- Die Konkordanzrate ist bei monozygoten Zwillingen deutlich höher als bei dizygoten (25–31 % vs. 5 %; Ebers et al. 1986, Sadovnick et al. 1993, Willer et al. 2003)
- Es existiert eine ethnische Prädisposition (z. B. Häufung in Nordeuropa vs. Protektion nordamerikanischer Indianer)
- Es besteht eine Assoziation mit humanem Leukozyten-Antigen (HLA) DR2b

---

Der exakte Vererbungsmodus ist unbekannt, folgt aber keinem Mendel'schen oder mitochondrialen Erbgang. Die MS wird damit zu der Gruppe der komplexen genetischen Erkrankungen gezählt.

Das Risiko für Kinder und Eltern von MS-Patienten ist im Vergleich zur Allgemeinbevölkerung 10–20fach erhöht (ca. 2 % gegenüber 0,1 % in der allgemeinen Bevölkerung). Töchter von MS-Patientinnen tragen dabei das höchste Risiko. Geschwister erkranken 20–30fach häufiger als nicht verwandte Personen. Die Konkordanzrate bei eineiigen Zwillingen liegt bei 25–31 % (Faktor 150–200). Demgegenüber weisen Ehepartner oder adoptierte Angehörige von MS-Patienten ein Risiko auf, das dem der Allgemeinbevölkerung entspricht. Populations- und Familienstudien sowie Untersuchungen des kompletten Genoms (Ebers et al. 1995, Haines et al. 1996, Sawcer et al. 1996, Kuokkanen et al. 1997) konnten als Risiko-tragende Region Gene des Haupthistokompatibilitätskomplexes identifizieren (HLA beim Menschen, MHC für alle Spezies), die mit der MS assoziiert sind, insbesondere HLA-DRB1*1501 (DR2b; Oksenberg und Barcellos 2005), DRB5*0101 (DR2a), DQA1*0101 und DQB1*0602 (Arcos-Burgos et al. 1999, Fernandez et al. 2004, Prat et al. 2005). Weiterführende Studien zeigen dabei, dass HLA-DRB1 das stärkste Risiko ausübt (Lincoln et al. 2005). Homozygotie am HLA-DR2b-Lokus geht mit einem schwereren Krankheitsverlauf einher und Patienten mit gutartigen Verläufen der MS weisen selten HLA-DR2b auf (Barcellos et al. 2003). Eine neuere Studie enthält hingegen Hinweise auf eine protektive Rolle eines anderen HLA-Lokus, nämlich HLA-C, der bei MS-Erkrankten weniger stark exprimiert ist (Yeo et al. 2007).

In bestimmten Regionen der Erde finden sich Häufungen von Assoziationen der MS mit anderen HLA-Haplotypen. Möglicherweise findet sich hier eine große Heterogenität in Bezug auf Gene, die auf die MS-Erkrankungswahrscheinlichkeit einen Einfluss nehmen. Dabei handelt es sich mit hoher Wahrscheinlichkeit um unterschiedliche Ausprägungen eines Gens, die in Kombination mit anderen sog. allelischen Polymorphismen von Genen eine erhöhte Erkrankungswahrscheinlichkeit bedingen. So konnte gezeigt werden, dass bei gleichen MHC-Klasse-II-Suszeptibilitätsgenen ein Genort auf Chromosom 1 das Risiko, MS zu bekommen, zwischen Amerikanern afrikanischer und europäischer Abstammung beeinflusst (Reich et al. 2005).

Weitere Gene, die nicht HLA assoziiert sind und eine Rolle bei der MS spielen, sind LAG3 auf Chromosom 12p13, IL7R auf 5p13 (Zhang et al. 2005) und Proteinkinase C-α (PRKCA) kodierende Gene (Saarela et al. 2006). Zudem ist bekannt, dass bestimmte genetische Varianten (v. a. Genpolymorphismen) vermutlich modifizierend auf den Erkrankungsverlauf wirken bzw. mit bestimmten MS-Verlaufstypen assoziiert sind. So konnte gezeigt werden, dass PD-1 (Programmed death-1), ein kostimulatorisches Molekül aus der B7/CD28-Familie, welches T-Zellen inhibiert, wichtig ist für den Verlauf einer MS. Patienten mit einem Polymorphismus im PD-1-Gen erlitten einen schwereren Krankheitsverlauf als Patienten ohne Polymorphismus (Kroner et al. 2005). Keiner der genetischen Befunde ist bislang ausreichend validiert bzw. populationsübergreifend charakterisiert, so dass sich gegenwärtig in der klinischen Routinediagnostik keine sinnvolle Anwendungsmöglichkeit findet.

Fakten zur Genetik

- Eine familiäre Häufung ist nachgewiesen, die MS gehört zur Gruppe der komplexen genetischen Erkrankungen (weder Mendel'scher noch mitochondrialer Erbgang).
- Die Konkordanzrate ist bei monozygoten Zwillingen mit 25–31 % deutlich höher als bei dizygoten mit 5 %.
- Die MS ist genetisch verknüpft mit:
  - *HLA assoziierten Genen*: HLA- DRB1, HLA- DRB5*0101, HLA- DQA1*0101, HLA-DQB1*0602, HLA- C
  - *Nicht HLA assoziierten Genen*: IL7R, CD25, Tyk, LAG3, PRKCA, PD1

Faktisch alle bislang mit der MS in Verbindung gebrachten genetischen Risikofaktoren sind Gene des Immunsystems

3 Pathogenese

Die Multiple Sklerose ist eine chronische Erkrankung des ZNS, die sich histopathologisch durch Entzündung, Demyelinisierung, axonalen Schaden und Sklerosierung charakterisieren lässt. Obwohl die genaue Ursache der Erkrankung weiterhin unklar ist, deuten die allermeisten gegenwärtigen Befunde darauf hin, dass es sich bei MS um eine immunvermittelte Erkrankung handelt. Diese Hypothese wird stark unterstützt durch die positiven Effekte einer immunmodulatorischen/immunsuppressiven Therapie auf den Krankheitsverlauf (Hemmer et al. 2006).

3.1 Immunologische Grundlagen des Zentralen Nervensystems

Lange Zeit wurde das ZNS als immunprivilegiertes Organ betrachtet, eine Ansicht, die in den zurückliegenden Jahren immer stärker hinterfragt wurde (Cserr et al. 1992). Das ZNS enthält ein Reservoir verschiedener Zellen, die nach entsprechender Stimulation spezifische Moleküle exprimieren, die eine Interaktion mit immunkompetenten Zellen ermöglichen bzw. zu einer Freisetzung von Zytokinen oder chemotaktischen Zytokinen, sog. Chemokinen, führen (Abb. 3.1 auf dem farbigen Abbildungsbogen i. d. Buchmitte). Eine Schädigung des ZNS-Gewebes induziert die Aktivierung residenter Immunzellen im ZNS, insbesondere mikroglialer Zellen mit konsekutiver Aufregulation, sog. MHC (*Major Histocompatibility Complex,* auch HLA beim Menschen genannt)-Moleküle, die für die Antigen-Präsentation wichtig sind, sowie zugehörige kostimulatorische Moleküle (Abb. 3.2 auf dem farbigen Abbildungsbogen i. d. Buchmitte). Darüber hinaus führt eine Gewebeschädigung zur Freisetzung von Botenstoffen mit nachfolgender Rekrutierung immunkompetenter Zellen aus dem Blut in das ZNS hinein. Mikrogliazellen sind somit wichtig für die Entstehung und Erhaltung eines inflammatorischen Milieus im ZNS. Die rekrutierten invadierenden Zellen sind Lymphozyten, Monozyten und dendritische Zellen, letztere spielen gerade bei der Reaktivierung invadierender T-Zellen eine entscheidende Rolle (Hemmer et al. 2005, Greter et al. 2005). Die Invasion mononukleärer Entzündungszellen aus der Peripherie, also aus dem Blutstrom, wird begleitet von einer Schädigung der Blut-Hirn-Schranke, was einerseits den Einstrom zellulärer Komponenten in das ZNS erleichtert und andererseits auch den Übertritt größerer Moleküle aus dem Blut in das ZNS-Gewebe hinein ermöglicht (Abb. 3.3 auf dem farbigen Abbildungsbogen i. d. Buchmitte).

Durch die Entzündung kommt es im ZNS zur Freisetzung von Antigenen im Bereich der Läsion, die aus dem ZNS hinaus passiv oder über phagozytotische Zellen aktiv in drainierende Lymphknoten transportiert werden. In den lymphatischen Organen kommt es hingegen zur Aktivierung von T-Zellen, die dann eine immungerichtete Antwort gegen diese Antigene initiieren oder perpetuieren (Abb. 3.4).

Ebenfalls im Lymphknoten werden B-Zell-Antworten initiiert. Unklar bleibt gegenwärtig, ob die terminale Differenzierung von T- und B-Lymphozyten im Gehirn oder in lymphatischen Organen stattfindet (Uccelli et al. 2005).

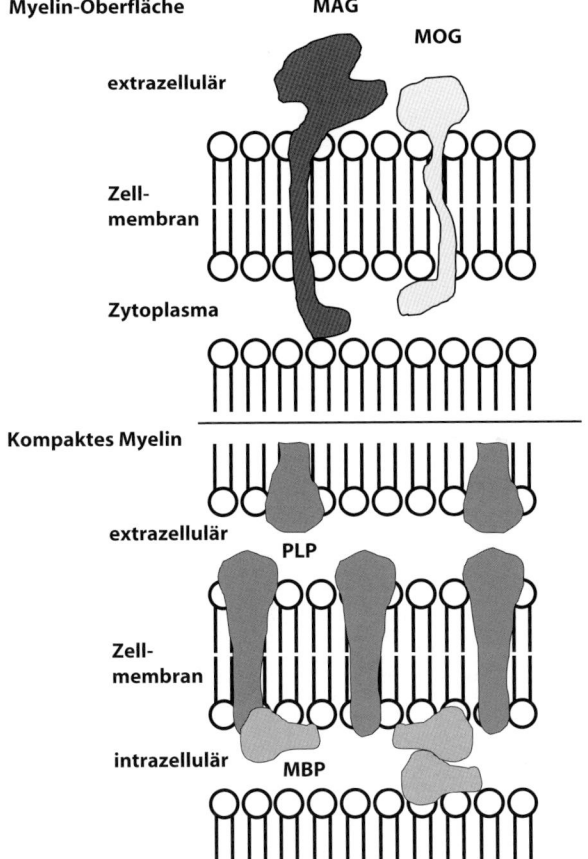

Myelin-Oberfläche   **MAG**   **MOG**

extrazellulär

Zell-membran

Zytoplasma

Kompaktes Myelin

extrazellulär   **PLP**

Zell-membran

intrazellulär   **MBP**

Abb. 3.4
Verteilung möglicher Autoantigene im ZNS: Während das Myelin-Oligodendrozyten-Glykoprotein (MOG) und das Myelin-assoziierte-Glykoprotein (MAG) auf der Zelloberfläche der Myelinhülle exprimiert sind, findet sich das Proteolipid-Protein (PLP) und das basische Myelinprotein (MBP) innerhalb des kompakten Myelins.

3.2 Tiermodelle – die experimentelle autoimmune (allergische) Enzephalomyelitis

Viele Hypothesen zur Pathogenese und Therapie der MS entstammen Tiermodellen (Wekerle et al. 1994). Von besonderer Relevanz für die MS sind die Befunde bei der experimentellen autoimmunen Enzephalomyelitis (EAE) (Gold et al. 2006b). Durch die Immunisierung mit verschiedenen Myelin-Antigenen (z. B. basisches Myelinprotein, MBP; Proteolipid-Protein, PLP; Myelin Oligodendrozyten-Glykoprotein, MOG) zusammen mit Adjuvans (in der Regel abgetötetes mykobakterielles Extrakt vermischt mit Mineralöl [komplettes Freund's Adjuvans] oder CpG DNS) kann in unterschiedlichen Tierspezies (Mäuse, Ratten, Meerschweinchen, Rhesusaffen, Marmosets) eine akut oder chronisch verlaufende (Enzephalo-)Myelitis induziert werden. Die histopathologischen Veränderungen im ZNS der erkrankten Tiere ähneln in vielen Aspekten der MS. Vor allem die mit dem Myelin-Bestandteil MOG in Makaken und Ratten aktiv induzierte EAE ähnelt klinisch und histopathologisch der MS (Genain et al. 1995, Weissert et al. 1998). Neben einer Entzündung und Entmarkung weisen die Tiere auch einen Axonverlust auf (Kornek et al. 2000). Es findet sich eine kombinierte T-Zell- und Antikörper-vermittelte Pathogenese mit MS-typischen Läsionen, die sehr mit bestimmten pathologischen Charakteristika der MS übereinstimmt (Lucchinetti et al. 2000). Neben bestimmten mit MOG immunisierten Rattenstämmen (Storch et al. 1998) entwickeln auch Mäuse, die einen transgenen T-Zellrezeptor für MOG haben, eine Neuritis des Nervus opticus (Bettelli et al. 2003). Kürzlich wurde aus einer Kombination aus Antigen-spezifischen B- und T-Zellen eine Maus generiert, die viele Aspekte der Neuromyelitis optica reproduziert (Krishnamoorthy et al. 2006, Bettelli et al. 2006). Ein neues, »spontanes« Modell spiegelt sogar den schubförmigen Verlauf der MS in SJL-Mäusen wider (Pöllinger et al. 2009). Bestimmte Formen der EAE können auch alleine durch den Transfer autoreaktiver myelinspezifischer T-Zellen von einem erkrankten auf ein gesundes Tier passiv übertragen werden. Diese Zellen sind vom CD4+-T_H-Zelltyp (T_H = T-Helferzelle) und haben in aller Regel einen T_H1-Phänotyp, der durch das Vorhandensein proinflammatorischer Zytokine wie Interferon (IFN)-γ oder Tumor-Nekrose-Faktor (TNF)-α/β gekennzeichnet ist. Es gibt auch demyelinisierende Erkrankungen im Tier, die durch Viren hervorgerufen werden (»canine-distemper«-Virus oder Theiler-Virus). Obwohl alle Tiermodelle sich als äußerst wertvoll zur Untersuchung einzelner Mechanismen der ZNS-Entzündung oder gar der Neurodegeneration erwiesen haben und auch zweifelsfrei einen wichtigen Bestandteil der Entwicklung neuer Therapiestrategien der MS darstellen, ist auch klar, dass keines der genannten Modelle die MS-Erkrankung in all ihren Facetten widerspiegeln kann. Dies wird insbesondere augenfällig, wenn man sich die zum Teil äußerst diskrepanten Ergebnisse von Therapiestudien im Tiermodell und bei MS-Patienten vor Augen hält. Ergebnisse im Tiermodell sind häufig ermutigend, eine Übertragbarkeit auf den Menschen ist jedoch leider nicht einfach möglich (Hohlfeld und Wiendl 2001).

3.3 Histopathologie

Die pathologischen Charakteristika der MS sind:

1. Entzündliche Infiltrate bestehend aus T-Zellen, B-Lymphozyten und Makrophagen/Mikroglia
2. Demyelinisierung mit Verlust an Oligodendrozyten, insbesondere im Stadium chronischer Erkrankung und bei unterschiedlichem Ausmaß an Remyelinisierung
3. Axonaler Verlust
4. Gliose mit Proliferation von Astrozyten und intensiver Vernarbung (Brück und Stadelmann 2005) (Abb. 3.5 auf dem farbigen Abbildungsbogen i. d. Buchmitte).

Ausführliche neuropathologische Untersuchungen in den zurückliegenden zehn Jahren haben gezeigt, dass die MS nicht nur klinisch, sondern auch pathologisch außergewöhnlich heterogen erscheint. Die histopathologische Analyse von 396 Läsionen, davon 235 aktiv demyelinisierende, von 32 Autopsien und 51 Biopsien von drei verschiedenen Zentren ergab unterschiedliche strukturelle und immunologische Charakteristika, die möglicherweise auf heterogene pathogenetische Mechanismen bei der Entstehung dieser Läsionen hinweisen. Basierend auf dem Nachweis oder dem Fehlen der Ablagerung von Immunglobulinen und Komplement, dem Verlust von Myelinproteinen und Zeichen einer Oligodendrozytendegeneration neben dem klassischen Bild der T-Zell- und Makrophagendominierten Immunantwort konnten vier verschiedene Muster der Demyelinisierung bei MS-Läsionen identifiziert werden (Lucchinetti et al. 2000):

Muster 1 und 2: Diese zwei Muster der Demyelinisierung zeigen viele Ähnlichkeiten. Die entzündlichen Infiltrate bestehen vorwiegend aus T-Lymphozyten und Makrophagen, der wesentliche Unterschied zwischen Muster 1 und Muster 2 ist der exklusive Nachweis von Immunglobulindeposition (vornehmlich IgG) und der Nachweis des Komplement C9-Neoantigens in den Bereichen aktiver Myelinschädigung beim Muster 2. Beim Vergleich aktiver und inaktiver Läsionen zeigte sich, dass neben einem variablen Verlust von Oligodendrozyten in den Grenzbereichen der Läsionen sich bei den inaktiven Läsionen häufig im Zentrum erneut Oligodendrozyten wiederfanden, assoziiert mit einer hohen Inzidenz an Remyelinisierung, sog. »Shadow-Plaques«, früher »Markschattenherde« genannt.

Muster 3: Diese Läsionen zeigen auch entzündliche Infiltrate, die sich vorwiegend aus T-Lymphozyten, Makrophagen und aktivierter Mikroglia zusammensetzen. Bei diesem Muster fehlt die Ablagerung von Immunglobulinen und Komplement. Charakteristisch für diesen Läsionstyp ist der Verlust von Myelin-assoziierten Glykoproteinen (MAG), wohingegen andere Myelinproteine, wie MBP, PLP und 2' 3'-zyklische Nukleotid3/Phosphodiesterase (CNPase) auch in teilweise geschädigten Myelinhüllen nachgewiesen werden konnten.

Muster 4: Auch hier finden sich entzündliche Infiltrate, bestehend aus T-Lymphozyten und Makrophagen. Ebenfalls fehlen die Ablagerungen von Immunglobulinen und dem C9-Neoantigen. Demyelinisierung in diesen Läsionen zeigt sich assoziiert mit Oligodendrozytentod, wobei die Zellen keine morphologischen Charakteristika einer Apoptose aufweisen.

Die Identifizierung vier verschiedener immunpathologischer Subtypen der MS-Läsionen hat eine kontroverse Diskussion hinsichtlich der Pathogenese der Erkrankung ausgelöst. Während die Autoren der oben ausgeführten Klassifikation die Auffassung vertreten, dass einem individuellen MS-Patienten ein bestimmter pathologischer Subtyp zugeordnet werden kann und dieser den Krankheitsverlauf bestimmt, gibt es andere Autoren, die die verschiedenen pathologischen Muster eher als Kontinuum sehen. In einer kleinen Fallserie wurden früheste Veränderungen in MS-Läsionen beschrieben, die aus extensiver Apoptose von Oligodendrozyten, Mikrogliaaktivierung und dem Fehlen entzündlicher Infiltrate bestanden. Die Autoren folgern daraus, dass alle MS-Läsionen mit einem solchen nicht-entzündlichen pathologischen Muster beginnen und erst im weiteren Verlauf sich Entzündung und Komplementaktivierung entwickeln (Barnett und Prineas 2004). Rezentere morphologische Analysen von mehr als 200 MS-Fällen mit aktiver Demyelinisierung und klinischem Verlauf von mindestens 100 Patienten sowie deren Therapieresponsivität und deren bildgebenden Charakteristika unterstreichen das Konzept einer pathologischen Heterogenität der MS-Läsionsformation, die zumindest für eine bestimmte Zeit zu persistieren scheint, König et al. 2008).

Auch wenn Demyelinisierung ein Hauptcharakteristikum der MS-Läsion darstellt, so findet sich auch immer wieder Remyelinisierung in Form sog. »Shadow-Plaques«. Prämyelinisierende Oligodendrozyten konnten im großen Ausmaß in chronischen MS-Läsionen gefunden werden (Chang et al. 2002). Es besteht aber eine erhebliche Diskrepanz zwischen dem Ausmaß an Remyelinisierung und der Anzahl gefundener Oligodendrozyten, was darauf hindeutet, dass es offensichtlich hemmende Moleküle in der Läsion zu geben scheint, die eine suffiziente Remyelinisierung inhibieren. In einer systematischen Analyse hinsichtlich der Verteilung und Inzidenz vollständig oder teilweise remyelinisierter Läsionen in 51 Autopsiefällen konnte gezeigt werden, dass das Ausmaß an Remyelinisierung äußerst variabel ist (Patrikios et al. 2006). In dieser Untersuchung zeigte sich bei 20 % der Patienten eine ausgedehnte Remyelinisierung, soll heißen, dass bis zu 96 % der Läsionen remyelinisiert waren. Interessanterweise war dies nicht nur bei Patienten mit RRMS festzustellen, sondern auch bei solchen, die einen progredienten Krankheitsverlauf hatten. Es fand sich keine Korrelation zwischen dem Ausmaß an Remyelinisierung und dem Geschlecht oder Alter der Patienten.

Zu einem gewissen Umdenken im Gesamtverständnis der Krankheit MS haben die Befunde hinsichtlich des Ausmaßes axonaler Schädigung in der MS-Läsion geführt. Auch wenn ein axonaler Schaden als deskriptives Phänomen bereits im 19. Jahrhundert seitens der Neuropathologen beschrieben wurde, so herrschte keine klare Vorstellung darüber, wie groß das Ausmaß axonaler Schädigung tatsächlich ist. Erst Arbeiten in den späten 90er Jahren zeigten, dass in aktiven Läsionen über 11.000 Axone pro mm^3 in chronisch aktiven Läsionen noch immer über 3.000 Axone pro mm^3 durchtrennt sein können, wohingegen in der unauffälligen weißen Substanz lediglich 17 Axone pro mm^3 durchschnitten sind (Trapp et al. 1998).

Weitere Untersuchungen ergaben, dass gerade frühe Läsionen ein hohes Maß an axonaler Schädigung aufweisen und die Zahl geschädigter Axone signifikant mit der Zahl zytotoxischer T-Zellen und Makrophagen korreliert (Kuhlmann et al. 2002, Bitsch et al. 2000). Dies ist von besonderer Bedeutung, da der axonale Schaden als pathomorphologisches Korrelat für eine bleibende klinische Behinderung betrachtet wird. Nach gegenwärtigem Verständnis geht man davon aus, dass unmittelbar nach der Demyelinisierung ein massiver, akuter axonaler Schaden eintritt. Darüber hinaus findet sich eine langsame axonale Destruktion auch in inaktiven demyelinisierenden Läsionen. Beachtenswert ist, dass sich in remyelinisierten Shadow-Plaques kein axonaler Schaden zeigt, so dass Remyelinisierung als eine das Axon schützende Strategie betrachtet werden kann.

Neben der Schädigung in klassischer Lokalisation, der weißen Substanz, zeigen neuere Untersuchungen, dass auch in der normal erscheinenden weißen Substanz und dem Kortex pathomorphologische Veränderungen bei MS-Patienten gefunden werden können. Die diffuse Schädigung der normal erscheinenden weißen Substanz und die kortikale Demyelinisierung konnten als Charakteristika bei PPMS und SPMS detektiert werden, wobei die diffuse axonale Schädigung und deutliche Mikrogliaaktivierung in beiden dieser Areale gefunden werden konnte (Kutzelnigg et al. 2005). Eine kortikale Demyelinisierung konnte auch im zerebellären Kortex bei MS-Patienten nachgewiesen werden, die äußerst ausgedehnt in Erscheinung treten kann und somit als potenzielles Substrat zerebellärer Dysfunktion bei MS-Patienten gewertet werden könnte (Kutzelnigg et al. 2007).

Derzeit bemüht man sich intensiv darum, die pathomorphologische Heterogenität mit klinischen oder paraklinischen Markern, wie beispielsweise modernen MRT-Untersuchungstechniken, zu korrelieren, um daraus Surrogatmarker für sinnvolle Therapiestrategien zu entwickeln.

3.4   Immunologie

Die MS ist die häufigste Autoimmunerkrankung des ZNS. Auch wenn der Auslöser der Erkrankung weiterhin unklar ist, so deuten die fokale Infiltration von T- und B-Lymphozyten sowie Plasmazellen im Gehirn und Rückenmark auf autoimmunvermittelte Pathomechanismen hin (Hohlfeld und Wekerle 2001). Allgemein wird angenommen, dass eine Aktivierung von T-Lymphozyten gegen Komponenten des Myelins sowie aktivierte Mikrogliazellen und Makrophagen letztendlich zu einer Schädigung der Myelinhülle mit konsekutiver Beeinträchtigung der Nervenleitung und gar axonaler Schädigung führen (Sospedra und Martin 2005b) (Abb. 3.6 auf dem farbigen Abbildungsbogen i. d. Buchmitte).

3.4.1   Die Rolle von T-Lymphozyten

Basierend auf der Expression bestimmter Oberflächenmoleküle unterscheidet man CD4+-T-Zellen, die gewöhnlich als sog. T_H-Zellen agieren und bevorzugt extrazelluläre Peptid-Antigene im Kontext von MHC-Klasse-II-Molekülen erkennen, und CD8+-T-Zellen, die als zytotoxische T-Zellen bezeichnet werden und zytosolische Antigene präsentiert auf der Zelloberfläche im Kontext von MHC-Klasse-I-Molekülen erkennen. Da MHC-Klasse-I-Moleküle auf allen kernhaltigen Zellen exprimiert werden, kann somit jede infizierte Zelle ein Signal an CD8+-Zellen vermitteln, um durch letztere zerstört zu werden; ein Konzept, das Sinn macht, um die Replikation von Pathogenen in kernhaltigen Zellen effizient zu beenden. MHC-Klasse-II-Moleküle hingegen werden lediglich auf der Oberfläche von professionellen APC exprimiert. Sobald eine naive CD4+-T-Zelle einem spezifischen Antigen auf der Zelloberfläche einer professionellen APC im Kontext spezifischer kostimulatorischer Moleküle, wie beispielsweise CD80 oder CD86, begegnet, erfolgt die Aktivierung der Zelle mit konsekutiver Proliferation und Differenzierung in entsprechende Effektor-T_H-Lymphozyten.

Lange Zeit wurde den CD4+-Zellen eine nahezu exklusive Bedeutung bei der Immunpathogenese der MS eingeräumt, primär basierend auf Untersuchungen im Tiermodell sowie genetischen Studien bei MS-Patienten. Die Korrelation, dass das MHC-Klasse-II-Allel HLA-DR2 ein unabhängiger Suszeptibilitätsfaktor für die MS ist, ist ein Beispiel für einen solchen Faktor. In einzelnen Tiermodellen zeigten sich T_H-Zellen deutlich potenter bei der Induktion einer EAE. Darüber hinaus ließen sich pathogene T_H-Zelllinien von erkrankten Tieren auf gesunde Tiere übertragen (Ben-Nun und Cohen 1981), was die Annahme hinsichtlich der Schlüsselrolle von CD4+-T-Zellen zur Initiierung und Perpetuierung einer pathogenetisch relevanten Immunantwort gegen ZNS-Bestandteile weiter unterstützte. Diese exklusive Rolle von CD4+-T-Zellen als alleinverantwortliche zelluläre Komponente zur Initiierung und

Perpetuierung der MS wurde in den letzten Jahren zunehmend durch Befunde zur Bedeutung von CD8$^+$-T-Zellen hinterfragt (s. u.).

Relevante Subgruppen bei den CD4$^+$-T-Lymphozyten

1. Sog. proinflammatorische T_H1-Lymphozyten, die durch die Freisetzung proinflammatorischer Zytokine, wie beispielsweise TNF-α, IFN-γ oder Interleukin (IL)-2 charakterisiert sind und als Effektor-T-Zellen in das ZNS eindringen und die lokale Immunkaskade initiieren und perpetuieren.
2. Antiinflammatorische T_H2-Lymphozyten, deren Zytokinmuster durch antiinflammatorische Zytokine, wie beispielsweise IL-4 oder IL-10, charakterisiert ist und einen hemmenden Einfluss auf die Immunantwort ausübt.
3. T_H17-Zellen, charakterisiert durch die Freisetzung von IL-17, eine Subpopulation von T-Zellen, denen eine besondere Bedeutung bei der Krankheitsinitiierung eingeräumt wird.

Neben diesen CD4$^+$-Effektorzellen gibt es noch die Gruppe der regulatorischen T-Zellen (T_{reg}), deren am meisten untersuchte Gruppe, die CD4$^+$CD25^{high}-T_{reg}-Zellen darstellen. Dabei konnte in zahlreichen Studien gezeigt werden, dass zwischen MS-Patienten und entsprechenden Kontrollgruppen die Frequenz dieser Zellpopulation sich nicht unterscheiden lässt, offensichtlich aber eine funktionelle Beeinträchtigung der T_{reg}-Zellen besteht, was darauf hindeutet, dass möglicherweise eine Beeinträchtigung der T_{reg}-Zellfunktion zu einer Störung der Immuntoleranz (Abb. 3.7 auf dem farbigen Abbildungsbogen i. d. Buchmitte) gegen Autoantigene bei MS-Patienten führt. Das wiederum könnte die Krankheitssuszeptibilität sowie den Verlauf der Autoimmunerkrankung beeinflussen und in Teilen erklären (Zozulya und Wiendl 2008).

Immunpathologische Untersuchungen haben zeigen können, dass neben CD4$^+$-T-Lymphozyten auch CD8$^+$-T-Zellen in MS-Läsionen detektierbar sind. Dabei zeigen sich CD4$^+$-T-Zellen vorwiegend perivaskulär, CD8$^+$-T-Zellen hingegen vermehrt im Zentrum bzw. an den äußeren Grenzen der Läsionen (Gay et al. 1997). Interessanterweise kommt es dabei zu einer sog. klonotypischen Akkumulation von infiltrierenden T-Zellen, also einer lokalen Proliferation von Zellen, die von einer gemeinsamen Vorläuferzelle abstammen. Es konnte gezeigt werden, dass die klonotypische Akkumulation vorwiegend für CD8$^+$-T-Zellen zutrifft, wohingegen dieses Phänomen bei CD4$^+$-T-Zellen nur selten gefunden wird (Oksenberg et al. 1990, Babbe et al. 2000, Jacobsen et al. 2002). Im Tiermodell zeigte sich, dass CD8$^+$-T-Zellen MS-ähnliche Krankheitsbilder initiieren oder wesentlich dazu beitragen können und dass das Zytokinmuster in solchen Modellen demjenigen ähnelt, das man bei MS-Patienten findet (Übersicht bei Friese und Fugger 2005).

Nach dem gegenwärtigen Erkenntnisstand ist es also sehr wahrscheinlich, dass sowohl CD4$^+$- als auch CD8$^+$-T-Zellen gleichermaßen wichtig für die Entstehung der MS sind. Weitere Studien sind erforderlich, um gerade die

Bedeutung beider T-Zell-Subgruppen im Zusammenspiel bei der Entstehung der MS besser verstehen zu lernen.

Es ist zur Zeit nicht klar, ob die von ins ZNS eingewanderten Zellen freigesetzten proinflammatorischen Zytokine, wie beispielsweise IFN-γ oder TNF-α und andere Faktoren wie Sauerstoff- (O_2-) und Stickstoffradikale (NO) allein oder in Kombination mit zell- und Antikörper-vermittelter Lyse für die Entmarkung und/oder axonale Schädigung verantwortlich sind.

3.4.2 Die Rolle von B-Lymphozyten

Der Nachweis oligoklonaler Banden im Liquor von MS-Patienten ist ein typischer Befund, der auf eine B-Zell-/Plasmazellaktivierung hinweist. Dennoch wurden lange Zeit B-Zellen im Kontext der Immunpathogenese der MS eher vernachlässigt. Die entzündlichen Infiltrate einer aktiven MS-Läsion enthalten relativ wenige B-Lymphozyten oder Plasmazellen. Der Nachweis von B-Zellen in der MS-Läsion lässt natürlich spekulieren, ob diese Zellen an der Entzündung durch die Freisetzung myelinspezifischer Autoantikörper partizipieren. Eine solche pathogenetisch relevante Funktion konnte jedoch bis heute nicht kausal dargestellt werden, möglicherweise liegt das an noch bestehenden technischen Limitationen. Tatsache ist jedoch, dass zunehmend Daten erhoben werden, die darauf hindeuten, dass das entzündliche ZNS ein B-Zell-freundliches Umfeld bietet, in dem B-Zellen, allen voran Plasmazellen, für lange Zeit, möglicherweise lebenslang, überleben können (Meinl et al. 2006). Es zeigt sich inzwischen, dass dominante B-Zell-Klonotypen sowohl im Liquor als auch in MS-Läsionen gefunden werden können, was auf einen möglicherweise Antigen-getriebenen Selektionsprozess hinweist.

3.4.3 Terminierung der Immunreaktion

Das Immunsystem verfügt über zahlreiche Mechanismen, um die massive Expansion zellulärer und löslicher Mediatoren zu kontrollieren. Sobald das Ziel-Antigen eliminiert wurde, werden die Effektorzellen nicht länger benötigt und es vollzieht sich ein programmierter Zelltod, Apoptose genannt (Gold et al. 1997, Zipp et al. 1999).

Das Überleben von Lymphozyten hängt von der Balance Zelltod-fördernder und -hemmender Faktoren ab. Die Apoptose wird von einigen Mitgliedern der intrazellulären Bcl-2-Familie verhindert (Hengartner 2001), wohingegen andere Mechanismen Apoptose induzieren, beispielsweise durch die Interaktion des Zelloberflächenrezeptors Fas mit dem Liganden Fas-Ligand, der zur TNF-Familie gerechnet wird (Krammer 2000). Glukocorticoide können die Apoptose von T-Zellen induzieren, eine Beobachtung mit therapeutischer Implikation für die MS (Gold et al. 2001).

3.4.4 Das andere Gesicht der Entzündung

Die bisherige Ansicht, dass die lokale Entzündungsreaktion im ZNS nur dele-täre Elemente in sich birgt, hat sich in den letzten Jahren verändert. Neuere Untersuchungen legen nahe, dass Entzündungszellen nicht nur hilfreich für das Gewebe sind, sondern möglicherweise sogar neuroprotektive Effekte mediieren können. So konnte gezeigt werden, dass der sog. *brain-derived neurotrophic factor* (BDNF), ein neuroprotektives Molekül, in MS-Läsionen von invadierenden T-Lymphozyten exprimiert wird (Kerschensteiner et al. 1999, Stadelmann et al. 2002). Dieses neue Konzept einer »neuroprotektiven Immunreaktion« (Hohlfeld et al. 2001, Kerschensteiner et al. 2003) fordert weitere intensive Untersuchungen, da es noch der Validierung bedarf. Jüngere Untersuchungen deuten auch darauf hin, dass zur Immunregulation im ZNS auch die Invasion suppressorischer oder inhibitorischer zellulärer bzw. molekularer Elemente gehört. Damit ist die Einwanderung von z. B. T-Lymphozyten nicht notwendigerweise ein destruktives Ereignis für das ZNS, sondern kann auch protektive Eigenschaften haben (Zozulya und Wiendl 2008).

3.4.5 Axonale Schädigung und Neurodegeneration

Das Ausmaß an axonalem Verlust in der Pathogenese der MS ist größer als zuvor angenommen und trägt scheinbar maßgeblich zur klinischen Progression der Erkrankung bei (Medana und Esiri 2003). Interessanterweise zeigt sich, dass das Ausmaß axonaler Schädigung besonders in den ersten Jahren einer klinisch floriden MS hoch ist (Kuhlmann et al. 2002). Die zugrunde liegenden molekularen Mechanismen sind derzeit noch nicht vollständig geklärt, doch es scheint ein multifaktorieller Prozess zu sein (Neumann 2003). Entzündungszellen und deren Mediatoren, wie beispielsweise NO (Smith und Lassmann 2002), sind dabei involviert. Insbesondere aktivierte Mikroglia, Makrophagen und CD8[+]-zytotoxische-T-Zellen bestimmen das Ausmaß axonaler Schädigung und neuronaler Degeneration. So können, beispielsweise, CD8[+]-T-Zellen im *In-vitro-Modell* direkt toxische Effekte auf Axone und Neurone ausüben (Medana et al. 2001). Darüber hinaus sind aber auch metabolische Dysfunktionen im Axon, sowie Störungen im axonalen Transport als pathogenetisch relevante Mechanismen zu betrachten (Geurts et al. 2003, Kornek et al. 2001, Narayanan et al. 2001).

Eine wesentliche Frage, die es zu beantworten gilt, lautet, ob und wie sich axonale Schädigung und Demyelinisierung bedingen (Irvine und Blakemore 2008). Eine mögliche Erklärung wäre, dass die Myelinhülle Axone vor direkten Attacken des Immunsystems zu schützen vermag und somit die primär stattfindende Demyelinisierung eine sekundäre Schädigung von Axonen bedingt (Rodriguez 2003). Eine alternative Hypothese geht davon aus, dass eine Fehlfunktion der Oligodendrozyten ausreicht, um eine axonale Degeneration zu induzieren (Lappe-Siefke et al. 2003).

3.4.6 Infektiöse Erreger und Multiple Sklerose

Der Zusammenhang zwischen infektiösen Agentien (insbesondere Viren und Bakterien) und MS ist seit jeher Gegenstand intensiver Diskussion. Eine Reihe indirekter Hinweise suggeriert bis heute den Einfluss eines solchen »Umweltfaktors«: das Vorliegen von Hochrisikogebieten, dokumentierte MS-Epidemien, die Isolierung bestimmter Viren bei MS-Patienten (z. B. Herpes-Simplex Virus; HTLV-1; humaner Herpesvirus Typ 6; MS-assoziiertes Retrovirus, MSRV; Epstein-Barr-Virus, EBV), serologische Studien mit dem Nachweis Virus-spezifischer Antikörper oder T-Zellen, der Nachweis viraler Genome im ZNS-Gewebe sowie Virus-Tiermodelle der MS. Allerdings hat sich bis heute keiner der publizierten Erreger als singuläres infektiöses »MS-Agens« identifizieren lassen, eine Tatsache, die sich in der Widersprüchlichkeit der Publikationen zu Virusisolierungen oder Nachweisen von viralen Genomen im MS-Gewebe widerspiegelt (Übersichtsarbeiten bei Cermelli und Jacobson 2000, Meinl 1999, Gilden 2005). Das kürzlich als »MS-Erreger« postulierte Bakterium *Chlamydia pneumoniae* hielt einer kritischen Überprüfung ebenfalls nicht stand. Die überzeugendsten Daten existieren bislang für den Zusammenhang von EBV mit der MS. MS-Patienten haben eine nahezu 100 %ige Seropositivität für EBV, zudem enthalten die epidemiologischen Studien klare Hinweise für einen Zusammenhang einer EBV-Infektion mit dem Beginn einer MS (Levin et al. 2005, DeLorenze et al. 2006). *In Wertung der bekannten epidemiologischen und genetischen Erkenntnisse scheinen virale Agentien oder andere Umweltfaktoren zusammen mit den teilweise bekannten genetischen Komponenten Einfluss auf die Erkrankungssuszeptibilität bzw. den Erkrankungsausbruch zu haben.* Dieser Schluss wird durch Daten gestützt, die zeigen, dass bis zu 25 % akuter Schübe durch akute virale Infektionen getriggert werden (Sibley et al. 1985) oder Virusinfektionen dem Erkrankungsbeginn vorangehen können (z. B. Ascherio et al. 2001a). Es bleibt derzeit ungeklärt, ob Viren eine notwendige Voraussetzung für die Initiierung oder Reaktivierung einer MS sind oder ob primär eine Autoimmunreaktion gegen ZNS-Gewebe vorliegt, die potenziell durch virale (Ko)Infekte moduliert wird. Befunde zur molekularen Mimikry eines bestimmten EBV-Epitops mit MBP (Lang et al. 2002), Studien zur Reaktivität EBV-spezifischer T-Zellen im Krankheitsverlauf (Lunemann et al. 2006), der Nachweis von EBV-spezifischen Antikörpern im ZNS (Cepok et al. 2005), sowie CD8+-T-Zellaktivierung gegenüber EBV (Serafini et al. 2007, Jilek et al. 2008) sind konzeptionell mit beiden Möglichkeiten vereinbar (Sospedra und Martin 2005b).

4 Diagnose

Die Diagnosestellung einer Multiplen Sklerose erfolgt aufgrund definierter klinischer Kriterien. Zunehmend bekommen bei der Diagnosestellung jedoch auch paraklinische Befunde, allen voran die Magnetresonanztomographie, einen relevanten Stellenwert; darüber hinaus behalten aber auch Serum- und Liquoruntersuchungen weiterhin ihre Bedeutung, insbesondere bei der differentialdiagnostischen Abgrenzung der MS. Mit der Einführung der sog. McDonald-Kriterien der MS im Jahre 2001 erfuhr die MRT eine stärkere Integration bzw. Wichtung im etablierten diagnostischen Procedere, so dass im Folgenden zunächst die paraklinischen Untersuchungsmethoden dargestellt werden, um sie dann im Kontext der aktuellen Diagnosekriterien zu implementieren.

4.1 Magnetresonanztomographie

Die Magnetresonanztomographie (MRT) nimmt in Diagnosestellung, Verlaufs- und Prognosebeurteilung sowie als Surrogatmarker für die Therapie inzwischen eine wichtige Rolle ein (Miller et al. 2004, Goodin 2006). Darüber hinaus bekommt die MRT erhebliche Bedeutung zur wissenschaftlichen Untersuchung MS-bezogener klinischer Fragestellungen. Gerade durch die Implementierung der MRT als Surrogatmarker für die neuen diagnostischen Kriterien kam es in den letzten Jahren zu einer Fülle von Publikationen, die sich mit der Anwendbarkeit der MRT zur Beurteilung der MS beschäftigen. Dabei zeigte sich, dass es einige Limitationen gibt, wie beispielsweise die geringe Sensitivität konventioneller MRT-Untersuchungen hinsichtlich der Beteiligung der grauen Substanz sowie zur Beurteilung einer diffusen Schädigung der weißen Substanz. Darüber hinaus zeigen sich zwischen der konventionellen MRT-Untersuchung und dem klinischen Zustand des individuellen Patienten nur geringe Zusammenhänge, was die Aussagekraft der MRT-Untersuchung mindert (Bakshi et al. 2008). Andererseits bleibt festzuhalten, dass in T2-gewichteten MRT-Aufnahmen des Gehirns sich bei etwa 95 % der Patienten mit klinisch gesicherter MS pathologische Veränderungen zeigen (Ormerod et al. 1987, Yetkin et al. 1991). Die klare Überlegenheit der MRT-Untersuchung zeigt sich gerade im Frühstadium der Erkrankung, da sich bereits zu diesem Zeitpunkt, bevorzugt im periventrikulären Marklager, MS-typische Befunde erheben lassen. In der T2-Wichtung erscheinen diese als hyperintense Läsionen, im T1-gewichteten Bild hingegen typischerweise hypointens. Diese Läsionen der weißen Substanz korrelieren gut mit den makroskopisch sichtbaren pathologischen Plaques (Ormerod et al. 1987). Grundsätzlich können sich Läsionen der weißen Substanz auch bei anderen Erkrankungen zeigen, wobei differentialdiagnostisch am häufigsten ischämische oder altersbedingte Veränderungen zu erwägen sind. Nützliche Unterscheidungskriterien sind in Tabelle 4.1 aufgeführt. Mit Hilfe solcher Kriterien lässt sich die Spezifität für die MS erhöhen, dennoch bleibt das MRT keine Untersuchungsmethode, die eine definitive Aussage über die zugrunde liegende Pathologie ermöglicht. Bei bis zu 4 % der Normalbevölkerung finden sich periventrikuläre Läsionen, die rein bildmorphologisch als solche nicht von MS-bezogenen Veränderungen zu unterscheiden sind (Yetkin et al. 1991). Daher ist eine allein auf MR-tomographischen Veränderungen basierende Diagnose mit großer Vorsicht zu bewerten, insbesondere im Zusammenhang mit atypischen Präsentationen der Erkrankung. Auch lässt sich bei Patienten mit klinisch etablierter Diagnose einer MS eine Klassifikation im MRT gefundener ZNS-Veränderungen nur schwer vollziehen. Insbesondere die Differenzierung zwischen einem klinisch isolierten Syndrom (CIS), einer RRMS oder einer SPMS ist mittels zerebraler MRT nicht möglich, da sich hier lediglich geringe Unterschiede in der Läsionslast, in der Reduktion des Hirnvolumens und in der Zunahme diffuser Veränderungen in der normal erscheinenden weißen Substanz abbilden und somit differenzierend nicht bewertet werden können. Es ist allgemein anerkannt, dass Patienten mit einer PPMS zerebrale Läsionen zeigen und möglicherweise auch wenige Kontrastmittel aufnehmende Läsionen vorweisen, obwohl dies eher ein relativer als ein absoluter Unterschied zu sein scheint; möglicherweise ist dies auch Ausdruck einer vorwiegend spinalen Pathologie und/oder eines unterschiedlichen pathologischen Spektrums, eher im Sinne einer Oligodendropathie oder gar Axonopathie.

Tab. 4.1   Unterscheidungskriterien MS-bedingter MRT-Veränderungen von vaskulären und altersbezogenen MRT-Pathologika

Multiple Sklerose	Ischämie/Alter
Periventrikuläre Verteilung	Läsionen der weißen und grauen Substanz inklusive Basalganglien
Ovoide Läsionen mit Längsachse 90° zur Ebene der Seitenventrikel/Ausrichtung zum Kortex	
Subkortikale Läsionen beziehen U-Fasern mit ein	
Infratentorielle Läsionen (Hirnstamm/Zerebellum)	
Balkenläsionen typisch	Balkenläsionen selten
Spinale Läsionen häufig	Spinale Läsionen selten

Im T1-gewichteten Bild findet man Gadolinium-kontrastierende Herde in der Frühphase neuer, aktiver Läsionen als Ausdruck einer Störung der Blut-Hirn-Schranke. Die Dauer der Kontrastmittelaufnahme beträgt etwa 4–6 Wochen. Ringförmige Kontrastmittelanreicherungen sowie perifokale Verdrängungszeichen und Masseneffekte können ebenso bei akuten Läsionen beobachtet werden. Manche Autoren bringen die ringförmige Kontrastmittelanreicherung in Zusammenhang mit der Typ 2-Pathologie der histopathologischen Klassifizierung von MS-Läsionen (s. Kapitel 3.3); diese Beobachtung bedarf weiterer Bestätigung und kann zum gegenwärtigen Zeitpunkt noch nicht als therapeutisches Entscheidungskriterium herangezogen werden.

Grundsätzlich wird angenommen, dass die Detektion neu aufgetretener aktiver Läsionen im MRT ein sensitiver Indikator für die Einschätzung der Krankheitsaktivität ist. Daher sollte die MRT-Untersuchung in der Regel mit Kontrastmittel durchgeführt werden, nicht nur um eine entzündliche Aktivität zu detektieren, sondern auch im Hinblick auf differentialdiagnostisch infrage kommende Erkrankungen mit beispielsweise assoziierter meningealer Entzündung wie bei der Sarkoidose. Gegenwärtige wissenschaftliche Untersuchungen versuchen Kontrastmittel zu entwickeln, die über die Blut-Hirn-Schranken-Integrität hinaus Informationen bieten, wie beispielsweise Marker für bestimmte Zellpopulationen oder Moleküle, die zur Pathophysiologie der MS beitragen. Dazu gehören beispielsweise Eisenpartikel, mit deren Hilfe sich Makrophagen darstellen lassen (Dousset et al. 2006, Vellinga et al. 2008).

Die MRT hat gerade hinsichtlich ihrer prognostischen Aussagekraft bezüglich der Konversion von einer vermuteten in eine sichere MS erheblich an Bedeutung gewonnen. In den zurückliegenden Jahren wurden von verschiedenen Autoren verschiedene MRT-Kriterien entwickelt, die unterschiedliche Sensitivitäten und Spezifitäten aufweisen. In einer ausführlichen Untersuchung von Barkhof und Mitarbeitern (Barkhof et al. 1997) konnte gezeigt werden, dass MRT-Kriterien, die das Auftreten Gadolinium-anreichernder, juxtakortikaler, infratentorieller und periventrikulärer Läsionen umfassen, die höchste Spezifität hinsichtlich der prädiktiven Aussagekraft einer möglichen Konversion aufweisen. Diese sog. Barkhof-Kriterien (Tab. 4.2) haben allgemein Anerkennung gefunden und werden allgemein angewandt.

Diese Kriterien konnten durch andere Gruppen hinsichtlich ihrer Sensitivität und Spezifität bestätigt werden (Tintoré et al. 2000). Dabei zeigte sich, dass die Kriterien nach Barkhof und Mitarbeitern die höchste Spezifität und Genauigkeit aufweisen. Die höhere Spezifität von 78 % geht mit einer gegenüber den Kriterien von Paty und Fazekas geringeren Sensitivität einher, dennoch hat man sich aufgrund der höheren Genauigkeit bei den MRT-Kriterien zur Diagnose einer MS für die konservativen Barkhof-Kriterien entschieden. Neben der räumlichen Disseminierung bietet die serielle MRT die Möglichkeit, auch die zeitliche Disseminierung zu erfassen. Das Auftreten neuer T2-gewichteter Läsionen bzw. neuer Gadolinium-anreichernder Läsionen im T1-gewichteten Bild bietet die entsprechende Möglichkeit. Nach Dalton et al. (2003) stellt eine neue T2-Läsion nach drei Monaten einen zuverlässigen Marker für eine zeitliche Disseminierung dar. Während in den ursprünglichen McDonald-Kriterien von 2001 eine Frist von mindestens sechs Monaten gefordert wurde, wird inzwischen vorgeschlagen, dass T2-Läsionen für den früheren Nachweis einer zeitlichen Disseminierung herangezogen werden können.

> *Praktischer Hinweis:* Praktisch bedeutet dies, dass jede neue T2-Läsion, die zu irgendeinem beliebigen Zeitpunkt nach einer sog.»Referenzaufnahme, welche mindestens 30 Tage nach Auftreten des initialen klinischen Ereignisses erstellt wurde, für die Erfüllung der MRT-Diagnosekriterien im Sinne einer zeitlichen Disseminierung herangezogen werden kann (vgl. Tab. 4.2).

Tab. 4.2   MRT-Kriterien der MS (basierend auf Daten von Barkhof et al. 1997 und Tintoré et al. 2000)

Räumliche Dissemination	**Zeitliche Dissemination**
Hohe Wahrscheinlichkeit, nach dem ersten klinischen Schub eine klinisch sichere MS zu entwickeln beim Vorliegen von ≥ 3 der vier folgenden Kriterien:	Es gibt zwei Arten, wie man mittels MRT den Nachweis einer zeitlichen Dissemination führen kann:
1. Eine Gadolinium-anreichernde Läsion oder neun T2-hyperintense Läsionen, wenn keine Gadolinium-anreichernde Läsion vorliegt* 2. Mindestens eine infratentorielle Läsion 3. Mindestens eine juxtakortikale Läsion 4. Mindestens drei periventrikuläre Läsionen	1. Man entdeckt mindestens drei Monate nach dem ersten klinischen Ereignis eine Gadoliniumanreicherung, jedoch nicht an der gleichen Stelle wie beim ersten klinischen Ereignis. 2. Man entdeckt eine *neue* T2-Läsion, zu einem beliebigen Zeitpunkt nach einer Referenz-MRT-Aufnahme, die mindestens 30 Tage nach dem ersten klinischen Ereignis erfolgte.

* Läsionen ≥ 3 mm; man kann eine Rückenmarksläsion mit einer infratentoriellen Läsion gleichsetzen; eine anreichernde Rückenmarksläsion wird mit einer anreichernden Hirnläsion gleichgesetzt und einzelne Rückenmarksläsionen können zusammen mit einzelnen Hirnläsionen die zur Erfüllung der MR-Kriterien benötigte Anzahl von 9 T2-Läsionen ausmachen.

Die Intention dieser Revision der Diagnosekriterien (Polman et al. 2005b) ist eine Vereinfachung der bisherigen Kriterien, wobei gerade die Beurteilung des Kriteriums »zeitliche Dissemination« kompliziert erschien. Dadurch soll eine schnellere Diagnosestellung ermöglicht und den Bildgebungskriterien mehr Flexibilität verliehen werden. Dennoch ist bei dieser Vereinfachung Vorsicht geboten, da durch gerätetechnische Einstellungen wie Schichtendicke, Gewebekontrast, Bewegung des Patienten oder andere Faktoren Veränderungen in der Darstellung der T2-Läsionslast nicht zwingend krankheitsbedingt sind, sondern durchaus technischer Natur sein können. Idealerweise sollten daher standardisierte Aufnahmeverfahren unter besonderer Berücksichtigung der Positionierung des Patienten Anwendung finden sowie qualifizierte Spezialisten mit Erfahrung in der MS-Bildgebung hinzugezogen werden. Die amerikanische neuroradiologische Gesellschaft hat in diesem Sinne auch Kriterien für die Standarisierung der MRT-Bildgebung bei der MS vorgeschlagen (Simon et al. 2006); eine ähnliche Empfehlung für den deutschen Sprachraum existiert ebenfalls (Sailer et al. 2008).

Grundsätzlich besteht allgemeiner Konsens, dass sowohl die Disseminierung über die Zeit als auch im Raum weiterhin einen wesentlichen Kernpunkt der MS-Diagnose darstellen, dass aber, hierarchisch gesehen, die präzise Demonstration der Disseminierung über die Zeit wichtiger sein könnte als die Dissemination im Raum.

In Tabelle 4.2 sind die Kriterien für pathologische, MS-assoziierte MRT-Veränderungen bezüglich der Parameter der räumlichen und zeitlichen Dissemination aufgelistet.

> *Merke:* Läsionen im Rückenmark sind bei der MS häufig, daher sollte sich die Bildgebung nicht nur auf die Darstellung des Neurokraniums beschränken, sondern gerade zum Zeitpunkt der Diagnosestellung auch das Myelon mit umfassen. Gerade bei Patienten mit PPMS erbringt die spinale MRT wesentliche Zusatzinformationen. Bei älteren Patienten ist sie ein nützliches Differentialdiagnostikum.

Es ist zu hoffen, dass in naher Zukunft neue Bildgebungstechnologien entwickelt werden, die neue Parameter bei der Diagnosestellung einbringen können. Die Entwicklung leistungsfähiger Magnete wird vielleicht einen Beitrag zur Besseren Darstellung kortikaler Läsionen leisten; möglicherweise liefert die Magnetresonanzspektroskopie (MRS) bessere Aussagen hinsichtlich der axonalen Integrität, der Magnetresonanztransfer (MTR) bezüglich der De- und Remyelinisierung oder das Diffusionstensorimaging (DTI) und andere technische Ansätze ein erweitertes Spektrum an Informationen sowie höhere Sensitivität bei der Läsionsdetektion.

4.2 Evozierte Potenziale

Die Bedeutung elektrophysiologischer Untersuchungen im Rahmen der Routinediagnostik liegt in der Objektivierung klinisch *stummer* Läsionen sowie des

Betroffenseins entsprechender Funktionssysteme bei klinischer Schilderung. Inwieweit evozierte Potenziale in der Frühphase der Erkrankung zur Prognoseabschätzung und zur Monitorierung der Erkrankungsschwere eingesetzt werden können, wie in einigen Studien der letzten Jahre vermutet (Fuhr et al. 2001, Fraser et al. 2006, Leocani et al. 2006, Kallmann et al. 2006), muss durch weitere prospektive Untersuchungen geklärt werden. Bei den evozierten Potenzialen finden sich im akuten Stadium Amplitudenminderung und Verzögerung der Potenziale, später besonders Latenzverzögerungen. Obwohl sich in der Literatur erheblich divergierende Angaben finden, haben von den visuell-, auditorisch-, somatosensorisch- und transkortikal motorischen Potenzialen aufgrund der Spezifität, der Sensitivität sowie des prädiktiven Wertes für die Entwicklung einer klinisch definitiven MS die visuell evozierten Potenziale (VEP) sowie die somatosensorisch evozierten Potenziale (SEP) die höchste Bedeutung in der MS-Zusatzdiagnostik. Verschiedene Studien konnten eine statistisch signifikante Assoziation zwischen *abnormen VEP* und einem erhöhten Risiko, eine klinisch sichere MS zu entwickeln, demonstrieren (Lee et al. 1991, Hume und Waxman 1988, Matthews et al. 1982, Fraser et al. 2006). Patienten mit Verdacht auf MS und zusätzlich pathologischem VEP haben ein 2,5–9fach höheres Risiko, eine klinisch definitive MS zu entwickeln, als Patienten mit normalem VEP. Die Sensitivität des VEP, d. h. die Häufigkeit eines abnormen VEP bei Patienten mit klinisch sicherer MS, variiert zwischen 42 % und 100 % und hängt insbesondere vom Zeitpunkt der Messung nach Beginn der Erkrankung ab. Die typische Veränderung bei MS ist eine Verzögerung der P100-Reizantwort, die in Einzelfällen bis zu 70 ms über dem Normwert liegen kann. Pathologische Befunde bei den *SEP* finden sich bei bis zu 80 % der Patienten mit MS, häufig sogar ohne wesentliches klinisches Korrelat. Typische Befunde der SEP sind deutliche Latenzverlängerungen, wobei diese mit einer mehr oder weniger ausgeprägten Deformierung der Reizantwort bzw. Amplitudenminderung einhergehen. Die *akustisch evozierten Potentiale (AEP)* sowie auch die transkraniell *magnetisch evozierten Potenziale (MEP)* haben ihre wesentliche Bedeutung in der Detektion klinisch stummer Läsionen. Allerdings sind sie aufgrund geringer Spezifität sowie z. T. auch geringer Sensitivität von untergeordneter Bedeutung für die Diagnosesicherung. In den Diagnosekriterien nach McDonald werden nur mehr die VEP als elektrophysiologisches Zusatzdiagnostikum empfohlen.

4.3   Liquoruntersuchung

Der charakteristische Liquorbefund einer MS umfasst bei dem Großteil der Patienten eine mäßige Pleozytose aus Lymphozyten und Monozyten (< 50 Zellen/μl), eine autochthone Immunglobulinproduktion (IgG-Index nach Delpech und Lichtblau > 0,7) sowie oligoklonale Banden in der isoelektrischen

Fokussierung als Hinweis auf eine persistierende Sekretion von Antikörpern durch einzelne Plasmazellklone (Abb. 4.1).

Oligoklonale Banden im Liquor haben eine hohe Spezifität und Sensitivität für die MS, ersteres hängt jedoch von den in Betracht gezogenen Differentialdiagnosen ab.

Häufigkeit oligoklonaler Banden

Etwa 95 % der Patienten mit klinisch sicherer MS haben positive oligoklonale Banden (McLean et al. 1990). Bei vielen, insbesondere chronisch entzündlichen, Erkrankungen findet man ebenfalls positive oligoklonale Banden (z. B. Neuroborreliose, Neurosarkoidose), zudem zeigen bis zu 4 % der Patienten mit nicht entzündlichen neurologischen Erkrankungen positive oligoklonale Banden (Ebers und Paty 1980).

Das Muster der oligoklonalen Banden bleibt bei einem Individuum über viele Jahre stabil. Hingegen kann die absolute Konzentration von IgG abnehmen. Der IgG-Index als Verhältnis von Liquor- zu Serum-IgG mit dem entsprechenden Albuminverhältnis kann alternativ zum Nachweis der oligoklonalen Banden bestimmt werden. Allerdings gibt es Fälle z. B. in der Frühphase einer MS, die einen normalen IgG-Index aufweisen, jedoch bereits eindeutige oligoklonale Banden haben (> 3 Banden im Liquor, die nicht im Serum zu finden sind), was für eine höhere Sensitivität der oligoklonalen Banden spricht. Die Subtypisierung bestimmter Immunglobulinklassen (IgG, IgA, IgM), die zytologische Differenzierung sowie die durchflusszytometrische Analyse von T- und B-Zellpopulationen aus dem Liquor gehören nicht zur allgemeinen Standardliquordiagnostik im Rahmen der MS, können jedoch wertvolle Zusatzinformationen in der differentialdiagnostischen Abgrenzung zu anderen entzündlichen ZNS Erkrankungen erbringen (Reske et al. 2005).

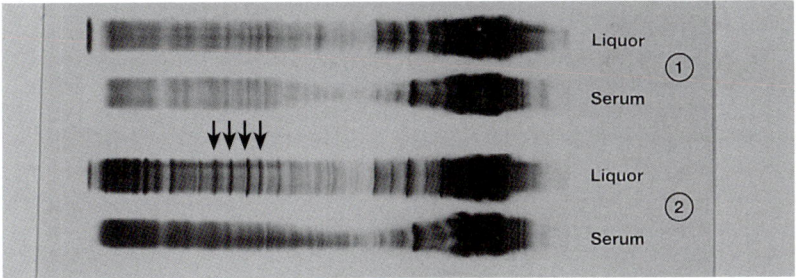

Abb. 4.1 Oligoklonale Banden im Liquor

Ein internationaler Konsensus für empfohlene Standardliquordiagnostik bei der MS ist publiziert (Freedman et al. 2005b). Es sei angemerkt, dass die Mc-

Donald-Kriterien (McDonald et al. 2001, Polman et al. 2005b) eine Liquor-
untersuchung mit positivem Befund nicht mehr notwendigerweise fordern. Wir
halten jedoch grundsätzlich die Liquordiagnostik auch weiterhin für angezeigt,
um die Diagnose einer MS zu untermauern und andere Erkrankungen differentialdiagnostisch abzugrenzen. Die Diagnose einer PPMS kann auch bei
negativem Liquorbefund gestellt werden (Polman et al. 2005b). Tabelle 4.3
fasst typische Liquorbefunde der MS zusammen.

Tab. 4.3   Typische Liquorbefunde bei MS

Lymphomonozytäre Pleozytose	Bei etwa 30–70 % der Patienten; gewöhnlich < 50 Leukozytenzellen/µl
Gesamteiweiß	Gewöhnlich unauffällig
IgG-Index	Bei > 85 % der Patienten erhöht (Link et al. 1977)
Oligoklonale Banden	Bei bis zu 95 % der Patienten positiv (McLean et al. 1990)

4.4   Diagnosekriterien

Weder bestimmte klinische Charakteristika noch einzelne diagnostische Tests
sind ausreichend, um die Diagnose einer MS stellen zu können. Daher beinhalten MS-Diagnosekriterien eine Kombination aus klinischen sowie paraklinischen Merkmalen. Dies gilt vor allem für die Diagnosestellung einer RRMS,
ebenso aber auch für die Diagnose einer PPMS, die häufig eine größere diagnostische Herausforderung darstellt.

4.4.1   Diagnose der schubförmig remittierenden Multiplen Sklerose

Fundamentales Kriterium der Diagnose einer RRMS ist der Nachweis einer
räumlichen und zeitlichen Dissemination. Im Jahre 2001 schlug eine internationale Expertengruppe (*International panel on the diagnosis of multiple sclerosis*) neue Diagnosekriterien vor, die sich durch die Integration klinischer,
bildgebender (MRT) und weiterer paraklinischer Befunde für die Erleichterung
der Diagnosestellung auszeichnen (McDonald et al. 2001). Sie lösten damit
die im Jahre 1983 erarbeiteten Kriterien nach Poser (Poser et al. 1983) sowie
die ebenfalls zum Teil noch verwendeten Schumacher-Kriterien ab (Schuma-
cher et al. 1965). Diese neuen Kriterien wurden nach dem Vorsitzenden der
Gruppe, Prof. W. Ian McDonald benannt und fanden rasch als sog. »McDo-

nald-Kriterien« breite internationale Akzeptanz. Unter Berücksichtigung des ausdrücklichen Hinweises, dass die aktuellen neurologischen Symptome »nicht besser als durch das Vorliegen einer MS« erklärt werden können, haben sich diese neuen Kriterien im klinischen Alltag bewährt – insbesondere in der für die Therapie so wichtigen frühen Diagnosestellung der RRMS (McDonald et al. 2001). Zahlreiche Publikationen setzten sich mit der Sensitivität und Spezifität dieser neuen Diagnosekriterien auseinander und prüften die Umsetzbarkeit in der klinischen Praxis. Fast fünf Jahre nach dem ersten Expertentreffen kam es im Jahr 2005 erneut zu einer Kommissionssitzung, in welcher die Entwicklung und Eignung der McDonald-Kriterien erörtert wurde und die letztlich zu einer Revision der McDonald-Kriterien führte, die im Jahre 2005 publiziert wurde (Polman et al. 2005b) (Tab. 4.4).

Tab. 4.4 Revidierte diagnostische Kriterien der MS nach McDonald et al. (2001) und Polman et al. (2005c)

Klinische Symptomatik	Zusätzliche Parameter für die MS-Diagnose
2 oder mehr Schübe[a], objektivierbare klinische Evidenz von 2 oder mehr Läsionen	• Keine[b]
2 oder mehr Schübe[a], objektivierbare klinische Evidenz einer Läsion	• Disseminierung im Raum, Äußerung durch: → MRT[c] *oder* → 2 oder mehr in der MRT entdeckte MS-bedingte Läsionen plus positiver Liquorbefund[d] *oder* → Man wartet einen weiteren klinischen Schub[a] ab, der durch eine andere Läsion verursacht ist
1 Schub[a]; objektivierbare klinische Evidenz von 2 oder mehr Läsionen	• Disseminierung in der Zeit, Nachweis durch: → MRT[e] *oder* → Zweiter klinischer Schub[a]
1 Schub[a]; objektivierbare klinische Evidenz einer Läsion (monosymptomatische Präsentation; klinisch isoliertes Syndrom)	• Disseminierung im Raum, Nachweis durch: → MRT[c] *oder* → 2 oder mehr in der MRT entdeckte, MS-bedingte Läsionen plus positiver Liquorbefund[d] *und* • Disseminierung in der Zeit, Nachweis durch: → MRT[e] *oder* → Zweiter klinischer Schub[a]

Schleichende neurolo-
gische Progression (PPMS)
	• kontinuierliche klinische Progression (retrospektiv
	oder prospektiv bestimmt) über 1 Jahr
	
	und
	
	• Zwei der folgenden drei Punkte treffen zu:
	  a. Positive MRT des Gehirns (9 T2-Läsionen oder 4
	    oder mehr T2-Läsionen mit positivem VEP[f])
	  b. Positive MRT des Rückenmarks (zwei fokale
	    T2-Läsionen)
	  c. Positiver Liquor[d]

Wenn die aufgeführten Kriterien erfüllt sind und es keine bessere Erklärung für die klinische Symptomatik gibt, so ist die Diagnose *»sichere MS«*; wenn die Symptome MS-verdächtig sind, die Kriterien jedoch nicht komplett erfüllt sind, so ist die Diagnose *»mögliche MS«*; wenn eine weitere Diagnose während der Evaluation auftritt, die die gesamte klinische Äußerung besser erklärt, dann ist die Diagnose *»nicht MS«* zu stellen.

[a] Ein Schub ist definiert als eine Episode neurologischer Störungen, bei denen die ursächliche(n) Läsion(en) wahrscheinlich entzündlich und demyelinisierend sind. Es sollte ein subjektiver (von objektiven Befunden gestützter) Bericht oder eine objektivierbare Beobachtung vorliegen, dass das Ereignis mindestens 24 Stunden anhält.

[b] Es sind keine zusätzlichen Untersuchungen nötig; wenn jedoch Untersuchungen durchgeführt werden (MRT, Liquor) und *negativ* sind, ist extreme Vorsicht geboten, bevor man eine MS-Diagnose stellt. Es müssen andere Diagnosen in Erwägung gezogen werden. Es darf für das klinische Bild sowie für die eine MS-Diagnose stützende objektivierbare Evidenz keine bessere Erklärung geben.

[c] Die MRT-Kriterien für die räumliche Disseminierung nach Barkhof et al. (1997) und von Tintoré et al. (2000) (vgl. Tab. 4.2) müssen erfüllt sein.

[d] Positiver Liquor: (i) charakterisiert durch Nachweis oligoklonaler Banden durch etablierte Methoden (isoelektrische Fokussierung) oder (ii) durch einen erhöhten IgG-Index.

[e] Der MRT-Nachweis einer zeitlichen Disseminierung muss durch Erfüllen der Kriterien der Tabelle 4.2 erbracht werden.

[f] Typisch pathologisch veränderte visuell evozierte Potenziale (verzögerte P100).

Die McDonald-Kriterien stellen eine diagnostische Leitlinie dar, die es dem behandelnden Arzt ermöglicht, das Vorliegen einer MS früher, besser und zuverlässiger diagnostizieren zu können. Ein wesentlicher Aspekt hierbei ist die Integration bzw. stärkere Wichtung der MRT innerhalb des etablierten diagnostischen Vorgehens (Poser et al. 1983). Die McDonald-Kriterien und deren Revision haben insbesondere Relevanz für das Stadium des CIS, welches sich bei ca. 85 % der Patienten mit subakuter neurologischer Problematik, beispielsweise im Sinne einer Optikusneuritis, Hirnstammsymptomatik oder Rückenmarksaffektion manifestiert. Neben der Diagnosestellung als solche sind darüber hinaus Aspekte der Prognoseabschätzung sowie der Therapieinitiierung relevant (Miller et al. 2005a).

Neben der stärkeren Wichtung der MRT haben die McDonald-Kriterien gezeigt, dass sie einen Zugewinn an Diagnosequalität, -sensitivität und -spezifität erbringen. Retrospektive Analysen konnten zeigen, dass die Kriterien zuverlässig die Entwicklung einer klinisch definierten MS früher als bisherige

Kriterien aufzeigen können (Wiendl et al. 2006a). Wichtig dabei ist, dass die Spezifität und die Sensitivität der McDonald-Diagnosekriterien hierbei relativ hoch sind, basierend auf der Implementierung der MRT-Diagnosekriterien nach Barkhof (s. Kapitel 4.1).

Beachte: Es bleibt kritisch anzumerken, dass die McDonald-Kriterien bisher nur in jenen Populationen adäquat angewendet bzw. wissenschaftlich ausgewertet wurden, die eine klassische MS bei Erwachsenen in der westlichen Bevölkerung repräsentieren.

So fehlen Untersuchungen über ihre Anwendbarkeit etwa bei der in Asien häufigen opticospinalen Form der MS. Fallstudien für die MS im Kindesalter zeigen, dass hier unterschiedliche Krankheitscharakteristika vorliegen können, die die Sensitivität der Originalkriterien mindern (Pohl et al. 2004).

Kernkonzept der MS-Diagnosestellung ist der Nachweis der zeitlichen und räumlichen Disseminierung von Läsionen mit entsprechenden Bildgebungskriterien oder Algorithmen für ein Diagnoseschema. Für das Konzept einer räumlichen Disseminierung ist die Einschätzung klinischer Symptome bzw. neurologischer Ausfälle maßgeblich. Diese werden als entweder mono- oder multifokal eingeordnet und stellen eine Kernforderung der Diagnose der MS dar. Eine häufig angeführte Kritik gegen die McDonald-Kriterien betrifft die Bedeutung der MRT. In manchen Fällen wurde hierbei übersehen, dass die Kriterien explizit festhalten, dass für die Diagnosestellung der MS die MRT nicht ausreicht. Die McDonald-Kriterien unterstreichen, dass die Diagnose weiterhin eine sorgfältige klinische Untersuchung und Analyse erfordert, die von einem mit der Erkrankung besonders vertrauten Neurologen vorgenommen wird (Wiendl et al. 2006a). Eine rein klinische Diagnose bleibt weiterhin möglich, wobei MRT und andere paraklinische Untersuchungen zum Ausschluss möglicher Differentialdiagnosen durchgeführt werden sollten (s. Kapitel 4.5).

Im klinischen Kontext erfolgt eine weitergehende diagnostische Evaluation in Richtung MS bei Patienten mit »MS-typischen« Symptomen oder bei Patienten mit eher untypischen neurologischen Symptomen bzw. Ausfällen, die aber auf eine MS hinweisen könnten. Problematischer ist die Diagnosestellung, wenn bei einem Patienten keine klinische Läsion zu objektivieren ist und man sich auf die Aussagen des Patienten über vorangegangene, auf eine MS hinweisende klinische Symptome verlassen muss. Entsprechend der Diagnosekriterien ist festgelegt, dass für eine Diagnosestellung objektivierbare Befunde zwingend notwendig sind.

Das MRT als Surrogatmarker zur Diagnosestellung der MS ist wesentlicher Bestandteil der McDonald-Kriterien. Um eine hohe Spezifität zu gewährleisten wurden die MRT-Kriterien sehr konservativ gewählt. Analog zum klinischen Kernkonzept der MS-Diagnosestellung wurde auch für die MRT eine Dissemination im Raum und in der Zeit gefordert. Die Kriterien für eine räumliche Disseminierung wurden anhand der Barkhof-Kriterien definiert (Barkhof et al. 1997, Tintoré et al. 2000). Gemäß den Barkhof-Kriterien liegt eine MS bzw.

eine räumliche Dissemination mit sehr hoher Wahrscheinlichkeit dann vor, wenn *drei* der folgenden vier Kriterien erfüllt sind (Abb. 4.2–4.7):

1. Nachweis einer Gadolinium-anreichernden Läsion oder ≥ 9 T2-hyperintenser Läsionen, wenn es keine Gadolinium-anreichernde Läsion gibt (Abb. 4.2 a, b)
2. Mindestens eine infratentorielle Läsion (Abb. 4.3)
3. Mindestens eine juxtakortikale Läsion (Abb. 4.4)
4. mindestens drei periventrikuläre Läsionen (Abb. 4.5)

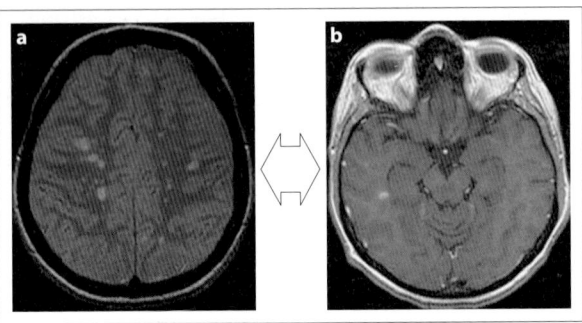

Abb. 4.2 a, b
1. MRT-Kriterium für die Dissemination im Ort: *Entweder* (**a**) mindestens 9 zerebrale Läsionen im T2-w Bild (unabhängig von der Lokalisation) *oder* mindestens 1 Kontrastmittel aufnehmende Läsion (**b**). *Anmerkung:* 1. Spinale Läsionen im T2-w Bild können zu den zerebralen Läsionen hinzugerechnet werden. 2. Eine spinale Kontrastmittel aufnehmende Läsion kann eine zerebrale Kontrastmittel aufnehmende Läsion ersetzen.

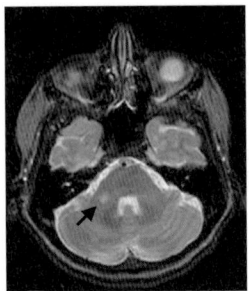

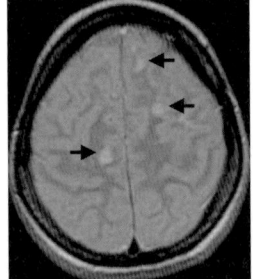

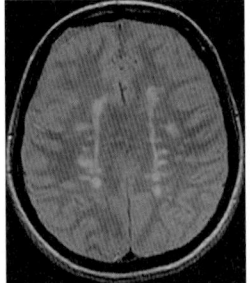

Abb. 4.3
2. MRT-Kriterium für die Dissemination im Ort: Mindestens 1 infratentorielle Läsion im T2-w Bild (Pfeil im Kleinhirnbindearm rechts) kann ersetzt werden durch mindestens 1 spinale Läsion im T2-w Bild)

Abb. 4.4
3. MRT-Kriterium für die Dissemination im Ort: Mindestens eine unmittelbare subkortikale Läsion im T2-w Bild (Pfeile)

Abb. 4.5
MRT-Kriterium für die Dissemination im Ort: Mindestens 3 periventrikuläre Läsion

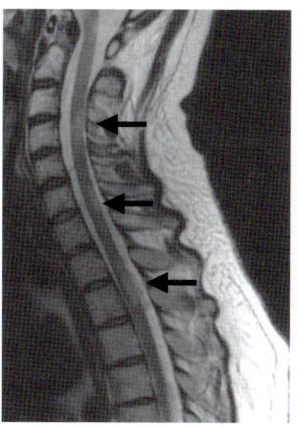
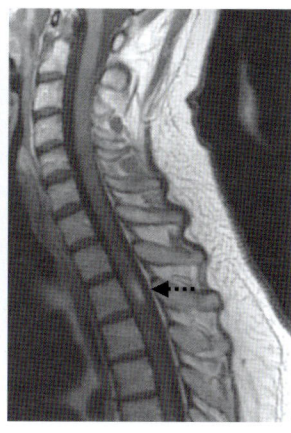

Abb. 4.6
Spinale Läsionen: 1 spinale Läsion (Pfeile) kann die infratentorielle Läsion ersetzten; 1 KM aufnehmende Läsion (gepunkteter Pfeil) spinal kann eine KM aufnehmende Läsion zerebral ersetzen; die Anzahl der spinalen T2-Läsionen kann zur Gesamtzahl der zerebralen Läsionen hinzugerechnet werden (in diesem Fall mindestens 3 Läsionen); im vorliegenden Fall könnte das spinale MRT 2 der 4 MR-Kriterien der Dissemination im Ort erfüllen: 1. Eine spinale T2-Läsion ersetzt eine infratentorielle T2-Läsion. 2. Eine Kontrastmittel aufnehmende Läsion spinal ersetzt eine Kontrastmittel aufnehmende Läsion zerebral

Klinisches Beispiel für die Dissemination in der Zeit

Bei einem ersten klinischen Schub (Optikusneuritis) wurde bei einer 26-jährigen Patientin initial ein MRT des Schädel angefertigt, das multiple Entmarkungen zeigte, die in ihrer Gesamtheit die Kriterien für eine Dissemination im Ort erfüllten (Abb. 4.7). Nach sechs Wochen wurde ein Kontroll-MRT angefertigt, das eine neue Läsion (Pfeil) zeigte. Da diese nach über vier Wochen nach dem ersten MRT aufgetreten war, war nun auch die Dissemination in der Zeit erfüllt und die Diagnose einer MS konnte auch ohne zweiten klinischen Schub gestellt werden.

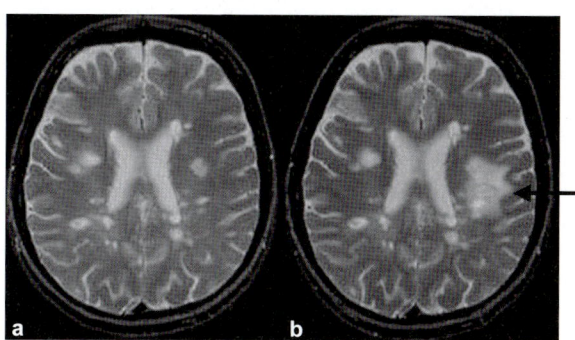

Abb. 4.7 a, b
Dissemination in der Zeit: T2-w. **a** Baseline-MRT; **b** Kontroll-MRT nach 6 Wochen

Kriterien zur Einordnung von Rückenmarksläsionen

In der Revision der ursprünglichen McDonald-Kriterien wurde dem Nachweis von Rückenmarksläsionen zusätzlich Bedeutung beigemessen, was der Verbesserung bildgebungstechnischer Möglichkeiten Rechnung trägt. Dabei wurden bezüglich der Einordnung von Rückenmarksläsionen folgende Kriterien vorgeschlagen:

1. MS-typische Läsionen sind nicht oder mit nur einer geringen Schwellung des Rückenmarks assoziiert, sie sind eindeutig hyperintens auf T2-gewichteten Aufnahmen, mindestens 3 mm groß, dehnen sich über weniger als zwei Wirbelsegmente aus und nehmen nur einen Teil des Rückenmarkquerschnitts ein

2. a) Für die Disseminierung im Raum entspricht eine Rückenmarksläsion einer infratentoriellen Hirnstammläsion und kann diese auch substituieren, jedoch kann sie keine periventrikuläre oder juxtakortikale Läsion substituieren.

   b) Eine Kontrastmittel aufnehmende Rückenmarksläsion entspricht einer Kontrastmittel aufnehmenden zerebralen Läsion.

   c) Eine Kontrastmittel aufnehmende Rückenmarksläsion kann bei der Erfüllung der Kriterien zweifach gewertet werden (beispielsweise kann eine einzige in ihrer Größe zunehmende Rückenmarksläsion als sich ausdehnende Läsion und als infratentorielle Läsion gezählt werden).

   d) Einzelne Rückenmarksläsionen können zusammen mit einzelnen Hirnstammläsionen dazu beitragen, die benötigte Anzahl von 9 T2-Läsionen zur Erfüllung der MS-MRT-Kriterien zu erreichen.

3. Rückenmarksläsionen in der MRT sollten bei der MS in der T2-gewichteten Aufnahme fokal, d. h. klar abgrenzbar und umschrieben sein.

MRT-Aufnahmen des Rückenmarks sind auch hilfreich bei bestehendem Verdacht auf MS und kranielles MRT ohne Nachweis einer räumlichen Disseminierung. Darüber hinaus sind spinale MRT-Aufnahmen besonders zum Ausschluss alternativer Diagnosen von Bedeutung, insbesondere auch bei älteren Personen, da gerade vaskuläre Veränderungen im Rückenmark untypisch sind und somit differentialdiagnostisch besser abgegrenzt werden können. Die wiederholte Durchführung von MRT-Untersuchungen des Rückenmarks bei Patienten ohne myelitische Symptome zeigt nur eine geringe Wertigkeit zum Nachweis einer zeitlichen Disseminierung von Läsionen, weshalb die regelmäßige spinale MRT für die MS-Diagnose nur dann empfohlen wird, wenn klinisch die Annahme einer neuerlichen Rückenmarksläsion besteht.

Der zweite wesentliche Aspekt der McDonald-Kriterien ist die zeitliche Disseminierung. Dabei hat sich gezeigt, dass gerade T2-Läsionen (oder Läsionen im FLAIR-gewichteten Bild) für den Nachweis der Disseminierung in der Zeit von besonderer Bedeutung sind. Während in den ursprünglichen McDonald-Kriterien eine Frist von mindestens sechs Monaten gefordert wurde, wird in der revidierten Version vorgeschlagen, dass T2-Läsionen für den früheren Nachweis einer zeitlichen Disseminierung herangezogen werden können. Allerdings gilt dies nicht für T2-Läsionen, die sich in den ersten Wochen nach

Beginn einer ersten klinischen Episode entwickeln und damit nicht als separates, neues Ereignis angesehen werden sollten. Definitionsgemäß müssen klinische Schübe 30 Tage auseinander liegen, um als separate Schübe gewertet werden zu können. Analog dazu sollen für den Nachweis der Dissemination in der Zeit nur solche neue T2-Läsionen in der MRT gewertet werden, die frühestens einen Monat nach dem Auftreten klinischer Beschwerden detektiert werden. Praktisch umgesetzt bedeutet dies, dass jede neue T2-Läsion, die zu irgendeinem beliebigen Zeitpunkt nach einer sog. »Referenzaufnahme«, die mindestens 30 Tage nach Auftreten des initialen klinischen Ereignisses erstellt wurde, für die Erfüllung der MRT-Diagnosekriterien im Sinne einer Disseminierung über die Zeit herangezogen werden kann. Wie bereits oben ausgeführt, ist bei dieser Vereinfachung Vorsicht vor einer vorschnellen Bewertung einer T2-Läsion als tatsächlich neuer Läsion geboten. Es müssen technische Aspekte und andere Faktoren berücksichtigt werden, um eine vorschnelle Klassifikation zu vermeiden (s. auch Sailer et al. 2008).

Wesentlich einfacher in der Beurteilung ist die Bewertung Gadolinium-anreichernder Läsionen. Hier gilt weiterhin, dass in einer zweiten Aufnahme eine neue Läsion, die drei oder mehr Monate nach dem klinischen Ereignis auftritt, ausreicht, um das Kriterium der Disseminierung in der Zeit zu erfüllen.

Zusammenfassung: Die revidierten McDonald-Kriterien tragen zweifelsfrei zur Vereinfachung sowie zur schnelleren Diagnosestellung der RRMS bei, darüber hinaus helfen sie im Wesentlichen beim Ausschluss falsch negativer und falsch positiver Diagnosen. In der täglichen Praxis sind die vorgeschlagenen Zeitvorgaben sicherlich häufig nicht praktikabel. Für die Praxis bedeuten die revidierten McDonald-Kriterien aber auch nicht zwingend, dass nach dem im Rahmen von Initialsymptomen durchgeführten ersten MRT binnen 30 Tagen zur Diagnosestellung ein sog. Referenzscan durchgeführt werden muss. Außer bei Patienten mit schweren Residuen nach dem Erstereignis oder bei sehr hoher Läsionslast ist es durchaus vertretbar, dass ein zweites MRT frühestens nach drei Monaten oder, je nach klinischer Einschätzung, sechs Monaten durchgeführt wird. Therapiestudien bei Patienten mit CIS zeigten, wie hilfreich die McDonald-Kriterien und die frühzeitige Wiederholung der MRT-Untersuchung sein können, um die Konversion in eine MS frühzeitig erfassen zu können (s. auch »Frühtherapie« in Kapitel 5).

Abschließend sei angemerkt, dass durch den zunehmenden Gebrauch der MRT ein Problem häufiger auftritt: Der Verdacht einer MS nur auf Basis der Bildgebung und ohne korrelierendes klinisches Problem oder Symptom (sog. »radiologically isolated syndrome«, RIS). In der Literatur tauchen hierzu erste Untersuchungen auf, die bestätigen dass es sich dabei nicht selten um die (oft zufällige) Identifizierung von MS-Fällen handelt (Siva et al. 2009). Die konkrete klinische Konsequenz ist sicherlich trotzdem sehr individuell und sollte gegebenenfalls eine breitere differentialdiagnostische Abklärung nach sich ziehen.

4.4.2   Diagnose der primär progredienten Multiplen Sklerose

Die Diagnosestellung einer PPMS stellt häufig eine größere diagnostische Herausforderung dar. Im Jahr 2000 wurden erstmalig diagnostische Kriterien für die PPMS vorgestellt (Thompson et al. 2000), die in die ursprünglichen McDonald-Kriterien aufgenommen und auch in die revidierte Fassung von 2005 übernommen wurden. Diese verschiedenen diagnostischen Kriterien für die PPMS wurden unlängst miteinander verglichen (de Seze et al. 2007). Dabei zeigte sich, dass bei einer Kohorte von 261 Patienten 64,4 % die Thompson-Kriterien für eine sichere PPMS erfüllten, entsprechend den ursprünglichen McDonald-Kriterien waren dies 69 % und nach den revidierten McDonald-Kriterien immerhin 47,3 %.

Die »McDonald-Kriterien« der PPMS

Die revidierten McDonald-Kriterien stellen die derzeit sensitivsten Kriterien dar, wenn es um die Diagnosestellung einer sicheren PPMS geht. Diese revidierten Kriterien erfordern:

1. Einen progredienten Krankheitsverlauf (retrospektiv oder prospektiv bestimmt) über mindestens ein Jahr
2. Zusätzlich zwei der folgenden drei Aspekte:
   a) Einen positiven MRT-Befund entsprechend der Barkhof-Kriterien mit neun T2-Läsionen oder vier oder mehr T2-Läsionen plus pathologisches VEP
   b) Einen positiven MRT-Befund des Rückenmarks mit mindestens zwei fokalen T2-Läsionen
   c) Einen positiven Nachweis oligoklonaler Banden und/oder erhöhten IgG-Index im Liquor

---

Die revidierten McDonald-Kriterien vereinfachen die Diagnose einer PPMS insofern, als die Diagnose auch ohne einen positiven Liquorbefund gestellt werden kann. Allerdings erhöht ein positiver Liquorbefund mit Nachweis oligoklonaler Banden in der isoelektrischen Fokussierung bzw. mit Nachweis eines erhöhten IgG-Index die diagnostische Sicherheit bei Patienten mit schleichend progredientem Krankheitsverlauf.

4.5   Differentialdiagnose

Ein wichtiger Aspekt, der häufig übersehen wird, ist, dass gemäß der McDonald-Kriterien für die MS-Diagnose andere differentialdiagnostisch infrage kommende Erkrankungen ausgeschlossen werden müssen. Die Differentialdiagnose der MS ist breit gefächert und umfasst sowohl eine Reihe nicht demyelinisierende Erkrankungen als auch das sich erweiternde Spektrum sog. idiopathischer, entzündlicher, demyelinisierender Erkrankungen (Tab. 4.5). Obwohl

Tab. 4.5 Differentialdiagnose der MS

I	Autoimmun-erkrankungen	Systemischer Lupus erythematodes Sjögren Syndrom M. Behçet Sarkoidose Antiphospholipid-Antikörpersyndrom Chronisch inflammatorisch demyelinisierende Polyradikulopathie mit ZNS-Demyelinisierung
II	Vaskuläre Erkrankungen	Vaskulitiden unterschiedlichen Ursprungs inklusive primäre ZNS-Vaskulitis Spinale durale AV-Fisteln[a] Cavernöse Hämangiome Zerebrale autosomal dominante Arteriopathie mit subkortikalen Infarkten und Leukenzephalopathie (CADASIL)
III	Metabolische Erkrankungen	Vitamin B12-Mangel[a] Leukodystrophien, insbesondere Adrenoleukodystrophie und Adrenomyeloneuropathie
IV	Infektionen	Neuroborreliose HIV-assoziierte Myelopathie[a] HTLV-I-assoziierte Myelopathie/tropische spastische Paraparese (HAM/TSP)[a] Progressive multifokale Leukenzephalopathie (PML) Meningovaskuläre Syphilis Multiple Abszesse (z. B. bei *Toxoplasma gondii*-Infektionen) Zystizerkose Echinokokkose
V	Genetische Syndrome	Hereditäre Ataxien Hereditäre spastische Spinalparesen[a] Lebersche hereditäre Optikusneuropathie (LHON) Mitochondriale Zytopathien
VI	Neoplastische Erkrankungen	Primäre ZNS-Tumoren Rückenmarkstumoren[a] Metastasen ZNS-Lymphome Leukämien Histiozytose Paraneoplastische Erkrankungen
VII	Prozesse der hinteren Schädelgrube und des Rückmarks	Arnold-Chiari-Malformation Nicht hereditäre Ataxien Zervikale Myelopathie[a] und andere Myelopathien[a]: Syringomyelie, Arachnopathien, vaskuläre Myelopathien, Syringomyelien, Skelettdeformitäten, Neoplasmen, Granulome, Angiome

VIII	Chronische Intoxikationen	Brom, Barbiturate, Diphenylhydantoin, Subakute Myelo-Optico-Neuropathie (SMON)
IX	Psychiatrische Erkrankungen	Konversionsreaktionen, Dissimulation
X	Varianten der Multiplen Sklerose[b]	Isolierte Optikusneuritis Transverse Myelitis Neuromyelitis optica (Devic Syndrom) Isoliertes Hirnstammsyndrom Rein spinale Verlaufsform Akute disseminierte Enzephalomyelitis (ADEM) Marburg-Verlaufsform Diffuse Sklerose Schilder (Leukenzephalitis periaxialis diffusa) Konzentrische Sklerose Balo (Leukenzephalitis periaxialis concentrica)
XI	Befunde, die die Diagnose einer MS zweifelhaft erscheinen lassen	Neurologische Befunde: *Persistierende Kopfschmerzen*[c], *Anfälle, Meningismus, Enzephalopathie, Bewegungsstörungen*, periphere Neuropathie, Schlaganfallähnliche Ereignisse, *Fehlen multifokaler Ausfälle, fehlende Augenbeteiligung* Systemische Befunde: *Fieber*/Nachtschweiß, *Gewichtsverlust*, Arthropathie, Hautbeteiligung, Ulzera, trockener Mund und Augen, ophthalmologische Erkrankungen, *positive Familienanamnese* Zusatzuntersuchungen: Erhöhte Blutsenkungsgeschwindigkeit und/oder CRP, serologische Befunde, pathologischer Röntgen-Thorax, *negative oligoklonale Banden, persistierende Liquorpleozytose, Fehlen pathologischer MRT-Befunde, verstärktes meningeales Enhancement im MRT, Fehlen verzögerter evozierter Potentiale*

[a] Diese Erkrankungen/Erkrankungsgruppen sind von besonderer Bedeutung in der Differentialdiagnose einer progressiven Myelopathie und der PPMS

[b] Viele Patienten mit diesen Sonderformen der MS bzw. demyelinisierenden Erkrankungen mit unklarer Assoziation zur MS entwickeln im Verlauf eine klinisch sichere MS bzw. der Verlauf ist von der MS nicht zu unterscheiden (s. auch Kapitel 1: Sonderformen der MS)

[c] Alle schräg geschriebenen Charakteristika können selten auch bei der MS vorkommen

in den meisten Fällen die Diagnose einer MS wenig Schwierigkeiten bereitet, muss vor allem bei atypischer initialer Präsentation eine differentialdiagnostische Abgrenzung gegenüber anderen multifokalen Erkrankungen des ZNS erfolgen. Ebenso sind bei der monofokalen und monosymptomatischen Präsentation kritisch andere Ursachen zu bedenken. Gerade wegen der psychosozialen Bedeutung der Diagnose MS und der damit häufig verbundenen Stigmatisierung kommt im Zuge der frühen Diagnosemöglichkeiten und der Empfehlung der frühen immunmodulatorischen Therapie einer exakten differentialdiagnostischen Abklärung große Bedeutung zu.

Merke: In der klinischen Praxis hat es sich bewährt – zusätzlich zur klinischen, bildgebenden und Liquordiagnostik – zur Einschätzung folgende Labordiagnostik durchführen zu lassen: Blutbild inklusive CRP, BSG, dsAk, ANA, ACE, Vitamin B12, Folsäure, Borrelienserologie. Eine Luesserologie bzw. ein HIV-Test sind bei entsprechender Anamnese möglicherweise zusätzlich einzubeziehen. Ebenso differentialdiagnostisch relevant sind systemische entzündliche Erkrankungen wie der Neuro-SLE, der Neuro-Sjögren, die Neurosarkoidose sowie der Neuro-Behcet.

5 Therapie

5.1 Therapeutische Prinzipien

Die Therapie der Multiplen Sklerose hat sich über die letzten Jahre durch die Einführung verschiedener Immunmodulatoren – Interferon-β (IFN-β) und Glatirameracetat – dramatisch verändert. Die Zulassung des ersten mAk in der MS-Therapie (Natalizumab, Tysabri®) eröffnet eine neue Ära der immunspezifischen Behandlung. Dem behandelnden Arzt stehen im Sinne eines Stufenschemas der verlaufsmodifizierenden MS-Therapie nunmehr Möglichkeiten

- zur Behandlung des akuten Schubes (Cortisonstoßtherapie, Plasmapherese),
- zur Basistherapie (IFN-β, Glatirameracetat, Immunglobuline, Azathioprin, Natalizumab) sowie
- Strategien der Eskalationstherapie (Natalizumab, Mitoxantron, Cyclophosphamid) zur Verfügung.

Basierend auf dem wachsenden immunpathogenetischen Verständnis der Erkrankung entstand mit Hilfe der modernen Biotechnologie ein wachsendes Arsenal potenzieller Therapeutika, die sich im Sinne einer »Spezifitätspyramide« von genereller Immunsuppression bis hin zur spezifischen Blockierung von T-Zell-Rezeptor–Peptid-MHC-Komplexen (major histocompatibility complex) erstrecken. Eine hohe Zahl von Medikamenten bzw. Strategien befindet sich derzeit in klinischen Phase I- bis III-Prüfungen, wobei zum gegenwärtigen Zeitpunkt nicht absehbar ist, welche der Immunspezifika oder unspezifischen therapeutischen Strategien zum Standard in der klinischen Praxis gehören werden (Kleinschnitz et al. 2007).

Obwohl die positive Wirkung zugelassener Agenzien auf die Schubrate und die MR-tomographisch nachweisbare Krankheitsaktivität gut belegt ist, so erscheint ihre Wirksamkeit hinsichtlich Krankheitsprogression und dauerhafter Behinderung allenfalls mäßig (Frohman et al. 2006a). Vor diesem Hintergrund geht die Suche nach alternativen Behandlungsstrategien weiter (Kleinschnitz et al. 2007). Aufgrund des zunehmenden Wissens über die zellulären und molekularen Mechanismen der Immunzellmigration und -aktivierung fanden in jüngster Zeit insbesondere (super)selektive Behandlungsstrategien Beachtung (Hohlfeld und Wekerle 2004). Mehrere Rückschläge der letzten Jahre lehren jedoch, dass Selektivität nicht unbedingt bessere Wirksamkeit bedeutet und mit einem erhöhten Risiko für unerwartete Nebenwirkungen einhergeht (Wiendl und Hohlfeld 2009). Daher sowie aufgrund der immer deutlicher werdenden Krankheitsheterogenität der MS und der Entwicklung nebenwirkungsärmerer, oraler Formulierungen werden neben den eleganten immunselektiven Therapiestrategien auch Ansätze einer generellen Immunsuppression wieder zunehmend attraktiv (Kieseier und Wiendl 2007). Darüber hinaus versuchen aufkommende Behandlungsstrategien die neurodegenerative Komponente der MS (axonaler und neuronaler Schaden) zu verzögern bzw. einen eingetretenen Gewebeschaden rückgängig zu machen (Remyelinisierung).

Alle therapeutischen Entscheidungen werden durch die Tatsache beeinträchtigt, dass es bis heute keine klinisch verwertbaren Risikoprädiktoren für die Entwicklung der Erkrankung oder in der Routine verwendbare Surrogatmarker für klinische Exazerbationen gibt. Jeder therapeutische Eingriff beginnt nach heutigem Verständnis trotz der Empfehlung einer frühen immunmodulatorischen Intervention erst mutmaßlich Jahre nachdem immunpathologische Prozesse eingesetzt haben. Diese Annahme wird insbesondere durch MRT-Daten gestützt, die häufig bei klinisch asymptomatischen oder monosymptomatischen Patienten bereits deutliche entzündliche und degenerative Veränderungen nachweisen. Keine der bislang zugelassenen Therapieformen kommt dem Idealziel nahe, Schübe ganz zu vermeiden bzw. die klinische Progression langfristig anzuhalten und wenig Nebenwirkungen zu haben. Neben Therapierespondern gibt es primäre oder sekundäre Therapieversager, was nicht selten bedeutet, dass individuelle Therapieentscheidungen notwendig werden (z. B. bei Versagen der Initialtherapie, rascher Progredienz oder Auftreten schwerer Schübe). Hier stehen Maßnahmen zur Eskalation der Immuntherapie wie Natalizumab, Mitoxantron bzw. als Alternativmedikation Cyclophosphamid derzeit zur Verfügung.

Die der Erkrankung zugrunde liegenden, überwiegend inflammatorischen Ereignisse können an bestimmten Punkten der hypothetischen pathogenetischen Kaskade modifiziert werden (Abb. 5.1 auf dem farbigen Abbildungsbogen in der Buchmitte). Entscheidende Schritte wie

- das Vorhandensein und die periphere (Re-)Aktivierung ZNS-autoreaktiver T-Zellen,
- die Existenz bzw. Bildung pathogener B-Zellen und Antikörper,
- die Adhäsion und die Penetration von T-Zellen in das ZNS,
- die lokale Aktivierung von Immuneffektoren im ZNS, insbesondere der Makrophagen,
- Mechanismen der De-/Remyelinisierung sowie des neuronalen Untergangs und
- die Apoptose von Immunzellen

können über ihre putativen Mediatoren beeinflusst werden (Abb. 5.1 und Tab. 5.1). Wichtig ist, dass die Bedeutung einzelner Komponenten in den verschiedenen Phasen der Erkrankung offensichtlich unterschiedlich ist (s. o.), demnach auch angewandte Therapieprinzipien eine phasenabhängige differenzielle Effektivität haben. Nach einer Darstellung der gegenwärtig eingesetzten Therapieprinzipien, deren theoretischer Grundlagen sowie der Ergebnisse der wichtigsten kontrollierten Studien wird kurz auf die wichtigsten, in der fortgeschrittenen Entwicklung befindlichen Behandlungen sowie die Perspektiven der MS-Therapie eingegangen.

Tab. 5.1   Therapeutische Strategien bei MS (adaptiert nach Kleinschnitz et al. 2007)

(Vermutete) Zielstruktur	Ausgewählte Substanzen	Rationale
ZNS Antigene	Orales Myelin, MBP8298, löslicher MBP-HLA/D2-Komplex DNA-Plasmide des MBP	Induktion von Immuntoleranz durch »bystander suppression«, T-Zell Anergie
	APLs	S. o.
T-Zellen und TCR	T-Zell-, TCR- und DNA- Vakkzine	Abschwächung autoaggressiver T-Zellen; Stimulation gegen regulatorische Immunmechanismen
	Antikörper gegen T-Zell- Differenzierungsmoleküle: Anti-CD3 (Muromab), anti-CD4 (Priliximab, cM-T412); anti-CD52 (Alemtuzumab: Campath-1H)	T-Zell Suppression/Depletion
	Antikörper/Peptidantagonisten gegen kostimulatorische Moleküle: CTLA4-Ig (Abatacept: BMS188667; RG2077); anti-CD40L (IDC131); anti-IL2 Rezeptor (Daclizumab)	Blockade der T-Zell-Proliferation/ Differenzierung
B-Zellen und Antikörper	Plasmapherese, IVIg, anti-CD20 Antikörper (Rituximab)	Entfernung von Autoantikörpern/ pathogenen humoralen Faktoren
T-Helfersubtyp (Th1/Th2)-Balance	*Antikörper oder Antagonisten gegen proinflammatorische Zytokine* Anti-TNF-α (Infliximab, Etanercept); anti-IL-12 (ABT-874, CNTO-1275); anti-TGF-β	Verschiebung in Richtung T_H2-vermittelter (antientzündlicher) Immunantworten, Blockade der Proliferation/ Aktivierung von Immunzellen
	Applikation/vermehrte Produktion antiinflammatorischer Zytokine IL-10; IL-4; Fumarat (BG12)	S. o.
	Phosphodiesterase Inhibitoren Mesopram, Rolipram, Ibudilast	S. o.
	Thiazolidinedione Pioglitazone, Rosiglitazone	S. o.
Adhäsionsmoleküle	*Antikörper oder Antagonisten gegen Adhäsionsmoleküle auf T-Zellen/Endothelzellen* Anti-$\alpha4\beta1$-integrin (VLA-4) (Natalizumab); orale VLA-4-Antagonisten (SB683699, CDP 323); anti-LFA-1 (CD11a, Hu23F2G, Efalizumab)	Verhinderung der Überwindung der Blut-Hirn-Schranke durch autoaggressive T-Zellen

(Vermutete) Zielstruktur	Ausgewählte Substanzen	Rationale
Chemokine/ Chemokin-Rezeptoren	*Antikörper oder Antagonisten gegen Chemokin-Rezeptoren auf T-Zellen/ Endothelzellen* CCR1-Inhibitor (BX-471: ZK811752); CCR2-Inhibitor; CCR5-Inhibitor	Verhinderung der Überwindung der Blut-Hirn-Schranke durch auto-aggressive T-Zellen
Transmigration durch die Blut-Hirn-Schranke/ Gehirngewebe	*MMP-Inhibitoren* Minozyklin, Alpha-Liponsäure, Omega-3-Fettsäuren	Erhalt der extrazellulären Matrix, Verhinderung der Überwindung der Blut-Hirn-Schranke durch auto-aggressive T-Zellen
Proliferierende Zellen des Immunsystems	*Anthracenedione* Mitoxantron, Pixantron *Alkylantien* Cyclophosphamid, Treosulfan	*Verschiedene Mechanismen* T- und B-Zell-Depletion, Induktion von Apoptose, Inhibition der T- und B-Zell-Aktivierung, Verminderte Antikörperbildung, Zytokin-Shift
	Antimetabolite Azathioprin, Methotrexat, Mycophenolat mofetil, Cladribin, Teriflunomid	S. o.
	Antiproliferativa Sirolimus, Temsirolimus, Laquinimod	S. o.
	Calcineurin Inhibitoren Cyclosporin	S. o.
Zirkulierende Lymphozyten, Lymphozyten-Homing	*Sphingosin 1-Phosphat Rezeptor Agonist:* Linomide (FTY720, Fingolimod)	Vermehrtes Lymphozyten-Homing in sekundär lymphatische Organe und verringertes Auswandern ins ZNS
Unterschiedliche entzündliche/immunologische Kaskaden	*Statine* Simvastatin, Atorvastatin	*Verschiedene Mechanismen* Inhibition der T- und B-Zell-Aktivierung, Herunterregulation von Chemokin-Rezeptoren, Adhäsionsmolekülen und kostimulatorischen Faktoren, Blockade der MHC Klasse II-Expression, Zytokin-Shift
Sexual-hormon-gleichgewicht	Oestriol Testosteron	Verschiebung in Richtung Th2-vermittelter (antientzündlicher) Immunantworten
Freie Radikale	Harnsäurevorläufer	Verminderte Gewebsdestruktion
Ionenkanäle (Na^+, K^+, Ca^{2+})	*Na^+ Kanalblocker* Phenytoin, Flecainid *Ca^{2+} Kanalblocker* Nitrendipin, Bepridil *K^+ Kanalblocker* shk-Dap(22), TRAM-34-α1	Verminderung des axonalen und neuronalen Schadens Verminderte Überladung der Zellen mit Ca^{2+} Inhibierung der Proliferation von Immunzellen. S. o.

(Vermutete) Zielstruktur	Ausgewählte Substanzen	Rationale
Verschiedene neuroprotektive Mechanismen	*Neurotrophe Faktoren* IGF-1, CNTF, LIF, BDNF *Cannabinoide* Delta(9)-THC, Cannabisextrakt	Verschiedene Mechanismen Verbessertes Überleben von Neuronen und Gliazellen, verminderter axonaler Schaden, verminderte Exzitotoxizität
	Wachstumsfaktoren Epo, G-CSF	S. o.
	Glutamattransmission MK-801, NBQX, Riluzole	S. o.
Remyelinisierung/Reparatur	*Stammzellen* Neuronale/oligodendrogliale Vorläuferzellen HSCT	Ersatz von geschädigten Neuronen, Gliazellen und Myelin Immunablation und Rekonstitution des Immunsystems, Heilung Unterstützung endogener Remyelinisierungsmechanismen
	IVIg	

5.1.1 Gegenwärtige Therapiestrategien

5.1.1.1 Glukocorticosteroide

Glukocorticosteroide (GCS) sowie früher das adrenocorticotrope Hormon (ACTH) gehören zu den Grundsteinen der MS-Therapie, insbesondere des akuten MS-Schubes. Aufgrund ihrer vielfältigen Wirkmechanismen werden GCS in pharmakologischen Dosen zur Behandlung von Entzündungsreaktionen breit eingesetzt, was auch die Rationale ihrer Verwendung beim MS-Schub ist. Neben dem antiödematösen Effekt und der Restauration der Blut-Hirn-Schranke steht dabei vor allem die immunsuppressive Wirkung im Vordergrund, die sich auf humorale und zelluläre Immunprozesse erstreckt (Übersicht bei Gold et al. 2001). Bezüglich der molekularen Wirkmechanismen kennt man einerseits spezifische, intrazellulär über den zytosolischen GCS-Rezeptor vermittelte Effekte und andererseits unspezifische Membraneffekte. Erstere wirken über Translokation des GCS-Rezeptorkomplexes in den Zellkern auf nukleäre Transkriptionsvorgänge verschiedener Zytokine und Entzündungsmediatoren (bereits bei Dosen von 1 mg/kg KG/d). Letztere Effekte werden vermutlich über steroidsensitive membranassoziierte Proteine vermittelt, die in niedrigeren Dosierungen membranstabilisierende Wirkung haben, dosisabhängig sich jedoch auch auf die intrazelluläre Kalziumkonzentration und die Reduktion der ATP-Produktion auswirken. Über die hierdurch erfolgende Entkoppelung der Atmungskette wird die Aktivierung von Immunzellen verhindert. Möglicherweise werden auch apoptotische Signale vermittelt. Diese Effekte werden in der Regel erst mit Steroidgaben von über 10 mg/kg KG/d erreicht. Die exogene Zufuhr von GCS führt bereits nach 4–6 Stunden zu einer Reduktion der Lymphozyten und Monozyten im Blut, während die Anzahl der Granulozyten durch Umverteilungsprozesse deutlich steigt (Freisetzung aus dem Knochenmark und von endothelialen Oberflächen). Sowohl im Blut als auch im Liquor reagieren T-Lymphozyten, insbesondere die Population der CD4+-T_H-Zellen, verstärkt auf GCS. Während zytotoxische CD8+-T-Zellen und B-Zellen relativ resistent sind, scheint die Abnahme der CD4+-Zellen insbesondere auf apoptotischem Zelluntergang zu beruhen. Obwohl unter verlängerter GCS-Gabe die Masse des lymphoiden Gewebes abnimmt, bleibt die zelluläre und humorale Immunantwort nahezu intakt. Im Zusammenhang mit der erhöhten Empfindlichkeit von CD4+-T-Zellen auf GCS wurde auch gezeigt, dass die Produktion insbesondere proinflammatorischer Zytokine (sog. T_H1-Zytokine) wie IL-2, IFN-γ und TNF-α deutlich vermindert ist, während die Produktion von T_H2-Zytokinen wie TGF-β weitgehend unbeeinflusst bleibt. Weiterhin umfassen die entzündungshemmenden Effekte die Inhibition von Arachidonsäuremetaboliten wie der Prostaglandine und Leukotriene, die Abnahme der Gefäßdilatation, des Ödems, der Fibrinablagerung und Migration von Entzündungszellen in das Gewebe sowie die Hemmung der Degranulierung lysosomaler Enzyme. In der EAE konnte gezeigt werden, dass hochdosiertes Methylprednisolon durch Apoptoseinduktion die Entzündung *in situ* rascher beendet (Schmidt et al. 2000).

Glukocorticosteroide zur Therapie des akuten Schubes

Die Nutzung von intravenösen GCS zur Behandlung von MS-Schüben hat sich in den letzten beiden Dekaden zunehmend durchgesetzt (Filippini et al. 2000, Miller et al. 2000). Nachdem lange Zeit mittelhohe orale Dosen eingesetzt wurden, wurde der Effekt einer intravenösen Hochdosistherapie (»Pulstherapie« mit 500 mg Methylprednisolon über 5 Tage) erst 1985 berichtet (Barnes et al. 1985) und systematisch erstmals 1987 untersucht (Milligan et al. 1987). In der von Beck et al. publizierten Optikusneuritis-Studie (Beck et al. 1993) wurde mit 1 g i. v. Methylprednisolon über 3 Tage, gefolgt von 1 mg/kg KG p. o. Prednison über 11 Tage oder primär mit 1 mg/kg KG p. o. Prednison über 14 Tage im Vergleich zu einer Placebogruppe behandelt. Die hochdosierte i. v.-Methylprednisolon-Pulstherapie führte zu einer rascheren Erholung der Sehschärfe. Nach Ablauf von sechs Monaten zeigte sich zwischen den drei Therapiegruppen bezüglich der Sehfähigkeit kein signifikanter Unterschied. Dagegen waren das Gesichtsfeld, die Empfindlichkeit für visuelle Kontraste sowie das Farbensehen in der hochdosiert behandelten Patientengruppe noch deutlich besser. Die orale Hochdosistherapie (5 Tage Methylprednisolon 500 mg/Tag) mit anschließendem Ausschleichen über 10 Tage kommt als Alternative zur intravenösen Hochdosistherapie in Betracht. In einer Studie von 1998 zeigte diese Applikationsform im Vergleich zum Placebo einen signifikanten Effekt auf die Rückbildungsgeschwindigkeit von akuten Schubsymptomen

(Sellebjerg et al. 1998). Dies wurde auch für die Optikusneuritis nachgewiesen (Sellebjerg et al. 1999). Die Nebenwirkungen waren denjenigen der i. v.-Therapie vergleichbar. In mehreren offenen Studien konnte nach hochdosierter Steroidgabe mit Hilfe serieller MRT-Untersuchungen eine signifikante Reduktion der Kontrastmittelaufnahme frisch-entzündlicher Herde bei Patienten im akuten Schub demonstriert werden (Übersicht bei Grauer et al. 2001). Innerhalb von Stunden nach Applikation wird die Kontrastmittelaufnahme gestoppt (Miller et al. 1992), was zusammen mit der Blockierung der Zytokinfreisetzung autoreaktiver Zellen möglicherweise die zur Demyelinisierung führende Immunkaskade zu unterbrechen vermag. Die kurzfristige Gabe von i. v.-GCS reduziert den Gewebsschaden und fördert die Läsionsrückbildung bei RRMS-Patienten (Richert et al. 2001). GCS könnten auch die Mechanismen, die zur Läsionsausbildung beitragen, positiv beeinflussen (Zivadinov et al. 2001). Allerdings dauert der Effekt auf die Kontrastmittelaufnahme nach i. v.-Methylprednisolon-Therapie nur für wenige Wochen an, länger andauernde Effekte wurden nach zehntägiger Methylprednisolon-Applikation berichtet. Beim Vergleich von 2 g vs. 500 mg i. v. Methylprednisolon über sieben Tage zeigte sich eine stärkere und länger anhaltende Wirkung hinsichtlich der Aufrechterhaltung der Integrität der Blut-Hirn-Schranke, gemessen im MRT (Oliveri et al. 1998). Jüngste tierexperimentelle Befunde berichten über eine pro-apoptotische Wirkung von GCS auf retinale Ganglienzellen in einem Rattenmodell (Diem et al. 2003). Während die Effekte der GCS auf die Rückbildung der Schübe konsistent belegt sind, gibt es derzeit nicht ausreichend Hinweise dafür, dass die GCS-Pulstherapie eine Langzeitwirkung auf den natürlichen Verlauf der MS hätte. Zwar zeigte die GCS-Pulstherapie in der Sekundäranalyse der Optikusneuritis-Studie initial einen günstigeren Langzeitverlauf (14,7 % der Patienten mit oraler GS-Behandlung, aber nur 7,5 % aus der Hochdosisgruppe erkrankten innerhalb von zwei weiteren Jahren an einer klinisch sicheren MS) (Beck et al. 1993), die beobachteten Unterschiede waren allerdings nach drei und fünf Jahren nicht mehr signifikant (Beck 1995 und 1997). Dies legt die Vermutung nahe, dass hochdosiertes Methylprednisolon bestenfalls die Entwicklung zur MS verzögert, aber nicht aufhalten kann.

Regelmäßige Glukocorticosteroid-Gabe bei chronisch progredientem oder schubförmigem Krankheitsverlauf

Progrediente MS-Verläufe: Erneut in das Zentrum des Interesses gerückt ist der potenzielle Nutzen regelmäßiger Corticosteroid-Pulstherapien nach festgelegtem Schema. Für den Nutzen einer Hochdosis-GCS-Langzeitbehandlung (monatliche oder 2-monatliche Cortisonpulse) *bei chronisch progredienter MS* (PPMS, SPMS) berichtet die Studie von Goodkin et al. eine gewisse Verzögerung der Krankheitsprogression (Goodkin et al. 1998) und insbesondere eine kurzfristige Verbesserung der Symptome von Seiten der Spastik, Kleinhirnfunktion und Sensibilität. Effekte der GCS-Gaben waren nicht länger als drei

Monate anhaltend (Cazzato et al. 1995). Studien der Evidenzklasse I liegen hier nicht vor. Allerdings sind aus unserer Sicht insbesondere bei den eingeschränkten Therapiemöglichkeiten der PPMS sowie bei austherapierten Verläufen bei SPMS probatorische intravenöse Steroidpulstherapien angebracht (↔). Bei positivem Effekt kann eine mehrmalige Wiederholung dieser Maßnahme in 3–6-monatigen Abständen erfolgen (↔).

Schubförmige MS-Verläufe: In einer prospektiven, randomisierten, einfach geblindeten Phase II-Studie zum prophylaktischen Wert regelmäßiger Steroid-Pulstherapien wurde eine geringere Zunahme anhaltend hypointenser T1-Läsionen als Hinweis für strukturelle Schädigungen sowie auch eine signifikante Reduktion der Progressionswahrscheinlichkeit über einen Beobachtungszeitraum von fünf Jahren berichtet (Zivadinov et al. 2001) (↑). Eine signifikante Reduktion der Schubrate oder Differenzen in den T2-Läsionen traten dabei allerdings nicht auf, jedoch eine positive Beeinflussung der Zahl von Patienten, die in eine sekundär progrediente Phase übergingen. Bei einer kleinen offenen Fallserie zeigte die monatliche Gabe von Steroidpulsen eine Reduktion Gd-aufnehmender Läsionen und des T2-Läsionsvolumens (Then Bergh et al. 2006). Die Bedeutung dieser alternativen, prophylaktischen Maßnahme wird insbesondere aufgrund methodischer Limitationen dieser Studien erst im Rahmen einer prospektiven, geblindeten Phase III-Untersuchung festgelegt werden können. Gegenwärtig laufende Untersuchungen zur Kombination von GCS mit Basis-IFN-Therapie werden Aussagen über mögliche additive Effekte zulassen (http://nationalmssociety. org). Für eine prophylaktische Langzeittherapie mit niedrig dosierten oralen Corticosteroiden besteht bei der MS derzeit dagegen keine rationale Basis. Sie sollte wegen der zu erwartenden Nebenwirkungen in jedem Fall vermieden werden.

Intrathekale Gabe von Glukocorticosteroid

Die intrathekale GCS-Administration wurde und wird an verschiedenen MS-Zentren regelmäßig praktiziert. In Einzelfällen (z. B. van Buskirk et al. 1964) bzw. kontrollierten Beobachtungen (Rohrbach et al. 1988) konnte nach der intrathekalen Anwendung mit Depot-Methylprednisolonacetat (DMPA) bzw. Triamcinolonacetonid (TCA) ein über mehrere Wochen anhaltender günstiger Effekt auf die spinale Paraspastik und die Gehfähigkeit beobachtet werden (↔). Unter Verwendung von intrathekalem Volon A® (40–80 mg bei einmaliger Anwendung) sind die potenziell auftretenden Nebenwirkungen wie z. B. eine aseptische Meningitis oder eine adhäsive Arachnoiditis seltener geworden. Wir erwägen diese Anwendungsmöglichkeit bei austherapierten chronisch progredienten Patienten mit dominierender spinaler Symptomatik und spastischer Gehbeeinträchtigung, bei denen weder die orale antispastische Therapie noch intravenöse Cortisonpulse Besserung erbracht haben (↔). Bei positivem Ansprechen können die Injektionen 2-monatlich wiederholt werden (↔). Es handelt sich hierbei jedoch um eine symptomatische Therapie, nicht um eine akute Behandlung eines klinisch fassbaren Schubes.

Zusammenfassend ist die Therapie des akuten MS-Schubes mit Corticosteroiden (Prednisolon oder Methylprednisolon) auf Basis mehrerer, im wesentlichen konsistenter Klasse I- und Klasse II-Studien als etablierter Standard anzusehen ($\uparrow\uparrow$), während der Effekt von GCS auf die Langzeitprognose funktioneller Beeinträchtigungen derzeit nicht sicher belegt ist. Nicht klar definiert sind nach wie vor die effektivste Dosis, die erforderliche Therapiedauer und -häufigkeit. In den publizierten Studien wurden verschiedene Dosierungen und Applikationsarten eingesetzt, wobei sich aufgrund der vorliegenden Ergebnisse die intravenöse GCS-Hochdosisbehandlung als therapeutischer Standard im deutschsprachigen Raum durchgesetzt hat, vorzugsweise mit Methylprednisolon (500–1.000 mg, 3–5 Tage). Als Begründung lassen sich neben dem direkten Vergleich mit der oralen GCS-Applikation in der Optikusneuritisstudie (Beck et al. 1992) Ergebnisse heranziehen, die eine länger anhaltende Suppression der MRT-Aktivität unter der intravenösen Hochdosistherapie gezeigt haben (Oliveri et al. 1998). Für ein orales Ausschleichen der Steroidbehandlung sprechen ebenfalls die Ergebnisse der Optikusneuritis-Studie (Beck et al. 1992). Allerdings ist für andere Schubsymptome ein Vorteil des Ausschleichens nicht belegt. Insbesondere bei starken Nebenwirkungen unter i. v.-Medikation bzw. bei kompletter Remission der Beschwerden innerhalb der ersten fünf Tage nach Beginn der Stoßtherapie muss ein orales Ausschleichen nicht obligat erfolgen. Auf Basis der wenigen hierzu vorliegenden Studien scheint es möglich, dass in regulären zeitlichen Abständen durchgeführte Cortisonpulse bei der Langzeitbehandlung von Patienten mit RRMS bzw. SPMS einen positiven Einfluss haben ($\leftrightarrow$). Die Intrathekale Applikation von GCS kann als symptomatische Therapiemaßnahme zur Besserung spastischer Symptome in Ausnahmefällen erwogen werden ($\leftrightarrow$).

5.1.1.2   Immunmodulatorische Behandlungen

Der Stellenwert immunmodulatorischer Therapiestrategien zur Behandlung der MS hat sich in den letzten zehn Jahren drastisch gewandelt. Zu den in Studien erfolgreichen und inzwischen etablierten immunmodulatorischen Therapieprinzipien bei der MS gehören das Typ I-Interferon (IFN-β), mit seinen Präparationen IFN-β1a (Avonex®, Rebif®) und IFN-β1b (Betaferon®, Extavia®), das Polypeptidgemisch Glatirameracetat (Copaxone®) sowie die intravenösen Immunglobuline (IVIg).

5.1.1.2.1   Interferone

Interferone (IFN) sind natürlich vorkommende Glykoproteine aus der Familie der Zytokine mit antiviralen, antiproliferativen und immunmodulatorischen Eigenschaften. Die beiden Typ I-IFN, IFN-β und IFN-γ, bestehen aus 166 Aminosäuren und werden natürlicherweise von Fibroblasten, epithelialen Zellen, Lymphozyten, Makrophagen und dendritischen Zellen (IFN-β) bzw.

hauptsächlich von Leukozyten gebildet. Das Typ II-IFN (IFN-α) wird von Lymphozyten und natürlichen Killerzellen gebildet und hat viele Verstärkereffekte auf die T-Zell-Antwort gegen Fremd- und Autoantigene. Neben seinen antiviralen Eigenschaften aktiviert es zytotoxische Lymphozyten, stimuliert die Freisetzung anderer Zytokine und steigert die Expression von MHC-Molekülen auf einer Vielzahl von Zellen, unter anderem fakultativ ZNS-APC wie Astro- und Mikroglia oder Endothelzellen. In der pathogenetischen Vorstellung einer vorwiegend T_H1-vermittelten Pathogenese der EAE und der MS spielt dieses proinflammatorische Zytokin zusammen mit TNF-α demnach eine wichtige Rolle.

Als IFN-γ aufgrund seiner antiviralen Wirkung bei der MS eingesetzt wurde, führten vermutlich die zuletzt genannten proinflammatorischen Wirkungen zu einer deutlichen Zunahme der Schübe, so dass die Phase II-Studie nach wenigen Monaten abgebrochen werden musste (Panitch et al. 1987). Auch IFN-α wurde initial aufgrund seiner antiviralen Eigenschaften in verschiedenen Applikationsformen angewendet. Obwohl bereits einige positive Berichte insbesondere zu IFN-α2a (z. B. Durelli et al. 1994) existieren, ist die Entwicklung von IFN-α-Präparaten (z. B. Peg-Intron®) für die MS hinter dem IFN-β zurückgeblieben.

Natürliches IFN-β wurde aufgrund seiner immunmodulatorischen Wirkung bereits in den 70er Jahren zur Behandlung der MS eingesetzt (Jacobs et al. 1987, Jacobs und Johnson 1994). IFN-β hat neben seinen antiviralen Eigenschaften sowohl immunaktivierende als auch immunmodulierende Effekte. Ein wesentlicher Wirkmechanismus liegt in der Antagonisierung der IFN-γ-induzierten proinflammatorischen Effekte. Daneben induziert es immunmodulatorische Zytokine wie IL-10 und TGF-β hemmt die T-Zellproliferation, vermindert die IFN-γ-induzierte Expression von MHC-Klasse-II- und Adhäsionsmolekülen, steigert die T-Suppressoraktivität, blockiert Matrix-Metalloproteinasen und Chemokine und vermindert die Blut-Hirn-Schranken-Permeabilität. Alle genannten Faktoren können an der Induktion einer Autoimmunantwort (s. o.) beteiligt sein und werden durch IFN-β »antagonisiert«. Gerade die IFN-β-Wirkung auf Adhäsionsmoleküle (z. B. sVCAM) sowie die Inhibiton der Matrix-Metalloproteinasen wird in den MR-kontrollierten Studien über die konsistente Abnahme der Blut-Hirn-Schranken-Permeabilität sowie die Reduktion der Kontrastmittel aufnehmden Läsionen dokumentiert (Stone et al. 1995). Zu den immunaktivierenden Effekten gehört die Erhöhung von MHC-Klasse-I-Expression, die Steigerung der IgG-Produktion sowie die Aktivitätszunahme zytotoxischer T-Zellen (Übersicht bei Arnason et al. 1996). Aufgrund der vielfältigen, im Detail unvollständig verstandenen und teilweise paradoxen Wirkmechanismen der IFN resultiert der therapeutische Nutzen aus einem immunologischen Netto-Effekt, der weitgehend aus hypothetischen Aktivierungsschritten abgeleitet wird (Yong 2002). Gegenstand derzeitiger Studien ist eine Charakterisierung individueller Patientenprofile vor und während der IFN-β-Therapie, beispielsweise mit Hilfe der DNA-Mikroarray-Analyse, um hieraus detailliertere Hinweise auf die relevanten Zytokineffekte zu erhalten bzw. eventuell Kriterien zu definieren, wonach eine Einschätzung bezüglich des Therapieansprechens (»Responder« vs. »Non-responder«) möglich sein könnte (Wandinger et al. 2001). Die gentechnische Herstellung der verfügbaren IFN-β-Präparate unterscheidet sich. Rekombinantes IFN-β1b, der Wirkstoff von Betaferon® und Extavia®, wird in E. coli als nicht glykosyliertes Protein exprimiert. Herstellungsbedingt findet sich ein Austausch der Aminosäure Cystein gegen Serin an Position 17 und eine Deletion der Aminosäure Methionin an Position 1. Inferferon-β1a, der Wirkstoff von Avonex® und Rebif®, wird in Säugetierzellen (Ovarzellen des Chinesischen Hamsters, CHO) exprimiert und entspricht hinsichtlich der Struktur, Aminosäuresequenz und Glykosylierung praktisch dem natürlich vorkommenden IFN-β aus Fibroblasten. Bei allen drei Substanzen ist mit grippeähnlichen Nebenwirkungen besonders in der Anfangsphase der Behandlung zu rechnen. Zudem können Veränderungen der Blut- und Leberwerte auftreten (Walther und Hohlfeld 1999). Lokale Reizerscheinungen bis hin zu Nekrosen (1–4 %) können insbesondere bei den subkutan applizierten IFN (Betaferon®, Extavia®, Rebif®) beobachtet werden.

Interferon-β bei schubförmiger Multipler Sklerose

Erst die Möglichkeit der gentechnologischen Herstellung in größerem Umfang und in reiner Form ermöglichte die Durchführung von größeren, placebokontrollierten Studien mit IFN-β in verschiedenen Erkrankungsstadien der MS. Diese stellen die Grundlage für IFN-β als Therapie der Wahl für die Dauerbehandlung der RRMS (The IFNB Multiple Sclerosis Study Group 1993, Jacobs et al. 1996, PRISMS Study Group 1998), der aktiven SPMS (European Study Group 1998, Kappos et al. 2001) sowie der Frühtherapie beim isolierten Schub (Jacobs et al. 2000, Comi et al. 2001b, Kappos et al. 2006b) dar.

Die Wirksamkeit der IFN-β beim schubförmigen Verlauf konnte in vier großen, randomisierten und doppelblind, placebokontrollierten Klasse I-Studien belegt werden (The IFNB Multiple Sclerosis Study Group 1993 und 1995, Jacobs et al. 1996, PRISMS Study Group 1998). Entsprechend den Therapieprotokollen erfolgte die Zulassung für die subkutane Gabe von IFN-β1b (Betaferon®, Extavia®) in einer Dosierung von 8 Millionen Internationalen Einheiten (MIU) jeden 2. Tag (The IFNB Multiple Sclerosis Study Group 1993, European Study Group 1998, Kappos et al. 2001), für die intramuskuläre Gabe von IFN-β1a (Avonex®) in der Dosierung von 6 MIU (30 μg) einmal pro Woche (Jacobs et al. 1996) und für die subkutane Gabe von IFN-β1a (Rebif®) in der Dosierung von 3 x 6 MIU bzw. 12 MIU (22 μg bzw. 44 μg) pro Woche (PRISMS Study Group 1998). Alle Studien zeigten in der entsprechenden Dosierung eine signifikante Reduktion der Schubfrequenz (ca. 30 %) und der MRT-Krankheitsaktivität. Für Avonex® und Rebif® konnte zudem ein signifikanter Einfluss auf die Krankheitsprogression nachgewiesen werden. Mit Betaferon®, Extavia® zeigte sich ein positiver Trend. Die Wirkung der IFN setzte rasch ein, wie die Abnahme der Schübe bereits etwa zwei Monate nach Therapiebeginn zeigt, und hielt über die gesamte Studienzeit an. Die Anzahl der MRT-Läsionen sank unter IFN-Therapie teilweise drastisch (für IFN-β1b 80 % für den Aktivitätsmedian; 83 % für das Auftreten von aktiver, 75 % für die Anzahl neuer Läsionen), während im Placeboarm eine Zunahme der MR-Läsionen sichtbar war (Paty und Li 1993). Dass die Wirkung der IFN in längeren Beobachtungszeiten anhält, zeigte sich unter anderem in der 4-Jahresauswertung der PRISMS-Studie (Rebif®; PRISMS Study Group 2001). Für alle drei Präparate liegen mittlerweile auch Langzeitbeobachtungen von über bis zu 20 Jahre vor. Diese zeigen, dass im Verlauf der Behandlung nicht mit neuen, schwerwiegenden Nebenwirkungen gerechnet werden muss und somit insbesondere die Sicherheit auch bei langjähriger Anwendung bestätigt ist (Rio et al. 2005, Kinkel et al. 2006). Verschiedene Verlaufsbeobachtungen ergaben – wenn auch mit den bekannten Einschränkungen retrospektiver Analysen – Hinweise auf eine anhaltende Wirksamkeit der IFN in der Langzeitanwendung (z. B. Rudick et al. 2005). Nach bisher vorliegenden Erkenntnissen bestehen keine grundsätzlichen qualitativen Unterschiede der immunmodulatorischen Effekte von IFN-β1a und IFN-β1b. Die epidemiologischen Basisdaten der Studien sind vergleichbar, wobei im Mittel gewisse Unterschiede in Bezug auf Erkrankungsdauer, Schubhäufigkeit und Grad der Behinderung bei Einschluss in die Studie vorhanden waren (Ann Marrie und Rudick 2006). Eine Vielzahl von Publikationen befasst sich mit den Effekten der verschiedenen IFN-β auf klinische oder bildgebende Teilaspekte der RRMS. Der Leser sei hier auf Spezialliteratur verwiesen. Eine Zusammenstellung und Wertung von 208 Artikeln zur Behandlung der RRMS mit IFN-β findet sich in der Cochrane-Datenbank (Rice et al. 2001). Eine Bewertung aller immunmodulatorischen Agentien auf evidenzbasierten Kriterien der vorliegenden Studien findet sich bei (Goodin et al. 2002).

Interferon-β bei sekundär progredienter Multipler Sklerose

Sowohl IFN-β1a (Rebif®, Avonex®) als auch IFN-β1b (Betaferon®, Extavia®) wurden auch bei SPMS in Studien getestet. So konnten für IFN-β1b in der europäischen kontrollierten, randomisierten, doppelblinden Phase III-Multicenterstudie signifikante Effekte auf die Krankheitsprogression, Schubzahl und zahlreiche MRT-Parameter festgestellt werden, weshalb für diese Indikation die Zulassung besteht (European Study Group 1998, Kappos et al. 2001). Demgegenüber zeigte sich allerdings weder in der nordamerikanischen Betaseron®-SPMS-Studie (Betaseron® 5 MIU bzw. 8 MIU jeden 2. Tag, Kita et al. 2000) noch in der SPECTRIMS-Studie (Rebif® 3 x 22 bzw. 3 x 44 μg; Li et al. 2001, SPECTRIMS Study Group 2001) ein signifikanter Effekt auf die Verzögerung der Krankheitsprogression. Andere Endpunkte und Studienparameter wie z. B. Effekte auf die MR-Aktivität oder Schubratenreduktion waren unter Verum teilweise signifikant positiv beeinflusst. Ergebnisse einer entsprechenden Studie für IFN-β1a (IMPACT, Avonex® 60 µg i. m.; Cohen et al. 2001) zeigen bezüglich der bestätigten EDSS-Progression ebenfalls keine Wirkung, allerdings bezüglich des hier gewählten primären Endpunktes, der MSFC (Multiple Sclerosis Functional Composite)-Skala innerhalb der zweijährigen Beobachtungszeit einen positiven Effekt (Cohen et al. 2002). Als mögliche Ursachen für die unterschiedlichen Studienergebnisse werden die Zusammensetzung der Studienpopulationen (Verhalten der Placebogruppen) und die möglicherweise unabhängig von Schüben und entzündlicher Krankheitsaktivität in der MRT weiterhin ablaufende Krankheitsprogression diskutiert (Cohen und Antel 2004). Nach Vergleich der Studienergebnisse, der Patientenpopulationen und Subgruppenanalysen wurde beschlossen, dass eine IFN-Behandlung bei Patienten mit vorhandenen Schüben und weniger vorangeschrittenem EDSS, d. h. in früheren Erkrankungsphasen der SPMS, effektiv sei. Dies korreliert mit dem gegenwärtigen Verständnis der Pathophysiologie, nach dem in späteren Erkrankungsphasen die Entzündungskomponente abnimmt, dafür aber degenerative Prozesse mit Oligodendrozytentod oder Gliosebildung vorherrschen.

Interferon-β nach erster, MS-verdächtiger Episode

Zur Frage des frühzeitigen Therapiebeginns, also zum Zeitpunkt einer ersten, MS-verdächtigen Episode, dem sog. klinisch isolierten Syndrom (CIS), mit IFN-β existieren zwischenzeitlich drei Klasse I-Evidenzstudien: CHAMPS (Jacobs et al. 2000), ETOMS (Comi et al. 2001b), BENEFIT (Kappos et al. 2006b). In diesen Studien wurden Patienten bereits nach dem ersten Schub bei Nachweis von disseminierten, MS-typischen Läsionen im kranialen MRT mit IFN-β behandelt (CHAMPS: Avonex® 30 µg i. m 1 x wöchentlich; ETOMS: 22 µg Rebif® s. c. 1 x wöchentlich; BENEFIT: Betaferon® 250 µg s. c. jeden 2. Tag). Übereinstimmend zeigen die Studien, dass die Zeit bis zum Auftreten bzw. das relative Risiko eines zweiten Schubes – d. h. der Beginn einer klinisch sicheren MS nach Poser-Kriterien (CHAMPS, ETOMS, BENEFIT) bzw. nach McDonald-Kriterien (BENEFIT) – durch eine frühe Behandlung mit IFN-β signifikant hinausgezögert werden kann (über neun Monate) (↑↑). Weiterhin zeigte sich eine deutlich geringere Zunahme der im MRT fassbaren subklinischen Krankheitsaktivität innerhalb eines geblindet-kontrollierten Beobachtungszeitraums von bis zu drei Jahren. Der Effekt der frühen IFN-Therapie setzt sich auch über längere Beobachtungszeiten (fünf Jahre) fort (Kinkel et al. 2006). Aus den Subgruppenanalysen der CHAMPS-Studie lassen sich sog.»Hochrisikopatienten« für die rasche Entwicklung eines 2. Schubes ableiten (≥ 9 T2-Läsionen + Gd-/ Kontrastmittelaufnahme; O'Connor 2003). Der Effekt einer frühen IFN-Therapie ist unabhängig vom initialen neurologischen Symptom. In der BENEFIT-Studie zeigte sich keine direkte Abhängigkeit des Ansprechens von der initialen MR-Läsionslast, sowohl monosymptomatische Patienen als auch multifokal symptomatische Patienten profitieren (Kappos et al. 2006b). Insgesamt lässt sich jedoch übereinstimmend sagen, dass in der Frühphase einer klinisch möglichen MS, d. h. bei monosymptomatischer oder auch multifokaler Präsentation, die Injektion eines IFN-β-Präparats das Auftreten eines zweiten Schubes und somit die Konversion in eine sichere MS verzögert (↑↑). Aus den vorliegenden Untersuchungen zur Frühtherapie ergeben sich wertvolle Erkenntnisse über Risikofaktoren, die mit dem frühen Auftreten eines zweiten Schubes assoziiert sind. Zusammen mit den bereits publizierten Ergebnissen zum Risiko der Entwicklung einer klinisch definitiven MS nach initialer Symptomatik (Morrissey et al. 1993, Anonymus 1997, O'Riordan et al. 1998, Sailer et al. 1999, Brex et al. 2002) unter Einbeziehung der neuen Diagnosekriterien nach McDonald setzen sich damit die Empfehlungen zum frühen Einsatz eines IFN-β-Präparates nach dem ersten Schub zunehmend durch. Die Zulassung von Betaferon® und Extavia® (IFN-β1b) erfolgte für die Anwendung bei »Patienten mit erstmaligem demyelinisierendem Ereignis und hohem Risiko für das Auftreten einer klinisch gesicherten MS«. Für Avonex® (IFN-β1a) besteht ebenfalls eine Zulassung für die Frühtherapie mit den gleichen Einschränkungen. Rebif® (IFN-β1a) wurde für die Behandlung einer MS nach den McDonald-Kriterien genehmigt.

Dosis-Wirkungsbeziehung der Interferon-Präparate

Zur dosisabhängigen Wirksamkeit existieren zahlreiche pharmakokinetische und -dynamische Untersuchungen zu den einzelnen Präparaten und Applikationsweisen (Übersicht bei Maurer et al. 2001). Aus den publizierten Dosisvergleichsstudien ergeben sich Hinweise auf eine Dosis-Wirkungsbeziehung von IFN-β (z. B. Paty und Li 1993, OWIMS Study Group 1999, PRISMS Study Group 1998 und 2001). Diese ist aber vermutlich nicht linear, weist einen Plateaueffekt hinsichtlich der maximalen klinischen Wirksamkeit auf und ist möglicherweise abhängig von dem Applikationsweg und der daraus resultierenden Bioverfügbarkeit. Für die subkutan (s. c.) applizierten Präparate Rebif® und Betaferon® zeigte sich in klinischen Studien eine dosisabhängige Wirksamkeit bei mehrmaliger Applikation pro Woche (OWIMS Study Group 1999, Paty und Li 1993, PRISMS Study Group 1998 und 2001). Für Betaferon® konnte in der sog. BEYOND-Studie eine klinisch fassbare Überlegenheit einer höheren Dosis von 500 μg s. c. jeden zweiten Tag nicht gezeigt werden. Eine Dosis-Wirkungsbeziehung konnte beim Vergleich von Avonex® (30 μg vs. 60 μg i. m. einmal pro Woche) bei RRMS ebenfalls nicht nachgewiesen werden (Clanet et al. 2002). Ebenso ergab sich bei der einmal wöchentlichen Anwendung von Rebif® keine Differenz zwischen 22 μg und 44 μg s. c. pro Anwendung (Freedman et al. 2005a).

Von den bisher publizierten direkten Vergleichsstudien der IFN-β-Präparate bei RRMS (Vartanian 2003) erfüllen nur drei Studien die Kriterien einer Klasse I-Evidenz (Goodin et al. 2002). In der sog. EVIDENCE-Studie wurde Rebif® (3 x 44 μg pro Woche s. c.) gegen Avonex® (1 x 30 μg pro Woche i. m.) hinsichtlich eines Wirksamkeitsunterschiedes bezüglich der Schubfreiheit getestet; es zeigten sich signifikant bessere Effekte von Rebif® gegenüber Avonex® hinsichtlich Schubrate, Zeit bis zum nächsten Schub und MR-Aktivität (Panitch et al. 2002), die auch noch nach 16 Monaten nachweisbar waren (Panitch et al. 2005). Die Krankheitsprogression als Ausdruck zunehmender Behinderung (gemessen mittels EDSS) unterschied sich allerdings nicht signifikant zwischen den beiden Behandlungsgruppen. Bei Patienten, die nach Abschluss der Vergleichsstudie auf die Hochdosistherapie mit Rebif® 3 x 44 µg pro Woche wechselten, fand sich im weiteren Verlauf eine signifikant verringerte Schubrate (Schwid et al. 2005). Allerdings ist die Aussagekraft dieser Nachfolgestudie aus einer Reihe methodischer Gründe eingeschränkt, unter anderem weil die Patienten und – nach der Umstellung – auch die beurteilenden Ärzte nicht mehr geblindet waren.

In einer zweiten Studie zum Vergleich von IFN-β-Präparaten, der sog. IN-COMIN-Studie, wurde in einem für Patienten und untersuchende Neurologen offenen Design randomisiert Betaferon® in der üblichen Dosierung von 250 µg s. c. jeden zweiten Tag mit Avonex® 30 µg i. m. einmal pro Woche über einen Zeitraum von zwei Jahren verglichen (Durelli et al. 2002). Die MRT-Auswertung erfolgte zentral und geblindet. Unter Betaferon®-Behandlung war eine höhere Anzahl schubfreier Patienten und eine geringere Zunahme der Läsionslast im kraniellen MRT zu finden als unter Avonex®. Problematisch an dieser Studie bleibt, dass die untersuchenden Neurologen nicht gegenüber der applizierten Medikation geblindet waren und somit ein wichtiger Qualitätsstandard für zulassungsrelevante MS-Studien nicht erfüllt wurde.

In der dritten Studie wurde Betaferon® ebenfalls prospektiv im offenen, randomisierten Design mit Rebif® 22 µg 1 x pro Woche s. c. verglichen (Koch-Henriksen et al. 2006). Hierbei fanden sich für die Schubrate innerhalb von 24 Monaten und die Zeit bis zum Auftreten des ersten Schubs unter der Medikation keine signifikanten Unterschiede zwischen beiden Therapieregimen.

Auf Basis der vorliegenden Studien scheint eine Dosis-Wirkungskurve für IFN-β bei der MS zu bestehen, die allerdings nach experimentellen und klinischen Daten bei Respondern einen Plateaueffekt zeigt. Teile dieser beobachteten Dosis-Wirkungsbeziehungen resultieren vermutlich aus den Unterschieden in der Applikationshäufigkeit der IFN (eher denn in der Dosis). Auf Basis mehrerer Studien ist die Applikationsart (s. c. oder i. m.) der IFN für die klinischen Effekte nicht entscheidend, zumindest im Hinblick auf die derzeitig publizierten Daten zur Effektivität (↑). Das Nebenwirkungsprofil unterscheidet sich allerdings hinsichtlich der Applikationsformen. Aus den derzeitigen Vergleichsstudien der verschiedenen IFN lassen sich momentan keine definitiven Schlussfolgerungen hinsichtlich der differentiell größeren Wirksamkeit einzelner Präparate ableiten, insbesondere unter dem Aspekt der langfristigen Behinderunsbeeinflussung. Die Therapieentscheidung, welche Applikationsform, -dosierung und -frequenz im individuellen Behandlungsfall eingesetzt werden sollte, liegt mangels klarer wissenschaftlicher Belege im Ermessen des behandelnden Arztes und sollte auch die Situation des einzelnen Patienten mit berücksichtigen.

Neutralisierende Antikörper

Die Frage nach der Bedeutung neutralisierender Antikörper (sog. NABs), die sich im Rahmen einer IFN-β-Therapie entwickeln und dadurch die nützliche Wirkung inhibieren können, ist von hohem Interesse (Übersicht bei Hemmer et al. 2005). Die Bewertung der hierzu vorliegenden Ergebnisse ist aus verschiedenen Gründen kontrovers (z. B. fehlende Standardisierung der Assays). Die Häufigkeit von NABs unterscheidet sich zwischen den Präparaten (Avonex® geringer als Rebif® und Betaferon®; Bertolotto 2004, Sorensen et al. 2005a). Insbesondere in den ersten beiden Jahren der Behandlung ist das Risiko der NAB-Bildung besonders hoch (Sorensen et al. 2005b). So konnte in einer unabhängigen Untersuchung an dänischen MS-Patienten gezeigt werden, dass die Frequenz der Schübe bei Patienten mit hochtitrigen NAB wieder erhöht ist (Sorensen et al. 2003). Weitere Auswertungen der großen, zulassungsrelevanten Therapiestudien belegen ebenfalls, dass das Risiko eines Therapieversagens bei anhaltend hohen NAB-Titern statistisch ansteigt (Francis et al. 2005, Polman et al. 2003, Kappos et al. 2005, Giovannoni und Goodman 2005). Die Therapierelevanz der NAB wurde lange Zeit als nicht hoch eingeschätzt. Von daher gab es keine systematischen Untersuchungen über eine mögliche natürliche Toleranzentwicklung gegen IFN-β und zu Therapieverfahren mit dem Ziel einer Reduktion der NABs (Sorensen et al. 2005a). Prinzipiell sind solche Methoden aus anderen Bereichen der Medizin bekannt; zur Zeit laufen erste klinische Studien zur therapeutischen Beeinflussung der NAB-Bildung. Die Bewertung von NABs und damit ihre Einbeziehung in Therapieentscheidungen ist nur unter Anwendung standardisierter und allgemein akzeptierter Testmethoden möglich (Hemmer et al. 2005). Im Rahmen eines EU-Projekts werden derzeit an mehreren europäischen MS-Zentren solche Analyseverfahren verbessert, standardisiert und schließlich an großen Patientengruppen klinisch validiert. Vorliegende Empfehlungen der EFNS zur regelmäßigen Bestimmung von NABs im Verlauf einer Behandlung mit rekombinanten IFN-β lassen sich erst nach Beendigung dieser wichtigen methodischen Arbeiten abschließend bewerten und nachfolgend in größerem Umfang umsetzen. Konsens besteht momentan dahingehend, dass bei Verdacht auf Therapieversagen (klinisch sowie paraklinisch, z. B. klare Zunahme der Läsionslast bzw. Floridität im MRT) das Vorliegen von NABs als zusätzliches Beurteilungskriterium für das Absetzen der IFN-Therapie einbezogen werden sollte. Da die Entscheidung zur Fortführung einer Therapie mit einem entsprechenden IFN-Präparat insgesamt vom klinischen Verlauf und evtl. MRT-Befunden abhängig gemacht wird, muss zudem ein positiver Antikörper-Spiegel drei Monate später bestätigt werden. Nach mindestens zweimaligem Nachweis hochtitriger NABs (entsprechend der Befundmitteilung des ausführenden Labors) sollte bei Verdacht auf ungenügende Therapiewirkung die IFN-β-Therapie beendet und auf ein anderes Behandlungskonzept umgestellt werden. Selbstverständlich muss bei klinisch eindeutigem Therapieversagen die zweite NAB-Bestimmung für die Umstellung der Immuntherapie nicht abgewartet werden.

Zusammenfassend ist auf Basis verschiedener konsistenter Klasse I-Studien für die IFN-β-Präparate eine Reduktion der Schubrate (sowohl klinisch als auch MR-tomographisch) bei Patienten mit MS oder mit CIS belegt (↑↑). IFN-β hat im Hinblick auf MR-Parameter der Krankheitsschwere wie z. B. das T2-Läsionsvolumen positiven Einfluss und verlangsamt wahrscheinlich die Behinderungsprogression (↑). *IFN-β ist indiziert in der Frühtherapie der MS nach erstem demyelinisierenden Ereignis* für Patienten mit hohem Risiko für das Auftreten einer klinisch gesicherten MS und ebenfalls bei denen, die bereits eine RRMS oder SPMS mit Schüben haben (↑↑). Die Langzeitsicherheit der Anwendung ist inzwischen gut belegt (↑↑). Eine längerfristige Wirksamkeit auf die Schubratenreduktion bzw. Verzögerung der Behinderungsprogression wird angenommen, ist jedoch bislang nicht auf Klasse I-Evidenz belegt (↑). Auf Basis von Klasse I- und II-Studien und anteiligen Klasse III-Studien besteht vermutlich eine Dosis-Wirkungskurve für IFN-β bei der MS (↑). Die Applikation (s. c. oder i. m.) der IFN ist klinisch nicht entscheidend, zumindest im Hinblick auf die Daten zur Effektivität (↑). Die Rate der NAB-Bildung unterscheidet sich zwischen den IFN-Präparaten (Avonex® < Rebif® < Betaferon®). Gut belegt ist inzwischen der negative Einfluss hochtitriger NABs bezüglich verschiedener Effektivitätsparameter (↑↑). Effektive Maßnahmen zur Reduktion bzw. Verhinderung der Bildung von NABs sind bisher nicht belegt. Aus den Vergleichsstudien der verschiedenen IFN lassen sich keine definitiven Schlussfolgerungen hinsichtlich der differentiell größeren Wirksamkeit einzelner Präparate ableiten.

5.1.1.2.2 Glatirameracetat

Glatirameracetat (GA) ist eine standardisierte Mischung synthetischer Polypeptide der Aminosäuren L-Alanin, L-Glutaminsäure, L-Lysin und L-Tyrosin, die im Peptidgemisch in identischen molaren Verhältnissen (0,14 : 0,34 : 0,43 : 0,09) wie im MBP vorliegen (Molekulargewicht 4,7–12 kDa), jedoch eine zufällige Aminosäuresequenz bieten. Nachdem sich GA in der EAE als wirksam erwiesen hatte (z. B. Teitelbaum et al. 1972), wurde der Wirkstoff in mehreren klinischen Studien untersucht und ist seit September 2001 auch in Deutschland für die Therapie der RRMS zugelassen (Übersicht bei Ziemssen et al. 2002). Eine Reihe immunologischer Studien in den letzten Jahren konnte verschiedenartige Wirkmechanismen von GA *in vitro* und *in vivo* aufklären (Duda et al. 2000, Gran et al. 2000, Neuhaus et al. 2000, Teitelbaum et al. 1999). Sie trugen damit zum molekularen Verständnis dieses ersten erfolgreichen Paradigmas einer »Antigen-abgeleiteten« und »Antigen-spezifischen« Therapie der MS bei. Die 4 wesentlichen Mechanismen sind:

1. Kompetition mit dem MBP um die Bindung an MHC-Moleküle und damit die Antigen-Präsentation
2. Kompetition von GA/MHC mit MBP/MHC um die Bindung an T-Zell-Rezeptoren

3. Teilweise Aktivierung und Toleranzinduktion von MBP-spezifischen T-Zellen (Wirkweise wie veränderte Peptidliganden)
4. Die Induktion GA-spezifischer, regulatorischer T_H2-Zellen, die T_H1-vermittelte Immunprozesse via »Bystander«-Suppression zu beeinflussen vermögen.

Während 1. und 2. vornehmlich unter Zellkulturbedingungen vorkommen, scheinen 3. und 4. für die klinisch beobachteten Effekte *in vivo* relevant zu sein. Bezüglich des vermuteten Wirkmechanismus von GA mehren sich Hinweise, dass die Induktion neurotropher Faktoren hierbei eine wichtige Rolle spielen könnte (Farina et al. 2005). Trotz interessanter Befunde in experimentellen Modellen der MS und *in vitro* (Aharoni et al. 2005) fanden sich beim Menschen *in vivo* bisher keine überzeugenden Hinweise auf einen neuroprotektiven oder gar neuroregenerativen Effekt von Copaxone® (Khan et al. 2005).

Nach den ersten ermutigenden Ergebnissen im EAE-Modell wurden kleinere Pilotstudien mit GA durchgeführt. Eine anschließend durchgeführte doppelblinde, placebokontrollierte Studie (Phase II) an 50 Patienten zeigte die positiven Effekte von GA auf die Schubrate sowie die EDSS-Progression (Bornstein et al. 1987). In einer Folgestudie bei 106 MS-Patienten mit chronisch progredienter Verlaufsform (PPMS und SPMS; Bornstein et al. 1991) zeigten sich unterschiedliche Ergebnisse zwischen den beiden beteiligten Zentren. Zur Zeit liegen keine überzeugenden Daten über die Wirksamkeit der Substanz bei SPMS vor. GA zeigte ebenfalls keine signifkante Wirksamkeit in einer Studie bei chronisch progredienter MS (»PROMiSe Studie«; primärer Endpunkt: anhaltende Verschlechterung des neurologischen Status; 946 Patienten mit primär progredientem MS-Verlauf; Wolinsky et al. 2003).

Die Wirksamkeit von GA bei Patienten mit RRMS wurde in einer großen klinischen Phase III-Studie (elf US-Zentren) an 251 Patienten über zwei Jahre demonstriert (Johnson et al. 1995), die entweder mit 20 mg/d GA oder Placebo behandelt wurden. Primärer Endpunkt der Studie war die durchschnittliche Schubfrequenz pro Jahr. MRT-Untersuchungen wurden nur in einer kleinen Patientenkohorte durchgeführt (Mancardi et al. 1998). Als Ergebnis zeigte sich eine statistisch signifikante Reduktion der Schubrate um 29 %, wobei Patienten mit niedrigen EDSS-Werten am meisten profitierten (Patienten mit einem EDSS-Wert ≤ 2 hatten 33 % Schubratenreduktion im Vergleich zu Patienten mit einem EDSS-Wert > 2 mit 22 %). Auch während der Folgestudie blieb der signifikante Effekt von GA auf die Schubrate als primäre Zielgröße erhalten (Johnson et al. 1998). Die Erkrankungsprogredienz, ausgedrückt als Zunahme des EDSS-Grades um 1,5 Punkte oder mehr, war in der Kaplan-Meier-Analyse unter GA signifikant geringer (p = 0,001). Während ein Kritikpunkt der Studien von Johnson et al. das Fehlen geeigneter objektiver Wirksamkeitsmarker wie das MRT waren, zeigen inzwischen vorliegende Daten einer europäisch-kanadischen Multicenterstudie (239 Patienten mit RRMS), dass GA die Gesamtzahl der Gadolinium (Gd)/Kontrastmittel anreichernden Läsionen nach etwa sechs Monaten Behandlungszeit reduziert (primärer Endpunkt; Comi et al., 2001a). Die meisten sekundären MRT-Parameter waren ebenfalls signifikant zugunsten von GA verändert. Weniger neue MS-Läsionen (T2 im MRT) veränderten sich zu irreversiblen, als hypointense Signale oder »black holes« im T1-Scan nachweisbaren Läsionen (Filippi et al. 2001), was einen positiven Effekt von GA auf die Gewebezerstörung innerhalb neu aufgetretener MS-Läsionen nahelegt.

Langzeitdaten zum GA in der täglichen subkutanen Anwendung mit über 20 Jahren Verlaufsbeobachtung erbrachten keine unerwarteten neuen Nebenwirkungen (Miller et al. 2008). Bezüglich der Effektivität von Copaxone® im Vergleich zu rekombinanten IFN-β-Präparaten liegen nur offene Langzeitverlaufsuntersuchungen und kleine prospektive Beobachtungsstudien vor, die zum einen die gute Verträglichkeit (Vallittu et al. 2005, Flechter et al. 2002) und zum anderen auch eine vergleichbare Wirksamkeit dieser polymeren Oligopeptide zu den IFN-β beim schubförmigen Verlauf nahelegen (Khan et al. 2001, Haas und Firzlaff 2005) (↑). Auch die Option, von rekombinanten IFN-β-Präparaten bei Unverträglichkeit oder Therapieversagen mit mehrfach hochtitrig gemessenen NABs auf Copaxone® zu wechseln, wurde in einer offenen Beobachtungsstudie positiv bewertet (Vallittu et al. 2005). Die Effektivität einer GA-Therapie scheint unabhängig von einer Vorbehandlung mit einem IFN-β-Präparat zu sein (Zwibel 2006), womit für Patienten, bei denen IFN wirkungslos, kontraindiziert oder von nicht tolerablen Nebenwirkungen begleitet werden, GA in Frage kommt. Die Wirksamkeit von Copaxone® beim CIS konnte in der sog. PreCISe-Studie demonstriert werden (Comi et al. 2009). Das Auftreten eines zweiten Schubereignisses und somit die Diagnose einer klinisch sichereren MS wurde mit GA in ähnlichem Ausmaß wie mit IFN-β beeinflusst. Dies hat entsprechend zur Zulassung von Copaxone® für die Indikation des CIS. Daten zu einer Dosis-Wirkungsbeziehung bei Copaxone® sind kontrovers. So konnte in einer Phase II-Studie gezeigt werden, dass hinsichtlich der primären Endpunkte eine Dosis von 40 mg/d der Standarddosis von 20 mg überlegen war (Fox et al. 2006). Diese Befunde konnten in einer bisher unpublizierten Studie jedoch nicht reproduziert werden. Verlaufsuntersuchungen ergaben, dass GA nach Mitoxantronbehandlung sicher angewendet werden kann und bezüglich der Schubrate remissionserhaltend wirkt (Ramtahal et al. 2006, Vollmer et al. 2008, Arnold et al. 2008). Eine erste klinische Studie zur oralen Anwendung von GA verlief negativ (Filippi et al. 2006a).

Unlängst wurden drei Studien zum direkten Vergleich zwischen verschiedenen IFN-β-Präparaten und GA bei Patienten mit RRMS durchgeführt: die BECOME-Studie verglich IFN-β1b 250μg mit GA über zwei Jahre, primärer Studienendpunkt war die Anzahl kombinierter aktiver Läsionen im MRT (Cadavid et al. 2009); die BEYOND-Studie verglich IFN-β1b 250μg mit IFN-β1b 500μg und GA, primärer Studienendpunkt war das Schubrisiko über zwei Jahre; die REGARD-Studie verglich IFN-β1a 44μg s. c. mit GA, primärer Studienendpunkt war die Zeit bis zum ersten Schub über 96 Wochen (Mikol et al. 2008). In allen drei Studien konnte kein signifikanter Unterschied zwischen den verschiedenen IFN-β-Präparaten und GA für die primären Studienendpunkt demonstriert werden. Auch der in früheren MRT-Studien verzögerte positive Therapieeffekt von GA (Comi et al. 2001a) ließ sich nicht reproduzieren. Die klinische und paraklinische Wirksamkeit von GA verlief parallel zu der der IFN-β-Präparate. Für Patienten mit bereits höheren Behinderungsgraden oder sekundär chronisch progredienten Verläufen gibt es bislang keine überzeugenden Daten zum Wirksamkeitsnachweis, so dass die Hauptbedeutung von GA bei Patienten aus unserer Sicht derzeit in frühen Krankheitsstadien (klinisch bzw. MR-tomographisch) liegt. Aus den Daten zur Kombinationstherapie von GA mit IFN-β (Lublin et al. 2001) lässt sich gegenwärtig keine diesbezügliche Therapieempfehlung ableiten. Antikörper-Bildung gegen GA hat nach gegenwärtiger Einschätzung keine klinische Relevanz.

5.1.1.2.3 Intravenöse Immunglobuline

Aufgrund vielfältiger Wirkmechanismen modulieren humane intravenös applizierte Immunglobuline (IVIg) hauptsächlich die humorale, jedoch auch die zelluläre Immunantwort. Sie werden bei einer Reihe neurologischer Immunerkrankungen eingesetzt (Übersicht bei Gold et al. 2007). Eine grundsätzlich andersartige Wirkung der Immunglobuline ist die postulierte Förderung der Regeneration und Remyelinisierung, die zunächst von Rodriguez et al. am Modell der Theiler-Virus-induzierten Enzephalomyelitis bei der SJL-Maus (Rodriguez und Lennon 1990) beschrieben wurden.

Nach wie vor besteht für keines der am Markt befindlichen IVIg-Präparate eine Zulassung für die Behandlung der MS. Es existieren derzeit fünf größere Studien zu IVIg bei RRMS (Fazekas et al. 1997, Achiron et al. 1998, Sorensen et al. 1998). In der größten bisher publizierten Untersuchung (148 Patienten; Fazekas et al. 1997) konnte gezeigt werden, dass IVIg im Vergleich zu Placebo zu einer leichten klinischen Besserung (EDSS) sowie zu einer Reduktion der Schubfrequenz führten. Die Reduktion der Schubrate konnte in einer weiteren Studie an 40 Patienten bestätigt werden (Achiron et al. 1998). Eine Reduktion von entzündlichen ZNS-Veränderungen durch IVIg, gemessen an der Anzahl Gd-anreichernder Läsionen im MRT, konnte bei Sorensen et al. gezeigt werden (26 Patienten), eine Änderung der T2-gewichteten Läsionen zeigte sich jedoch nicht (Fazekas et al. 1997; Sorensen et al. 1998). Eine weitere kleine, ausschließlich auf die Analyse von MRT-Daten ausgelegte Studie, konnte positive Effekte auf MRT-Veränderungen nachweisen (Teksam et al. 2000). Eine Änderung der T2-gewichteten Läsionen zeigte sich jedoch nicht (Fazekas et al. 1997, Sorensen et al. 1998). Nicht erfolgreich war eine Dosisvergleichsstudie beim schubförmigen Verlauf der MS mit einem neuen, höher konzentrierten IVIg-Präparat (Gamunex®). Sowohl der primäre (Schubrate) als auch sekundäre Endpunkt konnten nicht erreicht werden, wobei der negative Ausgang der Studie wohl auch der nur geringen Krankheitsaktivität in der Placebogruppe zuzurechnen ist (PRIVIG Studie, Fazekas et al. 2008). Eine Meta-Analyse der bisher publizierten Studien zu IVIg bei MS kommt zu der Schlussfolgerung, dass beim schubförmigen Verlauf ein positiver Effekt auf Schubrate und MR-Aktivität nachweisbar ist (Sorensen 2003). Zum Effekt einer Frühtherapie zeigt eine kürzlich publizierte, randomisierte, doppelblinde monozentrische Studie, dass IVIg nach dem ersten Schub bei einjähriger Beobachtung die Zeit bis zum Auftreten einer klinisch definitiven MS und die Zunahme von Läsionen in der MRT signifikant gegenüber Placebo verzögern (Achiron et al. 2004b). In zwei weiteren prospektiven, randomisierten Studien (beim sekundär progredienten Krankheitsverlauf und in der Akutbehandlung des MS-Schubs) konnten der jeweilige primäre Endpunkt und die meisten sekundären Endpunkte der Studie ebenfalls nicht erreicht werden (Hommes et al. 2004, Sorensen et al. 2004). Hinweise für einen aufgrund experimenteller Befunde postulierten remyelinisierenden Effekt von IVIg konnten in den bisher vorliegenden klinischen Studien nicht bestätigt werden (Noseworthy et al. 2000b, Stangel et al. 2000, Noseworthy et al. 2001). Ebenso konnte bei der Akutbehandlung des MS-Schubes kein zusätzlicher Therapieeffekt von IVIg in einem *add on*-Design zur Steroid-Therapie festgestellt werden (Sorensen et al. 2004).

Aufgrund der insgesamt sehr heterogenen, z. T. widersprüchlichen Studiendaten und der nicht geklärten Dosisfrage werden IVIg allenfalls als Reservepräparat in der Basistherapie der RRMS angesehen. Beim sekundär progredienten Verlauf und in der Schubbehandlung sind IVIg aufgrund der negativen Studienlage nicht indiziert (Hommes et al. 2004).

IVIg können in der Schwangerschaft und Stillzeit im Prinzip als bisher einziges Präparat nahezu gefahrlos zur Schubprophylaxe eingesetzt werden. Argumente hierfür liefern einige Beobachtungen (retrospektive Untersuchung und offene prospektive Verlaufsbeobachtungen (Achiron et al. 1996, Orvieto et al. 1999, Achiron et al. 2004a, Haas 2000). Keine dieser Studien wurde placebokontrolliert durchgeführt, weshalb sich aus den vorliegenden Daten derzeit keine generelle Empfehlung zur postpartalen Gabe von IVIg ergibt (individuelle Entscheidung). IVIg sind aufgrund des günstigen Nebenwirkungsprofils bei der kindlichen MS ebenfalls eine Option. Bei Patientinnen mit Kinderwunsch und Bedarf zur Fortführung einer immunmodulatorischen Therapie stellen IVIg eine Alternative dar. Dies gilt auch für die Stillzeit.

5.1.1.3 Immunsuppressive Behandlungen

Nicht-selektive Immunsuppressiva oder Chemotherapeutika mit langjähriger Erfahrung und Verwendung in der MS-Therapie sind Mitoxantron, Azathioprin, Cyclophosphamid und mit Einschränkungen Methotrexat. Immunsuppressive Therapiestrategien wurden aus der Tumortherapie oder der Transplantationsmedizin für den Einsatz bei der MS adaptiert. Dabei wird ein aggressiver Eingriff in die immunologisch und entzündlich vermittelten Vorgänge der Gewebszerstörung angestrebt. Obwohl es aus pharmakologischer Sicht immer schwieriger wird, klassische Immunsuppressiva von spezifischen Immunmodulatoren zu trennen, wurde das therapeutische Konzept der generellen Immunsuppression bei MS in den letzten Jahren aus verschiedenen Gründen neu belebt:

1. Die Erkrankungsmechanismen sind heterogen und sehr komplex
2. Wie bei den meisten Autoimmunerkrankungen gibt es auch bei der MS bisher kein definiertes (Auto-)Antigen
3. Verschiedene (Antigen-)spezifische Immuntherapien scheiterten in letzter Zeit
4. Es sind mittlerweile innovative orale Formulierungen mit gutem Sicherheitsprofi und dem Potenzial zur Langzeitanwendung verfügbar bzw. gegenwärtig in der klinischen Prüfung.

Neue Substanzen sollten auch längerfristig sicher in der Anwendung sein und eine geringe akute, chronische oder kumulative Toxizität aufweisen. Ein Medikament, das all diese Eigenschaften vereint, existiert bisher jedoch nicht.

5.1.1.3.1 Mitoxantron

Mitoxantron (MIX) ist ein Anthracenedion und mit den Anthrazyklinen Doxorubicin und Daunorubicin verwandt. Die Substanz bewirkt über eine Interaktion mit der Topoisomerase-2 und eine Interkalation in die DNS Einzel- und Doppelstrangbrüche und ist als Zytostatikum in der Behandlung neoplastischer Erkrankungen (Mammakarzinom, akute Leukämien im Erwachsenenalter, sowie CLL und NHL) etabliert. Nach Applikation resultieren eine signifikant verminderte Synthese von Nukleinsäuren, in einigen Zelltypen auch Merkmale des apoptotischen Zelltodes. Der immunsuppressive Effekt wurde im Tierexperiment hauptsächlich auf proliferierende Zellen und unter den Immunzellen besonders auf die B-Lymphozyten beobachtet. Die relativ lange biologische Halbwertszeit von sechs Tagen ermöglicht lange Applikationsintervalle. Besondere Nebenwirkungen sind neben sekundärer Amenorrhöe, Übelkeit und Erbrechen eine anhaltende Knochenmarkssuppression oder Alopezie (Gonsette 1996). Obwohl die Toxizität insgesamt geringer als bei CTX ist, zeigt MIX wie andere Antrazykline Kardiotoxizität. Ab einer kumulativen Dosis von 140 mg/ m^2 KOF wurden Verminderung der Ejektionsfraktion und Herzinsuffizienz beobachtet (kumulative Wahrscheinlichkeit 2,6 %). Patienten mit kardialen Vorerkrankungen sind deshalb von der Therapie auszuschließen.

Neben kleineren Beobachtungsstudien vorwiegend bei sekundär progredientem Verlauf (Übersicht bei Cursiefen et al. 1999), liegen bei Patienten mit RRMS und hoher Schubfrequenz inzwischen mehrere Klasse I-Studien vor (Bastianello et al. 1994, Edan et al. 1997, Millefiorini et al. 1997, Hartung et al. 2002). Innerhalb der unterschiedlichen Beobachtungszeiten (sechs Monate bis zwei Jahre) konnte jeweils ein signifikanter Effekt auf die Schubreduktion gezeigt werden. So wurden in der randomisierten, placebokontrollierten europäischen Multicenterstudie (MIMS-Studie) bei insgesamt 194 beteiligten Patienten mit aktiver RRMS sowie progressiver MS (SPMS) zwei Dosierungen

(5 mg/m^2 KOF und 12 mg/m^2 KOF) i.v. alle drei Monate über zwei Jahre appliziert. Es kam zu einem signifikanten, dosisabhängigen Effekt sowohl auf die Schubrate (0,6 vs. 0,21), das Zeitintervall bis zum nächsten Schub (15 Monate vs. > 24 Monate), als auch auf die bleibende EDSS-Progression und einen Ambulations-Index. Eine vorherige Studie hatte ergeben, dass unter der kombinierten Behandlung von monatlich 1 g Methylprednisolon und 20 mg MIX eine signifikante Verzögerung der »bestätigten« Krankheitsverschlechterung sowohl nach drei als auch sechs Monaten festzustellen war (Edan et al. 1997). Ebenso fanden sich in dieser Studie unter der Kombinationstherapie im Vergleich zu Methylprednisolon alleine deutlich weniger Gadolinium-anreichernde MR-Herde. Die Zulassung von MIX erfolgte 2002 aufgrund der positiven Ergebnisse aus der MIMS-Studie mit der Indikation zur Behandlung für »nicht-rollstuhlpflichtige Patienten mit SPMS oder progressiv-schubförmiger MS ... bei Versagen oder Unverträglichkeit einer Vortherapie mit Immunmodulatoren ...« (Hartung et al. 2002, Krapf et al. 2005). Dieser Zulassungstext entspricht einem pragmatischen Kompromiss zwischen den Ergebnissen der Studie und dem Gefahrenpotenzial der Substanz, denn MIX wurde in der MIMS-Studie nicht bei primär mit Immunmodulatoren vorbehandelten Patienten eingesetzt. Inzwischen wurden aus größeren Verlaufsbeobachtungen und Einzelfallberichten vereinzelt schwere Nebenwirkungen wie Kardiomyopathie oder Therapie-assoziierten Leukämien bei MS-Patienten während und nach der Behandlung mit MIX bekannt, so dass eine Reduktion der kumulativen Höchstdosis auf 100 mg/m^2 KOF erfolgte. Mittlerweile liegt nun in Deutschland nach Intervention der DMSG eine neue Fachinformation vor, die eine Fortführung der Behandlung durch einen MS-Spezialisten bis zu einer Gesamtdosis von 140 mg/m^2 KOF unter strenger Nutzen/Risiko-Abwägung und gleichzeitiger Überwachung der Herzfunktion *on-label* ermöglicht. Da in der MIMS-Studie unerwünschte kardiale Nebenwirkungen vor allem unter höheren Gesamtdosen auftraten, wird empfohlen, jenseits einer Kumulativdosis von 100 mg/m^2 KOF vor jeder MIX-Applikation eine echokardiographische Kontrolle zu veranlassen und die Indikation zur Steigerung über 100 mg/m^2 KOF streng zu stellen. MIX ist mit einem Risiko schwerwiegender Nebenwirkungen (Kardiomyopathie und Therapie-assoziierte Leukämie – auch vor Erreichen der kumulativen Grenzdosis; Ghalie et al. 2002a und 2002b) unter oder nach der Therapie von 0,2–0,4 % behaftet (Scott und Figgitt 2004).

MIX ist hinsichtlich der Senkung der Schubrate bei Patienten mit RRMS und aktiver SPMS wirksam (↑↑). Die Indikation besteht in erster Linie bei Patienten mit hochfrequentem schubförmigen Verlauf und schlechter Remissionstendenz bzw. Therapieversagen der Initialbehandlung mit IFN-β oder GA sowie bei sekundär progredientem Verlauf mit rascher Progression (≥ 1 EDSS Punkt pro Jahr). Nach den vorliegenden Studien ist es möglich, dass durch eine MIX-Therapie ein günstiger Effekt auf die Erkrankungsprogression erreicht wird, wobei die Evidenzen für diese Beurteilung derzeit nicht ausreichen (↔). Problematisch ist momentan die unzureichende Datenlage für die weitere immunmodulierende oder immunsuppressive Behandlung nach Erreichen der kumulativen MIX-Grenzdosis (Strategien der Eskalation und Deeskalation; s. pragmatische Behandlung in Kapitel 5.2). Einige Autoren berichten in kleineren Fallserien über eine Induktionstherapie mit MIX gefolgt von einer Immunmodulation mit IFN-β oder GA (Le Page et al. 2008, Ramtahal 2006, Vollmer et al. 2008, Arnold et al. 2008). Bereits bei diesen kleinen Fallzahlen kam es zum Auftreten einer Therapie-assoziierten Leukämie, so dass eine kritische Nutzen-Risiko-Abwägung solchen Therapieentscheidungen vorausgehen muss.

5.1.1.3.2 Azathioprin

Die Wirkung von Azathioprin (AZA), einem Purinananlog, geht auf seinen Metaboliten 6-Mercaptopurin zurück, der mit seinem Analogon, Hypoxanthin, einem zentralen Baustein der Nukleinsäurebiosynthese, kompetitiert und deshalb vielfältige Wirkungen auf die DNA- und RNA-Synthese hat. Es wird angenommen, dass AZA vorwiegend auf unreife Immunozyten wirkt, während wenig oder kein Effekt auf mature Komponenten, z. B. antigene Gedächtniszellen, besteht. Die Substanz zeigt ein ausgeprägtes immunsuppressives Potenzial und findet häufige Anwendung in der Transplantationsmedizin und bei verschiedenen Autoimmunerkrankungen. Die Verträglichkeit ist in der Regel gut, allerdings zeigen 10–20 % der Patienten gastrointestinale Beschwerden nach Einnahme. AZA-Intoleranz wird mit einer Häufigkeit von ca. 1 : 300 beobachtet (bei einem homozygoten Polymorphismus für Thiopurin-Methyltransferase-Defizienz). 89 % der Bevölkerung sind homozygot für das Allel mit der hohen Aktivität. Thiopurin-Methyltransferase-Aktivität kann in roten Blutkörperchen gemessen werden (Thomas et al. 2001).

Nach wie vor wird AZA in der Behandlung der RRMS in einer Reihe europäischer Länder eingesetzt und ist seit dem Frühjahr 2000 offiziell in Deutschland für diese Indikation zugelassen. Die Administration ist oral und wird zu einer Zieldosis von 2,5–3 mg/kg KG/d aufdosiert. Für die effektive Anwendung wird als Zielparameter eine Reduktion der Gesamtlymphozytenzahl im Blut auf 600–800 pro µl oder aber eine Anhebung des MCV um > 7 fl empfohlen, was in den publizierten Studien nicht durchgehend angestrebt bzw. dokumentiert wurde.

AZA wird seit langem bei der MS breit eingesetzt (Kappos 1990). Nach einer Reihe offener und kontrollierter Studien, die einen Trend zur Wirksamkeit bei RRMS zeigten, existiert allerdings bis heute lediglich eine Studie mit Klasse I-Evidenz bei 59 RRMS-Patienten (Goodkin et al. 1991). Die Ergebnisse aller AZA-Studien wurden in einer Metaanalyse evaluiert, die einen Effekt der Substanz bei der RRMS statuiert (Yudkin et al. 1991). Jede der Einzelstudien zeigte hinsichtlich der klinischen Progressionsrate, des Schubrisikos und der Kurtzke-Skala oder des Ambulations-Index einen Trend in Richtung Besserung unter AZA verglichen mit Placebo. Die Trends erreichten jedoch in der

Regel keine statistische Signifikanz. Eine Post-hoc-Untersuchung, die den Anteil schubfreier Patienten in verschiedenen Therapiestudien zur MS verglichen hat, ergab ähnliche Ergebnisse für AZA-behandelte Patienten mit solchen, die IFN-β, IVIg oder GA erhalten hatten (Palace und Rothwell 1997). In einer kleineren prospektiven Untersuchung zum Effekt von AZA in blutbildwirksamer Dosierung auf MRT-Läsionen bei MS konnte im prä/post-Design bei 14 Patienten eine Reduktion der Gadolinium-anreichernden Herde gezeigt werden. Da keine Kontrollgruppe vorhanden war, lässt sich der statistische Effekt einer Regression zum Mittelwert (*regression to the mean*) nicht ausschließen (Massacesi et al. 2005).

AZA wird in einer Dosierung von 2–3 mg/kg KG nach gegenwärtiger Einschätzung als Mittel der zweiten Wahl als Basistherapie bei RRMS gegeben. Patienten, die bereits mit AZA behandelt werden und einen stabilen Krankheitsverlauf zeigen, können aufgrund der neuen Erkenntnisse zur Langzeitsicherheit dieses Präparats (Palace und Rothwell 1997) unter ein- bis zweimonatiger Kontrolle des Blutbildes die Therapie für ca. zehn Jahre fortführen. Auch für Patienten, die eine parenterale Applikation von Medikamenten ablehnen oder bei denen andere Gründe gegen die neuen Substanzen sprechen (Unverträglichkeit oder Kontraindikationen, wie z. B. das Vorliegen anderer Autoimmunerkrankungen), steht AZA zur Verfügung. Mit einem verzögerten Wirkeintritt von mindestens 3–6 Monaten muss gerechnet werden. Dies muss insbesondere bei Patienten beachtet werden, die AZA bei schweren Exazerbationen und häufigen Schüben bekommen.

5.1.1.3.3 Cyclophosphamid

Cyclophosphamid (CTX) interkaliert in die DNA und gehört zur Gruppe der Alkylantien. Es wirkt vorwiegend auf Zellen, die sich rasch teilen, wie z. B. Zellen des lymphoiden, gastrointestinalen, urothelialen Systems, Zellen der Haarfollikel, der Keimgewebe und Tumorzellen. Seine Wirksamkeit bei Autoimmunerkrankungen wie der Lupusnephritis, der Wegener-Granulomatose und verschiedener Vaskulitiden hat 1966 zum ersten Einsatz bei MS geführt. Experimentelle Untersuchungen konnten zeigen, dass es unter der Behandlung mit CTX zu einer Verschiebung der Immunantwort in Richtung eines Th2-Zytokinmusters kommt (Smith et al. 1997), daneben nehmen T-Zellen verschiedener Subklassen, die Anzahl der B-Zellen und die Zytokinsekretion ab. Die EAE kann durch Gabe von CTX blockiert werden.

Zur Therapie der MS mit CTX liegen mehrere Studien bei chronisch progressiver Erkrankung vor (SPMS und PPMS). Mit Ausnahme der Kanadischen Untersuchung (Anonymus 1991) handelt es sich hierbei um Klasse II-Studien. Die Einschätzung der Wirksamkeit sowie des anzuwendenden Regimes ist aufgrund widersprüchlicher Ergebnisse sowie unterschiedlicher Protokolle bis heute kontrovers. Es wird sowohl über eine Stabilisierung des Krankheitsverlaufes als auch über fehlende Wirkung der Behandlung berichtet, wobei zumeist der Effekt einer einmaligen Therapie entweder in fixer Dosierung oder angepasst an den Leukozytennadir in den nachfolgenden 1–3 Jahren untersucht wurde. Das ursprüngliche Protokoll beinhaltete eine intensive Induktionsphase mit 400–500 mg/d CTX bis hin zu 2 Wochen (Weiner et al. 1993a), der eine begleitende Erhaltungstherapie alle zwei Monate folgt (Mackin et al. 1992, Weiner et al. 1993b) Dieses aus der Lupus-Therapie abgeleitete Regime ist durch eine massive Immunsuppression gekennzeichnet. Die Studie von Noseworthy et al. 1991 konnte keinen signifikanten Effekt der Substanz nachweisen (Noseworthy et al. 1991). Eine prospektive, randomisierte, doppelblinde, placebokontrollierte Studie liegt bis heute nicht vor, ebensowenig aussagekräftige MRT-Daten. Eine kleine, offene und unkontrollierte Studie mit dem monatlichen Dosierungsregime zeigte eine deutliche Inhibition der MR-Aktivität (Gobbini et al. 1999). Der überwiegende Teil der behandelten und berichteten Patienten war schwer betroffen mit einer mittleren EDSS um 6,0 (Übersicht bei Pette et al. 1994). In einer kleinen offenen Therapiestudie mit paralleler Gabe von entweder MIX oder CTX zeigten sich bei Patienten mit SPMS beide Medikamente bzgl. klinischer und MRT-Parameter etwa gleich wirksam (Perini et al. 2006). Studien zur Kombination von CTX mit Cortisonpulsen oder Immunmodulatoren (z. B. IFN-β) lassen aufgrund ihres Designs allenfalls Aussagen zur Verträglichkeit zu.

Aus den vorliegenden Studien kann keine eindeutige Überlegenheit eines bestimmten Therapieschemas mit CTX bei MS empfohlen werden. Es gibt zudem keine Klasse I-Evidenz, die die Wirksamkeit von CTX – bei bestimmten Subgruppen oder Verläufen – eindeutig belegen kann. Die signifikanten Nebenwirkungen, Malignome der Blase und des lymphatischen Systems, beschränken CTX auf MS-Patienten mit sehr häufigen und schweren Schüben und rascher Progression, wenn andere Behandlungen ausgeschöpft sind.

5.1.1.3.4 Methotrexat

Methotrexat (MTX) ist ein Immunsuppressivum, das bei einer Reihe onkologischer Erkrankungen (z. B. Leukämien, Lymphomen) oder Autoimmunerkrankungen (z. B. rheumatoide Arthritis, Myasthenia gravis) erfolgreich eingesetzt wird. Das Medikament hemmt u. a. über die Dihydrofolat-Reduktase die Purin- wie Thymidin-Biosynthese und hierdurch die Teilung rasch proliferierender Zellen, wie z. B. Lymphozyten. MTX kann p. o., i.v., i. m oder intrathekal in einer Dosierung von 7,5–20 mg pro Woche gegeben werden. Da es vorwiegend über die Niere ausgeschieden wird, bestehen Kontraindikationen bei signifikanter Einschränkung der Nierenfunktion. Unter der Behandlung sind Kontrollen der Leber- und Nierenfunktionswerte und der Lungenfunktion notwendig. Ähnlich wie andere Zytostatika zeigen sich Nebenwirkungen bei Einsatz von MTX besonders an sich rasch teilenden Zellen des Knochenmarks und des Gastrointestinaltrakts und äußern sich in Mukositis, Myelosuppression und Thrombozytopenie, die ihr Maximum 5–10 Tage nach Gabe erreichen und dann rasch abklingen. Neben kleineren Klasse II-Therapiestudien liegt eine doppelblinde, placebokontrollierte Zwei-Jahresstudie bei insgesamt 60 Patienten mit chronisch progressiver MS (PPMS und SPMS) vor (Goodkin et al. 1995). Hierbei wurde der Therapieeffekt von 7,5 mg p. o. MTX einmal wöchentlich untersucht. Als Endpunkt wurde ein Therapieversagen in einem der folgenden Funktionstests definiert: EDSS Progression, Gehstrecke (»Ambulation Index«) und Steckbrett-Test (»nine-hole-peg test«). In der MTX-Gruppe fanden sich mit 52 % signifikant weniger Therapieversager als in der Placebogruppe (83 %). Die signifikanten Unterschiede zwischen den Gruppen beruhten auf den Funktionstests der oberen Extremitäten und waren besonders in der Patientengruppe mit einem initialen EDSS > 6,0 vorhanden. Darüber hinaus fand man einen positiven Effekt in den neuropsychologischen Testuntersuchungen. In den MRT-Untersuchungen ergab sich kein signifikanter Unterschied zwischen Verum und Placebogruppe (Goodkin et al. 1996). Insgesamt wurde die Therapie bis auf gelegentliche gastrointestinale Nebenwirkungen gut vertragen. Die positiven Resultate für die Funktion der oberen Extremitäten werden dadurch erklärt, dass die Störungen der unteren Extremitäten zu lange vor der Therapie bestanden hätten, um noch über Einflussnahme auf Entzündungszellen beeinflusst werden zu können. Da die Studienlage mit geringer Patientenanzahl bislang zu präliminär ist, lässt sich die Wirksamkeit dieser Substanz derzeit nicht abschließend beurteilen. Es kann zum jetzigen Zeitpunkt keine allgemeine Empfehlung für den Einsatz von MTX bei der MS gegeben werden, insbesondere angesichts der marginalen Therapieeffekte mit Dosierungen wie sie in der Dauertherapie beim Rheuma eingesetzt werden. Im Einzelfall kann jedoch bei Versagen anderer Therapiemaßnahmen ein Behandlungsversuch bei SPMS-Patienten zur Stabilisierung der Koordinationsfunktionen angebracht sein, zumal das Medikament ein sehr günstiges Nebenwirkungsprofil hat und bequem oral applizierbar ist. Mit 7,5 mg pro Woche ist es vermutlich unterdosiert und höhere Dosen, wie beispielsweise bei der aktiven rheumatoiden Arthritis mit z. B. 12 mg pro Woche, sollten auch bei der MS untersucht werden. Die Sicherheit und die potenzielle Wirksamkeit einer Kombinationstherapie von oralem MTX als »add on« zur Therapie mit IFN-β1a wurde im Rahmen einer offenen Studie berichtet (Calabresi et al. 2002).

Zum einen aufgrund zu geringer Patientenzahlen, zum anderen jedoch wegen der überwiegend marginalen Therapieeffekte in den eingesetzten Dosierungen ist diese Substanz für die Praxis von untergeordneter Bedeutung.

5.1.1.3.5 Cyclosporin A

Cyclosporin A (Sandimmun®; CSA) ist eine von Pilzen produziertes, zyklisches Undekapeptid, das als potentes immunregulatorisches Medikament spezifischer als AZA oder CTX in die zelluläre Immunantwort eingreift. Die Substanz hemmt über die intrazellulare Bindung an Cyclophilin Calcineurin A/B und greift auf diesem Wege in die T-Zell-Aktivierung und die Transkription der Zytokine IL-2, IL-3, IL-4, TNF-α und GM-CSF ein. Darüberhinaus werden proinflammatorische Schritte über die CSA-induzierte TGF-β Sekretion antagonisiert. Die meisten der *in-vitro*-Effekte wie die Hemmung der Mitogenantwort, der Antwort auf Alloantigene in der gemischten Lymphozytenkultur, sowie die Blockade von T_H-Zellen lassen sich durch den molekularen Wirkmechanismus des CSA erklären, das darüber hinaus aber auch die Prostaglandinsynthese von Monozyten stimuliert. CSA hat zu drastisch verbesserten Ergebnissen in der Transplantationschirurgie geführt. *In vivo* verbessert CSA das Langzeitüberleben von Transplantaten. In akuten und chronisch relapsierenden EAE-Modellen wurden sowohl die komplette Hemmung der EAE-Induktion als auch die Verbesserung einer schon begonnenen Erkrankung beschrieben, wobei bei Gabe niedriger Dosen von CSA auch ein Wechsel einer akuten EAE-Form in eine chronisch relapsierende beobachtet wurde. CD4+-T-Zellen, die aus CSA-behandelten Tieren isoliert und *in vitro* weiterkultiviert wurden, waren in der Lage den adoptiven Transfer enzephalitogener T-Zellen zu unterdrücken. Es wurde deshalb spekuliert, dass es unter CSA-Gabe in vivo zur Expansion von T-Zellen mit einem Suppressor-Phänotyp kommt.

Mit diesem Medikament wurden zu Beginn der 90er Jahre drei große, multicentrische, kontrollierte Studien bei der MS durchgeführt. In einer deutschen Multicenterstudie (Kappos et al. 1988) wurde CSA (5 mg/kg KG) einer Behandlung mit AZA gegenübergestellt und ein vergleichbarer Effekt festgestellt. Aufgrund der deutlich stärker ausgeprägten Nebenwirkungen wurde CSA jedoch als Monotherapie für nicht geeignet erachtet. In der Studie von Rudge et al. (Rudge et al. 1989) wurde CSA in einer Dosierung von 7 mg/kg KG gegen Placebo in britischen und niederländischen Zentren getestet. Obwohl zwischen den beiden Zentren Unterschiede bestanden, zeigte sich insgesamt eine Tendenz zu weniger Exazerbationen sowie weniger Progression in der CSA-Gruppe. In der dritten, amerikanischen Multicenterstudie (The Multiple Sclerosis Study Group 1990) ergab sich unter 6 mg/kg KG eine verzögerte Progression im EDSS, dies jedoch ebenfalls auf Kosten hoher Nebenwirkungen, so dass darin die deutliche Limitierung dieser Behandlungsform zu sehen ist. In Kombinationsbehandlungen mit AZA wurde CSA nur in kleinen unkontrollierten Studien eingesetzt und konnte ebenfalls keine überzeugenden Effekte zeigen. Als mögliche Nebenwirkungen sind ein Anstieg des Kreatinins auf mehr als 50 % des Ausgangswertes bzw. die Entwicklung einer arteriellen Hypertonie zu nennen, daneben treten unter CSA Hypertrichose und Gingivahyperplasie auf. Wegen des ungünstigen Nebenwirkungsprofils erfordert die Behandlung enge medizinische Überwachung. FK506 und Rapamycin sind Immunsuppressiva mit ähnlichem Wirkmechanismus wie CSA. Obwohl die Toxizität von FK506 bei äquivalenter Dosierung geringer als bei CSA sein soll, existieren momentan keine Berichte über die Wirksamkeit bei MS. Sollte CSA in einer Ausnahmesituation bei der MS benutzt werden, so muss der Plasmaspiegel verfolgt und die glomeruläre Filtrationsrate engmaschig kontrolliert werden.

5.1.1.4   Immunspezifische Behandlungen

5.1.1.4.1   Natalizumab

Die Einwanderung von Leukozyten in das ZNS bei der MS unterliegt der Regulation von Zelladhäsionsmolekülen auf Endothelzellen und Chemokinen, die von den Entzündungsherden freigesetzt werden. Die Entwicklung von mAks zur zielgerichteten Blockade einzelner, pathophysiologisch relevanter Moleküle hat die Behandlungsmöglichkeiten zahlreicher neoplastischer und auch chronisch entzündlicher Erkrankungen deutlich erweitert. Als erstes erfolgreiches Beispiel in der Behandlung der RRMS ist hier Tysabri® zu nennen. Es handelt sich hierbei um einen humanisierten mAk gegen das α4-Integrin, der VLA-4 (Very Late Antigen-4) auf der Oberfläche zahlreicher Immunzellen erkennt. Durch die Bindung von Natalizumab (Tysabri®) an VLA-4 wird dessen Interaktion mit dem Liganden VCAM-1 auf der Oberfläche von Endothelzellen der Blut-Hirn-Schranke blockiert und somit die Auswanderung von Lymphozyten und Monozyten in entzündlich verändertes Gewebe stark vermindert (Simmons 2005, Ropper 2006). Ausgehend von diesem Wirkmechanismus wurde Natalizumab (Tysabri®) nach ersten positiven Ergebnissen in experimentellen Modellen der MS (Yednock 1992, Theien et al. 2001) für die Immuntherapie des Menschen weiterentwickelt. Nach vielversprechenden Ergebnissen einer Phase IIb-Studie mit signifikanter Reduktion aktiver Läsionen im MRT unter monatlichen Natalizumab-Infusionen (Miller et al. 2003) wurden zwei zulassungsrelevante Phase III-Studien mit Natalizumab (Tysabri®) bei RRMS durchgeführt: Natalizumab vs. Placebo (AFFIRM) bzw. Natalizumab plus Avonex® vs. Placebo plus Avonex® (SENTINEL). In beiden Studien konnte bezüglich der primären Endpunkte eine deutlich signifikante Überlegenheit für Natalizumab (300 mg alle 4 Wochen i. v.) sowohl in der Mono- als auch in der Kombinationstherapie gezeigt werden (Rudick et al. 2006b, Polman et al. 2006). Natalizumab (Tysabri®) führte in der AFFIRM Studie zu einer Reduktion des Risikos einer bestätigten Behinderungsprogression von 42 % über zwei Jahre. Während die Wahrscheinlichkeit einer Progression auf Basis einer Kaplan-Meier-Analyse in der Placebogruppe bei 29 % lag, war sie unter Natalizumab-Therapie auf 17 % reduziert. Die Schubrate pro Jahr wurde um 68 % reduziert, die Akkumulation neuer oder sich vergrößernder hypointenser T2-Läsionen in der MRT wurde um 83 % innerhalb der zwei Jahre Beobachtung reduziert (durchschnittliche Anzahl der Läsionen: 1,9 mit Natalizumab vs. 11 mit Placebo). Die Anzahl Gadolinium-Kontrastmittel aufnehmender Läsionen wurde um 92 % reduziert. Die Therapie wurde insgesamt gut vertragen: Nebenwirkungen, die in der Natalizumab-Gruppe signifikant häufiger als in der Placebogruppe auftraten, waren Fatigue, allergische Reaktionen (9 vs. 4 %) und Hypersensitivitätsreaktionen (aufgetreten bei 25 der 637 Natalizumab-erhaltenden Patienten). Während der zweijährigen Studienphase unter Behandlung mit Natalizumab (Tysabri®) fand sich eine doppelt so hohe Anzahl von Patienten ohne Krankheitsaktivität (keine Schübe, keine EDSS-Progression, keine neue MRT-Aktivität gemessen an T2- und T1-Läsionen) (Havrdova et al. 2009). Die Wirksamkeit von Tysabri® im Vergleich zu den bisher verfügbaren Therapiemöglichkeiten erscheint eindrucksvoll. Dabei ist anzumerken, dass parallel laufende Studien auch bei Morbus Crohn weniger signifikante Effekte des Antikörpers zeigen (Sandborn et al. 2005), was wiederum für die Schlüsselrolle der VLA-4-VCAM-1-Interaktion an der Blut-Hirn-Schranke im Besonderen zu liegen scheint. Inhärent mit dem besonderen Wirkmechanismus verknüpft sind natürlich Erwägungen zu den potenziellen Risiken einer solchen Therapie (Nutzen-Risiko-Verhältnis), besonders im Hinblick auf eine Langzeittherapie mit dem mAk.

Die überzeugenden Ergebnisse für die Schubratenreduktion nach einem Jahr in der AFFIRM-Studie führten bereits Ende 2004 zur beschleunigten Zulassung der Substanz in den USA. Nur drei Monate später wurde der Vertrieb des Präparats aber gestoppt, da bei zwei Patienten aus der SENTINEL-Studie und bei einem Patienten mit M. Crohn, der Natalizumab (Tysabri®) im Rahmen einer anderen Studie erhalten hatte, eine Progressive Multifokale Leukenzephalopathie (PML) diagnostiziert worden war. Zwei Patienten verstarben an der Erkrankung, der dritte überlebte die Infektion mit schwerem Defektzustand. Umfangreiche Untersuchungen zur Klärung eines Zusammenhangs zwischen der Behandlung mit Natalizumab (Tysabri®) und dem Auftreten dieser opportunistischen Infektion haben bisher keine schlüssige Erklärung liefern können (Yousry et al. 2006, Ransohoff 2005, Koralnik 2006). Eine detaillierte Nachuntersuchung (inklusive kraniellem MRT) der in Studien mit Natalizumab (Tysabri®) behandelten Patienten (MS, M. Crohn und rheumatoide Arthritis; 3.000 Patienten; mittlere Behandlungszeit 17,9 Monate) fand keine weiteren Verdachtsfälle. Das Risiko, an einer PML zu erkranken, wird demnach derzeit mit ca. 1 : 1.000 nach einer mittleren Behandlungszeit von knapp 18 Monaten angegeben. Mittels PCR konnte kein JC-Virusgenom (Erreger der PML) im Liquor von MS-Patienten gefunden werden, die nicht mit Natalizumab (Tysabri®) behandelt wurden. Es besteht durch die MS per se also kein erhöhtes Risiko einer JC-Virus-Replikation und Ausbreitung im ZNS (Khalili und White 2006).

Die Zulassung von Natalizumab (Tysabri®) zur Behandlung der RRMS durch die EMEA erfolgte 2006 unter Auflagen (www.emea.eu.int/humandocs/Humans/EPAR/tysabri/tysabri.htm). Seit Juli 2006 steht das Präparat in der EU zur Verfügung. Gemäß der aktuellen Fachinformation besteht eine Indikation für Tysabri® zur »krankheitsmodifizierenden Monotherapie von hochaktiver schubförmiger MS« bei folgenden Patientengruppen:

- Patienten mit hoher Krankheitsaktivität trotz Behandlung mit einem IFN-β-Präparat oder
- Unbehandelte Patienten mit rasch fortschreitender RRMS (mindestens zwei schwere Schübe pro Jahr).

Die Zulassungsindikation stellt einen Kompromiss zwischen dem zu erwartenden Nutzen und dem möglichen Risiko dieser Therapie unter Beachtung einer größtmöglichen Sicherheit für die Patienten dar, wobei der Zulassungstext in wesentlichen Teilen nicht die Einschlusskriterien der beiden Phase III-Studien (AFFIRM und SENTINEL) widerspiegelt. Zwei Jahre nach breiterer Anwendung von Natalizumab als Monotherapie in den o. g.Indikationen traten zeitgleich in Deutschland und Schweden die ersten zwei Fälle mit PML bei MS-Patienten auf. Bei zunehmender Zahl an behandelten Patienten steigt auch die absolute Zahl bestätiger PML-Fälle, wobei das relative Risiko, an einer PML unter Natalizumab zu erkranken, derzeit noch immer dem zum Zeitpunkt der Zulassung errechneten Risiko entspricht. Es ist aber damit zu rechnen, dass sich die Zulassungsbehörden in Wichtung des Nutzen/Risiko-Profiles bei zunehmender Zahl bestätiger PML-Fälle einschalten und die Indikation für Natalizumab neuerlich bewerten werden.

Tysabri® kommt als Präparat der Eskalationstherapie bei schubförmig verlaufender MS ohne Zeichen der sekundären Progression, aber nicht ausreichendem Effekt einer Basistherapie mit IFN-β oder GA zum Einsatz. Bei nicht vorbehandelten und hochaktiven Patienten – besondere Schwere der Schübe (≥ 2) sowie hohe Läsionslast in der MRT– kann Tysabri® als Primärtherapie erwogen werden. Nach der aktuellen Datenlage stellt daher Tysabri® als Monotherapie eine Alternative in der Eskalationstherapie der RRMS dar.

5.1.2 Experimentelle Behandlungen

5.1.2.1 Plasmapherese und Immunadsorption

Während diese Therapie beim Guillain-Barré-Syndrom und der Myasthenia gravis gut etabliert ist, fehlt der überzeugende Effektivitätsnachweis bei der MS. Nach ersten günstigen Erfahrungen mit dem Einsatz von Plasmapherese in Kombination mit CTX Mitte der 80er Jahre (Khatri et al. 1985) und einer Folgestudie (Weiner et al. 1989) konnten die Hoffnungen zum Einsatz der kontinuierlichen Plasmapherese durch die kanadische Multicenterstudie (Anonymus 1991) nicht bestätigt werden. Bezüglich der Plasmapherese als Behandlungsoption bei schweren, GCS-resistenten Schüben existiert eine randomisierte Studie von Weinshenker et al. (Weinshenker et al. 1999) zusammen mit einer retrospektiven Erhebung (59 Patienten; Keegan et al. 2002). Die Plasmapherese-Therapie zur Schubbehandlung, mit Ersatz durch Albumin-Elektrolytlösungen, wurde sowohl bei schwerer RRMS als auch bei schwerer, therapierefraktärer Optikus (Retrobulbär)-Neuritis in offenen Studien eingesetzt, und therapeutische Effekte wurden beschrieben (Ruprecht et al. 2004, Schilling et al. 2006). Das Ansprechen auf die Plasmapherese könnte mit dem histopathologischen Subtyp II der MS korrelieren (Keegan et al. 2005). Die Evidenz ist aber noch begrenzt, weshalb diese Maßnahme trotz positiver Erfahrungen und theoretischer Überlegungen weiterhin als individueller Heilversuch anzusehen ist (Lehmann et al. 2006).

Nach gegenwärtiger Einschätzung ergibt sich die Indikation zur Plasmapherese bei Patienten mit akuten, schweren Schüben mit beträchtlichen neurologischen Defiziten (z. B. Hemiparese, Paraparese, Tetraparese, starker Visusverlust mit drohende Erblindung), die auf Corticosteroide nicht angesprochen haben (s. auch Eskalationstherapie des Schubes bei pragmatischer Behandlung, Kapitel 5.2) (↔). Die Plasmapherese hat nach gegenwärtiger Datenlage wenig oder keine Wirkung bei der Dauerbehandlung einer progressiven MS.

5.1.2.2 Autologe und allogene Knochenmark- bzw. Stammzelltransplantation

Da das ultimative Ziel der MS-Behandlung die Heilung der Erkrankung sein sollte, ist die Überlegung, das fehlgeleitete Immunsystem durch eine autologe hämatopoietische Stammzelltransplantation (HSCT) komplett neu zu programmieren, konzeptionell sehr interessant. Allerdings wird dieser Ansatz für die MS bis heute sehr kontrovers diskutiert. Bei der autologen HSCT werden die Immunzellen des Patienten durch eine stark wirksame Chemotherapie zerstört (»Ablation«) und daraufhin durch autologe hämatopoietische Stammzellen ersetzt. Diese werden vor der Immunablation aus dem Knochemark oder Blut des Patienten isoliert. Man erhofft sich, mit dieser Methode dauerhaft autoimmune Effektorzellen beseitigen zu können. Da sich das Immunsystem durch die Rückführung »gesunder« Stammzellen prinzipiell wieder erholt, birgt dies die theoretische Chance einer vollständigen Heilung. Hämatopoietische Stammzellen können entweder durch autologe (vom Patienten selbst), allogene (von einem genetisch passenden Spender) oder syngene (von einem Zwilling) Transplantation verabreicht werden.

Bisher hat man bei ungefähr 250 MS-Patienten HSCT durchgeführt, mit z. T. sehr unterschiedlichen Ergebnissen (Blanco et al. 2005). Momentan laufen mehrere kontrollierte Studien zur HSCT bei MS, u. a. die ASTIMS-Studie, eine multicentrische, prospektive, randomisierte, einfachblinde Phase III-Studie zum Vergleich der Wirksamkeit einer hochdosierten Immunablation mit anschließender autologer HSCT im Vergleich zu MIX bei rasch-progressiver MS (EDSS zwischen 3,5 und 6,5).

Generell ist bei der HSCT zu beachten, dass die theoretischen Vorteile und beobachteten positiven klinischen Erfahrungen dieser Methode mit einer Reihe offener Fragen und ungelöster Probleme einhergehen. Am wichtigsten ist dabei sicherlich das nicht unerhebliche Risiko einer behandlungsbezogenen Mortalität, welches sich zwischen 1 % und 8 % bewegt und in diesem Ausmaß bei einer primär nicht-tödlich verlaufenden Krankheit wie der MS schwer zu rechtfertigen ist. Als Konsequenz daraus wurde versucht, standardisierte Richtlinien und Auswahlkriterien zur autologen HSCT bei MS aufzustellen (Blanco et al. 2005). Außer diversen technischen Vorgehensweisen empfehlen diese Richtlinien, die Behandlung nur in ausgewiesenen Transplantationszentren durchzuführen. Außerdem sollten die Patienten nicht über 50 Jahre alt sein und eine höchst aktive RRMS haben (mit EDSS-Werten zwischen 3,5 und 6,5), die mit den zugelassenen immunmodulatorischen oder immunsuppressiven Therapien nicht kontrollierbar ist (↔).

5.1.2.3 Anti-CD20 (Rituximab, Ofatumumab)

Rituximab (MabThera®) ist ein gentechnisch hergestellter chimärer (Maus/Mensch) mAk gegen CD20 – ein Differenzierungsantigen, das man auf gesunden und maligne entarteten prä-B- und reifen B-Lymphozyten findet. Auf hämatopoietischen Stammzellen, aktivierten B-Zellen (Plasmazellen) und in anderen Geweben kommt es nicht vor. CD20 steuert den Zell-Zyklus und die Zell–Differenzierung. Rituximab ist bereits für die Behandlung von B-Zell-Tumoren zugelassen und wird im Allgemeinen gut vertragen. An Nebenwirkungen sind akute Transfusionsreaktionen mit Fieber, Hypotonie und Dyspnoe bekannt. In einer offenen Pilotstudie an NMO-Patienten führte die Verabreichung von Rituximab zu einer beeindruckenden Reduktion der Schubhäufigkeit (Cree et al. 2005). Inzwischen gibt es eine Reihe von Fallserien oder Fallberichten, die den Gebrauch von Rituximab bei der »klassischen« MS beschreiben (Stüve et al. 2005a, Monson et al. 2005, Leussink et al. 2008, Stüve et al. 2009). Bei RRMS zeigten sich in einer Phase II-Studie hochsignifikante Effekte von Rituximab auf die Reduktion entzündlicher MS-Läsionen im MRT sowie auch auf die Schubrate (Hauser et al. 2008). Eine Studie zur Wirksamkeit von Rituximab bei Patienten mit PPMS (OLYMPUS) konnte keine Wirksamkeit des mAk demonstrieren (Menge et al. 2008).

Inzwischen wurde mit Ofatumumab ein vollhumanisierter Antikörper gegen CD20 entwickelt, der gegenüber dem chimären Antikörper Rituximab aufgrund geringerer Immunogenität deutlich verträglicher ist (Castillo et al. 2009). Die klinische Wirksamkeit von Ofatumumab zur Therapie der MS muss in klinischen Studien noch gezeigt werden, sollte sich aber aufgrund des identischen Wirkmechanismus nicht von der Wirksamkeit von Rituximab unterscheiden.

5.1.2.4 Anti-IL-2R (anti-CD25, Daclizumab)

Die Interaktion von IL-2 mit seinem Rezeptor CD25 ist ein Schlüsselsignal der T-Zell-Aktivierung. Die Behandlung mit anti-CD25-mAk zielt letztlich darauf ab, die klonale Vermehrung autoaggressiver T-Zellen einzudämmen. Der IL-2-Rezeptor(R)-Antagonist Daclizumab ist ein humanisierter mAk, der gegen dessen Alphakette gerichtet ist. Der Antikörper wurde bereits erfolgreich zur Verhinderung von Transplantat-Abstoßungsreaktionen eingesetzt und wird für diese Indikation weiter untersucht (Vincenti et al. 1998). In zwei offenen Phase II-Studien bei MS konnte man zeigen, dass Daclizumab gut verträglich ist, zu einer deutlichen Reduktion der MRT-Aktivität führt und diverse klinische Parameter verbessert (Bielekova et al. 2004, Rose et al. 2004). Auf den ersten

Blick erscheinen diese Ergebnisse überraschend wenn nicht sogar paradox, da CD25 nicht nur auf aktivierten (pathogenen) T-Zellen exprimiert wird, sondern auch auf potenziell schützenden T-Suppressorzellen (Sakaguchi 2005). Durch die Blockade von CD25 könnte daher zumindest theoretisch das T-Helferzellsystem, welches bei der MS ohnehin fehl reguliert zu sein scheint, weiter beeinträchtigt werden (Baecher-Allan und Hafler 2004). Das Netzwerk möglicher regulatorischer Zellen ist jedoch vermutlich sehr komplex und umfasst weitere Subtypen. Kürzlich gelang es Bielekova und Mitarbeitern nachzuweisen, dass die Behandlung mit anti-CD25 zu einer Proliferation immunregulatorischer CD56[+] natürlicher Killer(NK-)zellen führt. Dieser Mechanismus könnte u. U. die unter Daclizumab beobachteten positiven klinischen Effekte erklären (Bielekova et al. 2006). Momentan werden MS-Patienten in placebokontrollierten, doppelblinden Studien zur Untersuchung der Sicherheit und Wirksamkeit von Daclizumab rekrutiert. Darunter sind Monocenterstudien am American National Institute of Health (NIH) sowie Multicenterstudien bei RRMS und SPMS. Diese gehen auch der Frage nach, ob die Substanz als Zusatztherapie bei Patienten geeignet ist, die nicht ausreichend auf IFN ansprechen (Rose et al. 2007).

5.1.2.5 Mycophenolatmofetil

Im Rahmen kleinerer Beobachtungsstudien wurde bei verschiedenen neuroimmunologischen Erkrankungen in der letzten Zeit häufiger Mycophenolatmofetil (Cell Cept®) eingesetzt (Schneider-Gold et al. 2006). Für die MS liegen aber bisher keine ausreichenden Daten vor, um den Einsatz außerhalb Protokoll-geführter, individueller therapeutischer Heilversuche zu rechtfertigen (↔). Bislang sind lediglich unkontrollierte Fallserien publiziert (Ahrens et al. 2001, Frohman et al. 2004). Kontrollierte Studien mit Mycophenolatmofetil als Mono- oder Kombinations-Therapie mit rekombinantem IFN-β wären wünschenswert. Beim Einsatz von Mycophenolatmofetil sollten frühe Zeichen opportunistischer Infektionen unbedingt beachtet werden, die zuletzt vermehrt berichtet wurden (Rowin et al. 2006).

5.1.2.6 Treosulfan

Das Zytostatikum Treosulfan (Dihydroxybusulfan) gehört zur Gruppe der Alkylanzien und ist für die Behandlung des fortgeschrittenen Ovar-Karzinoms zugelassen. Bei guter Verträglichkeit ist seine akute und langfristige Toxizität im Vergleich zu CTX gering, es besitzt keine kumulative Kardiotoxizität wie MIX. Seine immunsuppressiven und myeloablativen Eigenschaften scheinen dabei sogar besser zu sein als diejenigen von CTX und Busulfan. Treosulfan wurde bereits erfolgreich im Tiermodell der MOG-induzierten EAE eingesetzt (Weissert et al. 2003) und konnte in *in vitro*-Untersuchungen zeigen, dass es die Migration immunkompetenter Zellen inhibiert (Kopadze et al. 2007). Eine kleine Phase I-Pilotstudie bei Patienten mit aktiver SPMS über ein Jahr zeigte gute Verträglichkeit und klinische Stabilisierung oder Verbesserung im EDSS und MSFC, die MR-Tomographie zeigt weniger Gd-Kontrastmittelaufnahme (Wiendl et al. 2006b).

5.1.2.7 Kombinationstherapien

Aufgrund der partiellen Wirksamkeit aller angewandten Agentien stellt sich die Frage nach dem synergistischen Potenzial bestimmter Kombinationstherapien etablierter Agentien (Gold 2008). Untersuchungen zu Kombinationstherapien von IFN-β oder GA mit immunsuppressiven Medikamenten, wie z. B. AZA (Markovic-Plese et al. 2003, Pulicken et al. 2005) oder Methotrexat (Calabresi et al. 2002), wurden vorwiegend nur mit dem Zielparameter »Verträglichkeit« durchgeführt. In einer drei-armigen placebokontrollierten Studie wurde die klinische Wirksamkeit von IFN-β1a i. m. verglichen mit der Kombination aus IFN-β1a i. m. plus AZA 50mg/d und der Kombination aus IFN-β1a i. m. plus Aza 50 mg/d plus Prednison 10 mg/d p.o. (Havrdova et al. 2009b). Ein Vorteil einer der genannten Kombinationen konnte in dieser Studie mit sicherlich sehr niedrig dosiertem AZA nicht gezeigt werden. Eindeutige klinische Wirksamkeitsdaten für eine Kombinationstherapie mit CTX (Smith et al. 2005) oder MIX liegen nicht vor.

Eine analoge Argumentation gilt für den Einsatz von Statinen als »add on« zur verlaufsmodifizierenden Therapie. Hier darf nicht vorschnell der Transferschluss aus den tierexperimentellen Untersuchungen gezogen werden, die z. T. mit humanpharmakologisch irrelevant hohen Dosen durchgeführt wurden. Die bisher publizierte Verlaufsuntersuchung zur MRT-Aktivität bei MS-Patienten unter der Therapie mit Simvastatin liefert keine ausreichende Begründung zum Einsatz von Statinen bei der MS (Vollmer et al. 2004). Darüber hinaus gibt es kontroverse Untersuchungen, dass Statine als Kombinationspräparat möglicherweise die Wirksamkeit von IFN-β hemmen können (Birnbaum et al. 2008). Diese Befunde konnten aber von anderen Gruppen bislang nicht bestätigt werden (Rudick et al. 2009). Ergebnisse weiterer, derzeit laufender Studien müssen vor einer evidenzbasierten Bewertung abgewartet werden.

5.1.3 Perspektiven der Multiple Sklerose-Therapie

Die letzten Jahre waren von einem deutlichen Fortschritt hinsichtlich der Therapiemöglichkeiten der MS geprägt. Die klinische Realität zwingt allerdings häufig zur Modifikation der etablierten und zugelassenen Therapeutika bzw. des Standardvorgehens im Sinne von Immuneskalations- oder Alternativstrategien. Aufgrund der begrenzten Evidenzen für die Wirksamkeit in der MS bzw. der gegenwärtigen Zulassungssituation sind diese therapeutischen Maßnahmen als individuelle Heilversuche bzw. experimentelle Behandlungen einzuschätzen.

Das immunpathogenetische Verständnis der MS hat zusammen mit Fortschritten in der Biotechnologie und der Entwicklung der MRT als Surrogatmarker zu einer Vielzahl prüfbarer Therapiestrategien geführt. Andererseits mahnt die überraschend hohe Zahl fehlgeschlagener und negativer MS-Studien zur kritischen Revision derzeitiger Konzepte der Läsionspathogenese sowie der Wertigkeit der MRT allein in der Beurteilung klinischer Therapieeffekte (Wiendl und Hohlfeld 2009). Im Hinblick auf klinische, paraklinische und histopathologische Aspekte muss die Heterogenität der Erkrankung stärkere Berücksichtigung finden. Eine große Zahl neuer Substanzen bzw. Strategien befindet sich in der Entwicklung. In Tabelle 5.1 findet sich eine Zusammenstellung gegenwärtig in der Prüfung befindlicher bzw. denkbarer (immun)therapeutischer Interventionsmöglichkeiten bei MS, die sich in Analogie zum Schema der Abbildung 5.1 nach der Beeinflussung kritischer Schritte einer möglichen pathogenetischen Kaskade richten. Da es nicht möglich ist, alle derzeitigen experimentellen Therapieansätze im Einzelnen zu besprechen, sei auf speziellere Übersichtsarbeiten mit Darstellung der entsprechenden Strategien bzw. Agentien sowie ihrer jeweiligen Rationale verwiesen (Wiendl und Hohlfeld 2009, Kleinschnitz et al. 2007, Hohlfeld und Wekerle 2004).

Mehrere Substanzen befinden sich nach erfolgreichen Phase II-Studien in zulassungsrelevanten, großen, randomisierten und placebokontrollierten Phase III-Studien, die teilweise unmittelbar vor Abschluss stehen bzw. bereits abgeschlossen wurden (Linker et al. 2008a, Kieseier und Wiendl 2007). Stellvertretend seien hier z. B. FTY720 (Kappos et al. 2006a), Laquinimod (Polman et al. 2005a), Teriflunomid (O'Connor et al. 2006), Fumarsäure (Schimrigk et al. 2006) oder Cladribin (Sipe 2005) genannt, die alle orale Formulierungen darstellen. Interessante Weiterentwicklungen sind auch bei den mAk zu erwarten (z. B. Daclizumab, Rituximab, Alemtuzumab; Hohlfeld und Wekerle 2005).

5.1.3.1 Neue immuntherapeutische Ansätze

Gemäß der US-amerikanischen MS-Gesellschaft werden momentan über 160 klinische Studien zur MS durchgeführt oder wurden kürzlich abgeschlossen (http://nationalmssociety.org). In Tabelle 5.1 (S. 78) sind die wichtigsten Substanzen und ihre (vermuteten) Wirkmechanismen zusammengefasst, die im Folgenden eingehender beschrieben werden.

5.1.3.1.1 Pathogenetisch orientierte Immuntherapien

Antigen-basierte Immuntherapie

Konzeptionell ist die Antigen-spezifische Behandlung von Autoimmunerkrankungen noch immer eine der attraktivsten Vorgehensweisen (Hohlfeld und Wekerle 2004). Ein eleganter Weg Immuntoleranz zu induzieren, ist dabei die Verabreichung möglicher Autoantigene, wie beispielsweise des MBP über die

Schleimhäute des Magen-Darmtraktes (»orale Toleranz«) oder über die Atemwege (»nasale Toleranz«). Dies führt im peripheren Blut zur Induktion Antigen-spezifischer Suppressorzellen und regulatorischer T-Zellen. Nachdem diese ihr Antigen im Zielorgan (ZNS) erkannt haben, setzen sie antiinflammatorische Zytokine frei und unterdrücken dadurch die Aktivierung anwesender Effektorzellen (Bystander-Suppression). Obwohl dieses Konzept während der letzten Jahre experimentell intensiv verfolgt wurde, ist der klinische Erfolg am Menschen bisher sehr begrenzt. Die Anwendung von oralem Myelin in der EAE führte zwar zu einer beeindruckenden Verbesserung des Krankheitsverlaufes und es zeigten sich viel versprechende Ergebnisse in einer kleinen Phase I-Pilotstudie (Weiner et al. 1993a); eine größere Phase III-Multicenterstudie zu oralem Myelin bei MS verlief jedoch negativ (Wiendl und Hohlfeld 2009).

MBP8298 ist ein vom MBP abgeleitetes Peptid, das nur aus der Aminosäuresequenz 82 bis 98 besteht. Diese bildet das kleinstmögliche Epitop, gegen das eine spezifische Autoantikörper-Antwort im Liquor von MS-Patienten nachgewiesen wurde und das darüber hinaus entscheidend für die Erkennung durch T-Zellen ist. Ähnlich wie beim kompletten MBP nimmt man an, dass durch das kleine Eiweiß immunologische Toleranz induziert wird. Diese Hypothese wird durch eine Untersuchung an einigen wenigen MS-Patienten unterstützt, in der die intravenöse Injektion von 500 mg MBP8298 entweder als Einzeldosis oder in wiederholter Form zu einer lang anhaltenden Verminderung der anti-MBP-Reaktivität im Liquor führte. Interessanterweise war der tolerogene Effekt bei Individuen mit bestimmten Humanen Leukozyten-Antigen (HLA-)-Haplotypen (HLA-DR2, HLA-DR4, HLADR7), von denen man weiß, dass sie mit dem Auftreten der MS assoziiert sind und die hoch affin für das zugeführte Peptid sind, stärker ausgeprägt (Warren et al. 1997). Eine Phase II-Studie zu MBP8298 bei chronisch progressiver MS wies nach, dass die Erkrankung in der Verumgruppe weniger stark voranschritt, als bei Patienten unter Placebo, insbesondere wenn Untergruppen der HLA-DR2- bzw. HLA-DR4-positiven Patienten gebildet wurden. In den USA und Europa untersuchte eine HLA-stratifizierte Phase II/III-Studie bei SPMS den möglichen klinischen Effekt von MBP8298. Der primäre Studienendpunkt – Einfluss auf die Behinderungsprogression – wurde nicht erreicht.

Eine kleine Phase I-Studie, in der ein löslicher, an HLA-DR2 gebundener MBP-Peptidkomplex bei MS getestet wurde, war zeitlich zu kurz, um eindeutige Schlüsse bezüglich einer möglichen Wirksamkeit ziehen zu können (Goodkin et al. 2000).

Eine weitere Antigen-basierte Methode bedient sich sog. veränderter Peptidliganden (altered peptide ligands, APLs). APLs sind Peptide, deren Struktur der des vermuteten Autoantigen sehr ähnelt, mit dieser jedoch nicht identisch ist. Obwohl ihr genauer Wirkmechanismus noch nicht vollständig aufgeklärt ist, weiß man, dass APLs nach Bindung am T-Zell-Rezeptor als Agonisten, partielle Agonisten oder Antagonisten fungieren und so die T-Zell-Antwort modifizieren können. Dadurch werden APLs zu sehr interessanten Kandidaten für eine Antigen-selektive Immuntherapie, da sie in der Lage sind, das Zyto-kinprofil von Immunzellen selektiv zu verändern und/oder eine T-Zell-Anergie auszulösen (Germain und Stefanova 1999). Die Verwendung von APLs in ver-schiedenen EAE-Modellen konnte zwar den Ausbruch der Erkrankung verhin-dern (Smilek et al. 1991), klinische Studien an Menschen mit von immundo-minanten Peptiden des MBP abgeleiteten APLs verliefen jedoch enttäuschend. Eine Studie mit dem vom MBP abgeleiteten APL CGP77116 (Aminosäuren 83–99) führte sogar zu einer erheblichen Symptomverschlechterung, begleitet von einer drastischen Vermehrung MBP-spezifischer autoaggressiver T-Zellen (Bielekova et al. 2000a). Dies zeigt, dass APLs unter bestimmten Umständen enzephalitogene T-Zellen stimulieren können (Bielekova et al. 2000b). Außer-dem sollte man bedenken, dass pathologische Autoimmunreaktionen im Ver-lauf, z. B. durch Erweiterung des Epitop-Spektrums (epitope spreading) einer APL-Therapie unzugänglich werden könnten. Die Ergebnisse einer zweiten Multicenterstudie zeigten, dass man durch niedrig dosierte APLs die T-Zell-Antwort in Richtung Th2-vermittelter, antientzündlicher Prozesse verschieben kann (Kappos et al. 2000). Obwohl diese Studie wegen Überempfindlichkeits-reaktionen bei 9 % der Patienten ausgesetzt wurde (Kappos et al. 2000) macht sie deutlich, dass MBP-basierte APLs prinzipiell eine antiinflammatorische Wir-kung entfalten können.

Die Schlussfolgerungen aus diesen ersten klinischen Antigen-spezifischen MS-Studien können wie folgt zusammengefasst werden:

1. MBP ist tatsächlich eine potenzielle therapeutische Zielstruktur bei der MS
2. Die Modulation Antigen-spezifischer T-Zellen in der Peripherie (Blut, Lymphknoten) kann zu immunologischen Veränderungen im ZNS führen
3. Die Auswirkungen auf das Immunsystem können auch Jahre nach Beendi-gung der Therapie andauern

Auf Grundlage dieser Erkenntnisse untersucht derzeit eine neue Studie unter Verwendung einer anderen Dosierung die Sicherheit und Wirksamkeit von vom MBP abstammenden APLs bei der MS.

Durch Immunisierung mit für bestimmte Autoantigene kodierender, gerei-nigter DNA konnte in diversen autoimmunen Krankheitsmodellen z. B. zur Rheumatoiden Arthritis, der MS oder zum Typ-1 Diabetes mellitus die bereits manifeste Erkrankung rückgängig gemacht werden (Fontoura et al. 2005). Die überzeugenden präklinischen Daten zu den immunologischen Effekten eines Plasmids (BHT-3009), welches für das gesamte MBP kodiert, gaben Anlass zu einer Phase I/II-Studie mit 30 Patienten mit RRMS bzw SPMS (Bar-Or et al. 2007). Intramuskuläre Plasmidinjektionen in drei unterschiedlichen Dosen (0,5 mg, 1,5 mg, und 3 mg) wurden in den Wochen 1, 3, 5 und 9 nach Ran-domisierung gegen Placebo appliziert. Die Ergebnisse belegen, dass die Sub-stanz gut verträglich ist. Im MRT zeigte sich ein günstiger Trend dahingehend, dass BHT-3009 entzündliche Aktivität offenbar zu reduzieren vermag.

Obwohl mehrere Versuche einer Antigen-spezifischen Immunmodulation bei MS in der Vergangenheit fehlgeschlagen sind, konnte durch die eingehende Analyse und Bewertung der im Verlauf der unterschiedlichen Studien aufgetretenen Schwierigkeiten das Interesse an diesem Konzept neu belebt werden. Solche Behandlungsstrategien bieten zumindest theoretisch die Perspektive, pathologische Immunantworten auf hoch spezifische Weise zu korrigieren, ohne dabei größere Nebenwirkungen zu verursachen (Sospedra und Martin 2005). Es gibt jedoch auch eine Reihe von Einschränkungen hinsichtlich der Erfolgsaussichten dieses Ansatzes: Bei Menschen ist die T-Zell-Antwort auf potenzielle ZNS-Autoantigene sehr viel komplexer und diverser als im Tiermodell mit standardisierten Inzuchtstämmen. Aufgrund der Heterogenität des menschlichen T-Zellrezeptor (TCR)-Repertoires muss man davon ausgehen, dass diese selektiven Immuntherapien nur dann funktionieren, wenn sie für einzelne Patienten oder Patientengruppen mit vergleichbaren immunologischen Profilen gleichsam maßgeschneidert werden.

Immunisierung mit T-Zellen und T-Zell-Rezeptoren: Der Begriff der »T-Zell-Immunisierung« wurde 1981 von Cohen und Mitarbeitern geprägt (Ben-Nun und Cohen 1981). Ähnlich wie bei einer Impfung wollte man das pathogene Potenzial autoaggressiver T-Zellen abschwächen, ohne ihre Fähigkeit zur Stimulierung schützender Immunmechanismen zu verlieren. Das ursprüngliche Konzept basiert auf der Injektion Autoantigen-spezifischer T-Zell-Klone, welche zunächst vom geplanten Empfänger isoliert, dann kultiviert und schließlich wieder als »Impfstoff« re-injiziert werden, um endogene protektive Immunantworten zu fördern (Ben-Nun und Cohen 1981). Letztere schließen auch eine Vermehrung TCR-spezifischer CD8-Suppressorzellen und CD4/CD25-regulatorischer T-Zellen mit ein (Jiang et al. 1998).

In Pilotstudien zur Immunisierung mit autologen MBP-spezifischen T-Zellen war die immunologische und klinische Antwort viel versprechend, ohne dass jedoch ein endgültiger Wirksamkeitsnachweis erbracht wurde (Zang et al. 2000). Ähnliches gilt für die Ergebnisse einer kleinen Untersuchung mit aus Liquor isolierten, aktivierten T-Zellen, welche ebenfalls erst noch in größeren Studien bestätigt werden müssen (Van der Aa et al. 2003). Zur Erweiterung des immunologischen Spektrums verwendeten Achiron und Mitarbeiter (Achrion et al. 2004c) kürzlich autologe MBP-reaktive sowie MOG-spezifische T-Zellen. Darunter sank die jährliche Schubrate von 2,6 ± 1,6 auf 1,1 ± 1,6 und die Progression auf der EDSS wurde ebenfalls verzögert. Zukünftig könnte also die Verwendung bestimmter T-Zell-Populationen, die auf ein breiteres Antigen-Spektrum ansprechen, die klinische Wirksamkeit verbessern. Momentan läuft eine doppelblinde, placebokontrollierte Phase III-Studie, die das therapeutische Potenzial der T-Zell-Immunisierung bei der MS näher untersucht.

Anstelle ganzer T-Zellen können auch einzelne Peptide Antigen-spezifischer TCR-autoreaktiver T-Zellen zur Immunisierung eingesetzt werden (Vandenbark et al. 1996). Diese elegante Methode wurde erstmals von Brosthoff und

Vandenbark (Howell et al. 1989) beschrieben, die kurze synthetische Peptide der TCR-hypervariablen Regionen (complementary determining region = CDR) autoaggressiver T-Zellen als Vakkzine verwendet haben. Auch bei dieser Methode geht man davon aus, dass TCR-spezifische regulatorische T-Zellen stimuliert werden (Saruhan-Direskeneli et al. 1993). Aufgrund tierexperimenteller Untersuchungen weiß man, dass der Antigen-Rezeptor pathogener autoaggressiver T-Lymphozyten aus einer sehr begrenzten Anzahl der theoretisch verfügbaren CDR aufgebaut ist (Acha-Orbea et al. 1988). Durch Immunisierung von Ratten mit synthetischen Peptiden der CDR2- (Howard et al. 2005) oder CDR3-Region (Hohlfeld und Wekerle 2004) autoagressiver MBP-spezifischer T-Zellen konnte man die Entstehung einer EAE verhindern und die Progression nach Manifestation der Erkrankung verkürzen (Vandenbark et al. 1996). In ersten klinischen Studien wurden MS-Patienten mit synthetischen von den CDR-Regionen verschiedener Elemente (V5 und V6) abgeleiteten Peptiden, immunisiert (Bourdette et al. 1994). Diese speziellen Elemente wurden deshalb gewählt, weil sie vornehmlich von MBP-spezifischen T-Zellen MS-Kranker, nicht jedoch von Gesunden exprimiert werden. Erste positive Ergebnisse einer MRT-basierten Phase II-Studie mit humanisierten mAks gegen die V5.2/V5.3 Region des TCR untermauern den oben erwähnten Therapieansatz (Killestein et al. 2002).

Zusammenfassend sind die hier aufgeführten Pilotstudien zur TCR-Immunisierung zwar vielversprechend, vom Umfang jedoch noch zu präliminär, um einen durchschlagenden therapeutischen Effekt bei der MS zu belegen. Dieser könnte eventuell dadurch gesteigert werden, dass man DNA-basierte Vakzinationstechniken anwendet (Chunduru et al. 1996). Dabei injiziert man ein DNA-Plasmid, welches die gesamte Bandbreite möglicher Autoantigene abdeckt. Nach dessen Aufnahme durch professionelle APC wird dann eine spezifische protektive Immunantwort in Gang gesetzt.

Der Erfolg der TCR-Immunisierung hängt ganz entscheidend von der Heterogenität der T-Zell-Antwort gegen MBP und andere enzephalitogene Epitope ab, welche beim Menschen extrem komplex ist. Es gibt bisher insgesamt keinen überzeugenden Hinweis dafür, dass man bestimmte TCR-V-Elemente bevorzugt einsetzen sollte (Meinl et al. 1993). Deshalb muss man davon ausgehen, dass die TCR-Immunisierung sowie andere Antigen-basierte Therapiemethoden nur dann funktionieren werden, wenn einzelne Patienten individualisierte Vakkzine erhalten.

Leukozyten-Differenzierungs-Moleküle

Von den momentan zur Behandlung von Autoimmunerkrankungen eingesetzten »biologicals« gelten vor allem die mAks als vielversprechende Kandidaten. Das ursprüngliche Ziel der Behandlung mit Antikörpern bestand darin, bestimmte Immunzellen zu eliminieren, die man für pathogenetisch relevant hielt. Deshalb zielten frühe MS-Studien zu diesem Therapieansatz besonders auf

Moleküle der T-Zell-Differenzierung wie z. B. CD3 und CD4 ab (Übersicht in Abrams et al. 1999).

Muronomab (OKT3) ist ein aus der Maus stammender, gegen das humane CD3-Molekül gerichteter mAk, der T-Zell-Antworten sowohl fördern, als auch supprimieren kann. Vor 15 Jahren wurde Muronomab in einer offenen Studie an 16 MS-Patienten untersucht. Dabei traten jedoch akute Nebenwirkungen (Fieber, Schüttelfrost, Hypotonie) auf, die man mit dem Anstieg proinflammatorischer Zytokine wie TNF-α und IFN-γ in Verbindung brachte (Weinshenker et al. 1991). Außerdem kam es zu einer ausgeprägten Lymphopenie. Die Reaktionen auf die erste Gabe waren wahrscheinlich das Ergebnis einer übermäßigen T-Zell-Aktivierung und der damit einhergehenden massiven Zytokinfreisetzung. Hinsichtlich der klinischen und paraklinischen Studienendpunkte blieb zwar die MRT-Aktivität stabil, jedoch verschlechterten sich die Werte auf der EDSS weiter. Nicht zuletzt aufgrund der akuten Toxizität erscheint also die Therapie mit Antikörpern gegen CD3 auf den ersten Blick unattraktiv. Dennoch wurde der Behandlung mit CD3-spezifischen mAks in letzter Zeit wieder mehr Aufmerksamkeit geschenkt, da mittlerweile humanisierte anti-CD3-mAks verfügbar sind, welche vermutlich eine lang anhaltende Immuntoleranz induzieren können (Waldmann 1989). Diese sog. nicht-Fc-Rezeptor (FcR)-bindenden Antikörper sind strukturell so abgeändert, dass sie den TCR nur partiell stimulieren. Dies verringert sowohl deren Fähigkeit zur T-Zell-Aktivierung als auch deren Immunogenität und Toxizität (Alegre et al. 1994). Daher sind nicht-FcR-bindende anti-CD3-Antikörper zukünftig durchaus attraktive Kandidaten für die Behandlung von Autoimmunerkrankungen wie Diabetes (Bisikirska et al. 2005), Arthritis (Utset et al. 2002) oder MS (Kohm et al. 2005).

Die Verträglichkeit von anti-CD4-mAks in mehreren kleinen Studien an MS-Patienten war vergleichsweise gut (Rumbach et al. 1996). In einer offenen Untersuchung mit einem chimären (Maus/Mensch) anti-CD4-mAk (Priliximab) konnte eine lang anhaltende Suppression von CD4-T-Zellen erzielt werden, ohne dabei nennenswerte Toxizität zu verursachen (Lindsey et al. 1994). Eine randomisierte, doppelblinde, placebokontrollierte Studie mit dem anti-CD4-mAk cM-T412 bei 71 Patienten mit aktiver RRMS und SPMS offenbarte, dass der Antikörper zwar im Blut zirkulierende CD4-T-Zellen nachhaltig reduzieren kann (van Oosten et al. 1996a); die Wirksamkeit auf diverse klinische und paraklinische Parameter war jedoch im Wesentlichen negativ (Übersicht in Abrams et al. 1999).

Alemtuzumab (Campath-1) ist ein humanisierter mAk, der gegen das CD52-Antigen gerichtet ist, welches üblicherweise auf T- und B-Zellen sowie Monozyten und Eosinophilen exprimiert wird. Dieser Antikörper verursacht eine schnelle und anhaltende Lymphozytendepletion. Mögliche klinische Anwendungsbereiche umfassen Tumoren des blutbildenden Systems, die Verhinderung von Transplantat-Abstoßungsreaktionen sowie diverse Autoimmunerkrankungen. Die Anwendung bei SPMS zeigte eine bemerkenswerte Diskrepanz zwischen der beobachteten Verminderung von T-Zellen und der Abnahme entzündlicher Läsionen einerseits und dem Fortschreiten der Neurodegeneration sowie des Behinderungsgrades der Patienten andererseits (Paolillo et al. 1999). Dies könnte zumindest bei der SPMS ein Anzeichen dafür sein, dass die bloße Reduktion nicht-spezifischer T-Zellen klinisch uneffektiv ist. Zudem besteht die Möglichkeit, dass Campath-1 die durch Antikörper vermittelte Schädigung des ZNS verstärkt, da die Substanz B-Zellen aktiviert. Aus unbekannten Gründen entwickeln etwa ein Drittel der mit Campath-1 behandelten Patienten Antikörper gegen den Thyrotropinrezeptor, was eine autoimmune Schilddrüsenüberfunktion (Morbus Basedow) nach sich ziehen kann (Coles et al. 1999). Obwohl in einer klinischen Phase II-Studie in der man die Sicherheit und Wirksamkeit von Alemtuzumab mit IFN-β1a verglich deutliche Effekte auf die Schubrate und Krankheitsprogression nachgewiesen wurden, musste diese aufgrund von drei aufgetretenen Fällen einer idiopathischen thrombozytopenischen Purpura (ITP) mit einem Todesfall ausgesetzt werden (CAMMS223 Trial Investigators 2008, Stephen und Hauser 2008). Trotzdem zeigte die Studie außerordentlich dramatische Effekte bzgl. der Schubratenreduktion und der Behinderungsprogression im direkten Vergleich zur IFN-Therapie mit IFN-β1a (3 x 44 µg Rebif): 26,2 % Reduktion der Behinderungsprogression unter Alemtuzumab gegenüber 9,0 % unter IFN-β1a; jährliche Schubrate unter Alemtuzumab 0,1 gegenüber 0,39 unter IFN-β1a. Ebenfalls wurde die MR-tomographische Entzündungsaktivität signifikant unter Alemtuzumab reduziert. Somit ergibt sich aufgrund der fulminanten antientzündlichen Wirksamkeit auch in Anbetracht eines kritischen Nebenwirkungsprofils (Auftreten von Schilddrüsen-Autoimmunopathien, Auftreten idiopathischtraumazytopenischer Purpura) ein gewisses Potenzial dieser immunselektiven Intervention mit anti-CD52-Antikörpern, welches gegenwärtig in laufenden Phase III-Studien (CARE-MS1 und CARE-MS2) im Hinblick auf eine potenzielle Zulassung geprüft wird.

Zusammenfassend sind Strategien, die auf bestimmte Leukozytendifferenzierungsmoleküle abzielen, entscheidend von der tatsächlichen Expression des Zielmoleküls abhängig. Die *in-vivo* Effekte von mAks und deren unterschiedliche Einflüsse auf verschiedene Immunzell-Untertypen haben zwar prinzipiell neue therapeutische Ansatzpunkte, aber auch neue Risiken eröffnet. Man muss nach den derzeitigen Erfahrungen davon ausgehen, dass Antikörper, die gegen weit verbreitete Leukozyten-Antigene gerichtet sind, keine große Bedeutung in der MS-Behandlung erlangen werden, da schwere Nebenwirkungen sowie das Risiko kompromittierender Immunabwehrmechanismen mögliche therapeutische Effekte aufheben. Es ist jedoch denkbar, dass man durch intelligente Antikörper-Kombinationen einen anhaltenden T-Zell-vermittelte Immuntoleranz induzieren kann, was allerdings nicht zuletzt einen optimalen Applikationszeitpunkt im Verlauf der Erkrankung voraussetzt.

Kostimulatorische Moleküle

Prinzipiell sind zwei immunologische Signale notwendig, um T- und B-Zellen wirksam zu aktivieren. Das erste Signal resultiert aus der Verbindung des T-Zell-Rezeptorkomplexes und seiner Co-Rezeptoren (CD4 und CD8) mit einem Antigen, das an das MHC-Molekül von APC gebunden ist (»trimolekularer Komplex«). Das zweite Signal besteht entweder aus löslichen Faktoren wie IL-2 oder der Verbindung zwischen Zelloberflächenmolekülen, welche wesentliche kostimulatorische Signale der Immunzellaktivierung liefern (Frauwirth und Thompson 2002). Man nimmt an, dass diese äußerst relevant für die Regulation der T-Zell-Aktivierung sowie für die Aufrechterhaltung des Gleichgewichtes zwischen T_H1- und T_H2-Helferzellen sind (Kobata et al. 2000). Daher wird der therapeutischen Blockade wichtiger kostimulatorischer Signalkaskaden zunehmende Aufmerksamkeit geschenkt (Howard et al. 2005).

CTLA-4-Ig

Für die MS-Behandlung sind zwei Kostimulationswege besonders interessant: das B7(CD80/CD86)/CD28-CTLA-4 sowie das CD40-CD40-Liganden (L-) System (Carreno und Collins 2002). Man weiß aus tierexperimentellen Untersuchungen, dass genetische Veränderungen des CD28-CD80(B7.1)/CD86(B7.2)-Netzwerkes oder Agentien, die damit interagieren, entscheidend die Entwicklung und Progression vieler Autoimmunerkrankungen beeinflussen (Salomon und Bluestone 2001) und zur Fehlregulation autoreaktiver T-Zellen bei der MS beitragen können (Lovett-Racke et al. 1998).

Von den bisher untersuchten Modulatoren des B7/CD28-CTLA-4-Systems ist CTLA-4-Ig der am erwähnenswerteste. Das Protein besteht aus der extrazellulären Domäne von murinem CD152, welche mit der Fc-Region von humanem IgG-1 fusioniert wurde (Linsley et al. 1991). CTLA-4 bindet sich mit höherer Affinität an CD80 (B7.1) und CD86 (B7.2) als CD28 und interferiert so mit dem wichtigen 2. Signal der Kostimulation. Patienten mit schwerer rheumatoider Arthritis, die nicht auf eine Behandlung mit TNF-α-Antagonisten ansprachen, besserten sich unter dem CTLA-4-Ig Abatazept (BMS188667) deutlich, so dass die Substanz im Dezember 2005 für diese Indikation von der FDA zugelassen wurde. In kleineren Phase I/II-Studien an Psoriasis-Patienten konnte die Sicherheit und klinischen Wirksamkeit dieser Substanz ebenfalls nachgewiesen werden (Abrams et al. 1999). Aus diesen Gründen wurde Abatazept in zwei verschiedenen Dosierungen (2 und 10 mg/kg KG) in einer doppelblinden, placebokontrollierten Multicenterstudie bei RRMS getestet. Diese wurde aus Sicherheitsgründen jedoch vorzeitig gestoppt, da es zu einer Zunahme der Schubfrequenz und vermehrter entzündlicher Aktivität im MRT in der Niedrigdosis-Gruppe gekommen war. Nach Entblindung der Studiendaten stellte sich allerdings heraus, dass die Patienten unter 2 mg/kg KG Abatazept schon zur Zeit des Studieneinschlusses eine höhere Krankheitsaktivität aufgewiesen hatten, so dass letztlich ein Randomisierungsfehler vorgelegen haben könnte. In einer kleinen Phase I-Studie wurden 16 RRMS-Patienten mit einem anderen CTLA-4-Ig behandelt (Viglietta et al. 2008). Dieses Präparat wurde gut vertragen und in immunologischen Untersuchungen zeigte sich, dass MBP-spezifische T-Zellen weniger IFN-γ produzierten. Der immunologische Grundgedanke, dass eine gegen kostimulatorische Moleküle gerichtete Therapie bei MS sinnvoll erscheint, wurde in dieser Studie bestätigt.

Anti-CD40L

Durch die therapeutische Blockade des CD154-CD40-Signalweges konnten die Symptome verschiedener experimentell induzierter Autoimmunerkrankungen, wie z. B. der EAE, deutlich gelindert werden (Aloisi und Pujol-Borrell 2006). Vor dem Hintergrund viel versprechender präklinischer Ergebnisse wurde daher die Entwicklung von mAk gegen CD40L (CD154) gefördert. Bei deren Anwendung in Phase II-Studien bei MS kam es jedoch zu unvorhergesehenen Nebenwirkungen (Sidiropoulos und Boumpas 2004): Manche Patienten entwickelten schwere Thrombembolien, die vermutlich durch die Expression von CD40L auf der Oberfläche aktivierter Thrombozyten zustande kamen (Kawai et al. 2000). Aus diesem Grund wurden alle laufenden Studien mit anti-CD40L-mAk zunächst ausgesetzt.

5.1.3.1.2 B-Zellen und Antikörper

Wie bereits oben erwähnt häufen sich die Beweise einer pathogenen Rolle von B-Zellen und Antikörpern bei der MS (Aloisi und Pujol-Borrell 2006). Deshalb stellt die Verringerung autoreaktiver B-Zellen ein logisches Therapieziel dar. Insbesondere bestimmte MS-Varianten wie beispielsweise die NMO werden überwiegend durch humorale Immunmechanismen ausgelöst und unterhalten (Lennon et al. 2005). Diese sollten daher einer Plasmapheresebehandlung oder der Gabe von IVIg besonders zugänglich sein (Keegan et al. 2005).

5.1.3.1.3 Zytokin-basierte Immuntherapien

Zytokin-basierte Immuntherapien bei MS folgen prinzipiell zwei Grundstrategien. Die eine beruht auf der Verabreichung antiinflammatorischer Zytokine wie z. B. IFN-β, IL-10, IL-4 oder TGF-β. Bei der zweiten Strategie werden Inhibitoren von proinflammatorischen Zytokinen, wie z. B. TNF-α-Blocker eingesetzt. Im Prinzip kann diese Blockade entweder durch genetisch veränderte (»humanisierte«) mAks, oder durch die Verabreichung rekombinanter Rezeptorkonstrukte zur Neutralisierung zirkulierender Zytokine erreicht werden. Zudem ist es vorstellbar, die Konzentration natürlich vorkommender Zytokin-Inhibitoren oder -Antagonisten, wie z. B. des IL-1 Rezeptorantagonisten (IL-1Ra), zu erhöhen (Dinarello und Thompson 1991). Dabei sollte man jedoch bedenken, dass es eigentlich keine Zytokinprototypen mit ausschließlich anti- oder proinflammatorischen Eigenschaften gibt, sondern dass die Wirkung eines löslichen Mediators häufig vom Zeitpunkt der Applikation bzw. dem momentanen Erkrankungsstatus abhängt. Aufgrund der Komplexität des Zytokin-Netzwerkes ist es deshalb nahezu unmöglich, den Netto-Effekt eines bestimmten Zytokins oder Zytokin-Inhibitors *in vivo* vorherzusagen.

Auch wenn bestimmte Zytokin-basierte Therapien ihre Sicherheit und Wirksamkeit in Tiermodellen unter Beweis gestellt haben, können sie beim Menschen schwere, unerwünschte Nebenwirkungen hervorrufen. Ein tragisches Beispiel hierfür datiert aus dem Jahr 1995 als mehrere Patienten durch genetisch verändertes IL-12 an Nierenzellkarzinomen erkrankten (Cohen 1995). Besonders unerklärlich ist dabei, dass die Substanz zuvor sowohl in Tierexperimenten, als auch an Patienten in anderen Pilotstudien untersucht worden war, ohne dass dabei schwerere Nebenwirkungen auftraten. Es ist also möglich, dass eine kleine Abweichung in Art und Zeitpunkt der Applikation die Nebenwirkungen hervorgerufen hat. Trotz überzeugender Konzepte sind schon einige Zytokin-basierte MS-Therapiestudien aufgrund mangelnder Wirksamkeit oder unvorhergesehener Nebenwirkungen fehlgeschlagen (Hohlfeld und Wiendl 2001). Zu nennen sind in diesem Zusammenhang u. a. die TNF-α-Inhibitoren Infliximab und Etanercept, die antiinflammatorischen Zytokine IL-10 oder IL-4 sowie TGF-β, ein pleiotropischer Zellwachstums- und Differenzierungsinhibitor (van Oosten et al. 1996b).

Trotz der genannten Fehlschläge wird dieser Therapieansatz teilweise noch weiter verfolgt. IL-12 beispielsweise, das überwiegend von Monozyten produziert wird, stimuliert die T-Zell-Proliferation, führt zu einer vermehrten Ausschüttung von IFN-γ und fördert so überwiegend T_H1-gesteuerte Immunantworten (Gately et al. 1998). Bei MS-Patienten konnten erhöhte IL-12 Spiegel im Blut gemessen werden (Ferrante et al. 1998) und durch die Antagonisierung von IL-12 mit mAk besserte sich der Verlauf der EAE (Brok et al. 2002). In einer doppelblinden, placebokontrollierten Phase II-Studie wurde die Wirksamkeit und Verträglichkeit des mAks Ustekinumab bei 249 Patienten mit RRMS untersucht (Segal et al. 2008). Ustekinumab neutralisiert die p40 Untereinheit, die sich sowohl bei IL-12 als auch IL-23 findet. Die Hemmung beider Zytokine translatierte sich jedoch nicht in eine fassbare Wirksamkeit. Der primäre Studienendpunkt, die Reduktion der kumulativen Anzahl Gd-aufnehmender Läsionen im MRT, wurde verfehlt.

Die anfängliche Hoffnung, dass der Erfolg der IFN-β-Therapie eine Vielzahl von zytokinbasierten Therapieansätzen bei der MS nach sich ziehen würde, hat sich nicht bestätigt. Man weiß heute, dass Zytokine Teil eines komplexen, hoch organisierten und redundanten Netzwerks sind. Es ist daher davon auszugehen, dass durch das Hinzufügen oder die Blockade einzelner Zytokine dieses Gleichgewicht empfindlich gestört wird. Außerdem besitzen viele Zytokine pleiotrope Eigenschaften und üben zu verschiedenen Zeitpunkten einer Krankheit unterschiedliche immunologische Funktionen aus.

5.1.3.1.4 Adhäsion, Chemotaxis und Migration

Anti-Adhäsionsmoleküle

Die Einwanderung von Leukozyten in das ZNS bei der MS unterliegt der Regulation von Zelladhäsionsmolekülen auf Endothelzellen und Chemokinen, die aus den Entzündungsherden freigesetzt werden (Charo und Ransohoff 2006). In einem ersten Schritt wird die Flussgeschwindigkeit der Leukozyten im Blutstrom reduziert (»Rolling«), und diese haften sich locker via Selektine (E-Selektin, P-Selektin, L-Selektin) an die Endothelzellen an. Dann kommt es durch Integrin-Interaktionen zu einer festen Adhäsion der Leukozyten an das Endothel. Zu den Integrinen gehören beispielsweise die α4β1-, α5β1-, α6β1-Isoformen (auch als Very Late antigen-4 [VLA-4], VLA-5 und VLA-6 bekannt) sowie das Leukozytenfunktions-Antigen 1 (LFA-1), welches auch ein kostimulatorisches Molekül der T-Zell-Aktivierung ist. Während Leukozyten die Liganden (LFA-1, VLA-4) konstitutiv auf ihrer Oberfläche exprimieren, müssen die entsprechenden Rezeptoren wie ICAM-1 (»intracellular adhesion molecule-1«), ICAM-2, ICAM-3 und VCAM-1 (»vascular cell adhesion molecule-1«) auf den Endothelzellen zunächst induziert werden, wodurch der endgültige Ort einer Leukozyten-/Endothelzell-Interaktion festgesetzt wird. Antikörper, die gegen einzelne Adhäsionsmoleküle gerichtet sind, können dabei den pathogenetisch wichtigen Schritt der Leukozytenmigration unterbinden. Interessanterweise konnte das »Rolling« von Leukozyten bisher nicht an der Blut-Hirn-Schranke nachgewiesen werden. Dort scheinen enzephalitogene T-Zellen sofort an Integrine zu binden (»capture«; Engelhardt und Briskin 2005).

Der am weitesten entwickelte Kandidat aus der Gruppe der Anti-Adhäsionsmoleküle, Natalizumab, wurde 2006 von der FDA und der EMEA als Monotherapie zur Behandlung »schubförmiger MS-Formen« zugelassen. Natalizumab ist ein humanisierter mAk, der gegen α4β1-Integrin (VLA-4) auf der Oberfläche von Lymphozyten gerichtet ist. Zur Verringerung der Immunogenität besteht er an der CDR aus einem humanen IgG-4 Gerüst, das an einen murinen Antikörper-Klon gebunden ist (Keeley et al. 2005). Untersuchungen in der EAE zeigten, dass die Behandlung mit anti-α4-mAks die Interaktion zwischen dem auf Leukozyten exprimierten α4β1-Integrin und dessen Liganden auf dem Gehirnendothel hemmt und somit die Migration von Leukozyten in das ZNS verringert (Steinman 2005). Weitere Mechanismen, wie z. B. eine Hemmung der T-Zell-Reaktivierung sind ebenfalls denkbar. Da Natalizumab auch auf Darmendothel exprimiertes α4β7-Integrin erkennt, zeigt die Substanz auch beim Morbus Crohn klinische Wirksamkeit und hat in den USA auch eine Zulassung für dieses Krankheitsbild.

Der prinzipielle Wirksamkeitsnachweis von Natalizumab bei MS wurde bereits vor längerem in einer Phase I/II-Vorstudie erbracht (Tubridy et al. 1999). Darauf aufbauend wurde eine dreiarmige, randomisierte, doppelblinde Phase II-Folgestudie bei RRMS und aktiver SPMS aufgelegt. Dabei erhielten 213 Patienten für sechs Monate in vierwöchigen Abständen entweder 3 oder

6 mg/kg KG i. v. Natalizumab bzw. Placebo (Miller et al. 2003). Durch beide Dosierungen wurde die Anzahl neuer Gadolinium-anreichernder MRT-Läsionen ebenso wie die Schubfrequenz deutlich verringert. Die Ergebnisse zeigten auch, dass eine Dosis von 300 mg i. v. ausreichen sollte, um klinische und paraklinische Wirksamkeit erzielen zu können, so dass diese Dosierung in zwei großen zulassungsrelevanten Phase III-Studien untersucht wurde. In der AF-FIRM-Studie wurde Natalizumab als Monotherapie (300 mg i. v. alle 28 Tage für bis zu 28 Monate) bei 942 Patienten, die in den vorangegangenen sechs Monaten keinerlei Immuntherapie erhalten haben durften, versus Placebo getestet (Polman et al. 2006). Bei 96 % der Teilnehmer unter Natalizumab fanden sich keine neuen Gadolinium-anreichernden Läsionen, verglichen mit 68 % unter Placebo. Durch Natalizumab wurde die Anzahl der Schübe um 67 % verringert und das Fortschreiten der Behinderung war nach zwei Jahren deutlich verzögert (Polman et al. 2006). Die SENTINEL-Studie untersuchte die Kombination aus Natalizumab (300 mg in 28-tägigen Abständen) plus der intramuskulären Verabreichungsform von IFN-β1a gegen IFN-β1a plus Placebo. In der Kombinationsgruppe wurde die Schubrate um 54 % reduziert. Zudem entwickelten sich im Gegensatz zur Monotherapie mit IFN-β1a deutlich weniger neue MRT-Läsionen und ein signifikant größerer Patientenanteil blieb schubfrei. Die häufigsten, unerwünschten Nebenwirkungen umfassten anaphylaktische Reaktionen, ein erhöhtes Infektionsrisiko, Hautausschläge sowie Gelenk- und Kopfschmerzen. Etwa 9 % der Patienten entwickelten Antikörper gegen Natalizumab, die bei Persistenz mit einer verminderten therapeutischen Wirksamkeit assoziiert waren.

Vor dem Hintergrund der positiven Zwischenanalyse beider Phase III-Studien nach einem Jahr wurde Natalizumab von der amerikanischen Zulassungsbehörde (FDA) für die Behandlung der RRMS im November 2004 in den USA zugelassen. Im Februar 2005 wurde die Substanz jedoch wieder vom Markt genommen und alle laufenden Studien gestoppt, weil zwei Patienten, die Natalizumab in Kombination mit IFN-β1a erhalten hatten, eine durch das JC-Virus hervorgerufene PML entwickelten. Einer dieser Patienten starb schließlich (Kleinschmidt-DeMasters und Tyler 2005). Außerdem stellte man in der Morbus Crohn-Studie auch bei einer dritten Person PML histologisch fest, welche man ursprünglich für ein Astrozytom gehalten hatte. Besagter Studienteilnehmer, der ebenfalls verstarb, hatte über 18 Monate Natalizumab erhalten, war aber vor und während Natalizumab auch mit verschiedenen anderen Immunsuppressiva und Immunmodulatoren (außer IFN) behandelt worden (Van Assche et al. 2005).

Als Reaktion auf diese schwer wiegenden Ereignisse wurden alle Patienten, die in klinischen Studien Natalizumab erhalten hatten, erneut untersucht und es wurde ein Sicherheitsprofil der Substanz erstellt (Yousry et al. 2006). Eine Expertengruppe sammelte zur Abschätzung des PML-Risikos detaillierte Informationen zur Anamnese, den körperlich-neurologischen Untersuchungsbefunden, den kraniellen MRT und den Liquoranalysen auf JC-Virus DNA.

Dabei wurde kein weiterer PML-Fall bei über 3.000 Patienten, die Natalizumab erhalten hatten, festgestellt. Auf Grundlage dieser Erkenntnisse erteilten die amerikanischen und die europäischen Zulassungsbehörden im Juni/Juli 2006 die Zulassung für Natalizumab als Monotherapie bei MS. In den USA umfasst die Indikation Patienten »mit schubförmiger MS, die nicht ausreichend auf andere zur Verfügung stehende immunmodulatorische Behandlungen ansprechen bzw. diese nicht tolerieren«. In Europa können neben Patienten mit RRMS auch solche mit initial sehr hoher klinischer und paraklinscher Krankheitsaktivität, Natalizumab erhalten. Um das Risiko weiterer unerwünschter Nebenwirkungen durch die Substanz zu reduzieren, wurde in den USA der Krisen- und Interventionsmanagementplan TOUCH (»Tysabri Outreach Unified Commitment to Health«) ins Leben gerufen. Dieser sieht u. a. zwingend vor, Patienten, die Natalizumab verabreicht bekommen, bzw. Ärzte und Einrichtungen, die das Medikament verschreiben, zu registrieren. Zudem sollen regelmäßige klinische Verlaufsuntersuchungen in 3- bis 6-monatigen Abständen erfolgen und Fortbildungsveranstaltungen zu Natalizumab für Patienten und medizinisches Fachpersonal abgehalten werden.

Obwohl engmaschige Kontrollen unter der Anwendung von Natalizumab unabdingbar sind, ist es zudem notwendig, mehr über die PML zu erfahren, um zukünftig weitere schwere Erkrankungsfälle zu vermeiden. Man weiß bisher nicht, ob die Reaktivierung (oder *de novo*-Infektion) des JC-Virus durch eine generelle Immunsuppression (Niino et al. 2006), oder durch einen spezifischen Effekt (Ransohoff 2005) von Natalizumab hervorgerufen wurde. Tierexperimentelle Daten deuten darauf hin, dass der $\alpha 4\beta 1$/VCAM-1-Komplex nicht nur im Rahmen entzündlicher Prozesse von Bedeutung ist, sondern auch mit dem hämatopoetischen System interagiert. Dort wird er dazu benötigt, reife T- und B-Zellen aus Vorläuferzellen im Knochenmark zu generieren (Arroyo et al. 1996). Da Patienten unter Natalizumab vermehrt basophile und eosinophile Granuloyzten sowie Erythrozytenvorläufer mit Zellkernen im peripheren Blutbild aufweisen (Tysabri®, Packungsbeilage), wurde u. a. folgende Hypothese aufgestellt (Ransohoff 2005): Natalizumab fördert den frühzeitigen Austritt JC-Virus-infizierter Vorläuferzellen aus dem Knochenmark (sog. offtarget effect). Dies hat zur Folge, dass die Zellen die Virusreplikation schlechter kontrollieren können, was zusammen mit der gestörten Immunüberwachung eine manifeste PML induziert. Diese Hypothese konnte jedoch lediglich insofern bestätigt werden, dass es unter der Gabe von Natalizumab vermehrt zum Auftreten CD34+-Stammzellen im peripheren Blut kommt, es konnte jedoch nicht gezeigt werden, dass diese Zellen Träger des JC-Virus sind (Zohren et al. 2008).

Man weiß bisher nicht wie viele Individuen potenziell reaktivierungsfähige JC-Viren in sich tragen und wie man diese Personen im Vorfeld identifizieren kann. Diesbezüglich konnten Niino und Mitarbeiter (Niino et al. 2006) unlängst nachweisen, dass Natalizumab bestimmte Immunzell-Phänotypen bei einzelnen Patienten induziert. Dies könnte in Zukunft zumindest theoretisch die Möglichkeit bieten, Personen, die auf eine Therapie ansprechen von Non-Respondern zu unterscheiden und das Risiko einer PML vorherzusagen.

Vor dem Hintergrund der Erfahrungen mit Natalizumab mussten auf Anweisung der FDA alle klinischen Studien, die auf die α4β1/VLA-4-Interaktion abzielen, zunächst ausgesetzt werden. Dies betraf auch den kürzlich entwickelten oralen VLA-4-Integrinantagonisten SB683699, der bis dahin in vier verschiedenen Dosierungen versus Placebo bei 260 RR-MS-Patienten getestet wurde.

Das LFA-1/ICAM-System nimmt ebenfalls eine Schlüsselfunktion in der Zelladhäsion zwischen Leukozyten und Endothelzellen ein (Simmons und Buckley 2005). Hu23F2G, ein humanisierter anti-LFA1 (CD11/CD18)-Antikörper zielt mechanisch auf diese Bindung ab. Die Verabreichung der Substanz in einer offenen Phase I-Studie mit 24 MS-Patienten führte zu einer hohen Sättigung von LFA-1 auf zirkulierenden Lymphozyten mit Hemmung der Leukozytenmigration *in vivo* (Bowen et al. 1998). Dennoch waren in einer Phase II-Folgestudie mit 169 MS-Patienten keine positiven Effekte auf die MRT-Aktivität oder die Schubrate nachweisbar (Lublin 1999).

Efalizumab ist ein rekombinanter humanisierter IgG-1-kappa-mAk gegen das CD11a-Molekül (Marecki und Kirkpatrick 2004). Das Molekül zielt sehr selektiv auf die α-Kette (CD11a) von LFA-1 ab und ist bereits für die Behandlung der Psoriasis zugelassen (Lebwohl et al. 2003). Interessanterweise konnte die Behandlung mit anti-CD11a-mAks auch vor einer EAE schützen (Willenborg et al. 1996) und die Schwere der Erkrankung bei Mäusen reduzieren (Gordon et al. 1995), was dieses Therapieprinzip theoretisch für die MS prinzipiell attraktiv erscheinen lässt. Auch unter Efalizumab kam es zum Auftreten von PML, was dazu führte, dass das Präparat im Sommer 2008 vom Markt genommen wurde.

Chemotaxis

Die MS ist durch im ZNS verteilte Entzündungsherde charakterisiert. Dabei wird die zelluläre Zusammensetzung der entzündlichen Infiltrate erheblich durch das lokale Spektrum der ausgeschütteten Chemokine bestimmt, welche die Leukozytenmigration steuern (Charo und Ransohoff 2006). Verschiedene Befunde untermauern die Bedeutung des Chemokin-/Chemokinrezeptor-Systems für die Pathogenese von entzündlichen ZNS-Erkrankungen. So werden zahlreiche Chemokine bzw. deren Rezeptoren im Verlauf der MS bzw. der EAE heraufreguliert (Columba-Cabezas et al. 2002). Zudem sind bestimmte Chemokin-Knockout-Mäuse vor einer EAE geschützt (Charo und Ransohoff 2006). Aus den genannten Gründen gilt die pharmakologische Interaktion mit dem Chemokinnetzwerk als viel versprechende neue Behandlungsstrategie bei der MS (Fox und Ransohoff 2004).

BX-471 (ZK811752) ist ein oraler Chemokinrezeptor 1 (CCR1)-Antagonist für den bereits erste positive Ergebnisse aus Phase I-Studien bei Autoimmunerkrankungen vorlagen (Elices 2002). In einer doppelblinden, placebokontrollierten Phase II-Studie zur MS wurden die primären oder sekundären Endpunkte jedoch verfehlt (Zipp et al. 2005). Momentan werden noch einige weitere klinische Studien zu den Chemokinrezeptorantagonisten (z. B. CCR2 und CCR5) durchgeführt (Charo und Ransohoff 2006). Ähnlich wie bei dem komplexen Zytokinnetzwerk (s. o.) muss man jedoch berücksichtigen, dass auch das Chemokinsystem stark redundant ist. Daher ist es schwierig vorherzusagen, wie sich die Blockade eines einzelnen Chemokins oder Chemokinrezeptors auf den Krankheitsverlauf auswirkt.

Überwindung der Blut-Hirn-Schranke und Zellmigration

Bestimmte Mitglieder aus der Familie der Matrix-Metalloproteinasen (MMP; MMP-7, MMP-9) sind in grundlegende Schritte der Pathogenese inflammatorischer ZNS-Erkrankungen involviert. Sie beeinflussen dabei u. a. die Zellmigration über die Blut-Hirn-Schranke sowie die Freisetzung von Zytokinen (Sellebjerg und Sorensen 2003). In post mortem-Gewebeproben von MS-Patienten konnten MMP nachgewiesen werden (Maeda und Sobel 1996). Zudem korrelierte bei der EAE die maximale Krankheitsaktivität mit dem Zeitpunkt der höchsten MMP-Expression (Clements et al. 1997, Kieseier et al. 1998) und die Gabe von MMP-Inhibitoren milderte den Verlauf bzw. verhinderte den Ausbruch der Erkrankung (Brundula et al. 2002, Hu et al. 2009).

Aufgrund ihrer chelatbildenden Eigenschaften besitzen Tetrazykline sowie bestimmte Isoformen die Fähigkeit, die MMP-Aktivität zu verringern. Minozyklin wird derzeit zur Behandlung verschiedener neurologischer Erkrankungen getestet (Yong et al. 2004). Das Medikament ist u. a. in der Lage, unabhängig von seiner antimikrobiellen Wirksamkeit, MMP zu hemmen (Paemen et al. 1996), und wirkt in der EAE synergistisch mit GA oder IFN (Giuliani et al. 2005). Seine Gabe in einer kleinen offenen Studie an zehn MS-Patienten führte zu einer deutlichen Verringerung der durchschnittlichen Gesamtanzahl aktiver MRT-Läsionen (Metz et al. 2004). Derzeit laufen verschiedene kontrollierte Studien zu Minozyklin bei MS mit größeren Patientenzahlen.

α-Liponsäure (ALA), eine endogene Fettsäure, ist ebenfalls in der Lage die MMP-9 Aktivität und die Migration von T-Zellen *in vitro* zu verringern (Marracci et al. 2004). Zusätzlich ist die Substanz ein Radikalfänger. Durch die orale Gabe von ALA wurde die Entstehung einer EAE verhindert bzw. deren Krankheitsverlauf verbessert (Morini et al. 2004). Eine Vorstudie an 37 MS-Patienten offenbarte keinerlei Sicherheitsbedenken. Zudem waren in der Hochdosisgruppe die ALA-Serumspiegel negativ mit der MMP-9-Aktivität im Blut korreliert (Yadav et al. 2005). Ähnliche Ergebnisse wurden mit Omega-3-Fettsäuren erzielt, welche ebenfalls die MMP-9 hemmen (Marracci et al. 2004).

5.1.3.2   Immunsuppressiva und Immunmodulatoren

Obwohl unter pharmakologischen Gesichtspunkten die Trennung in klassische Immunsuppressiva und spezifische Immunmodulatoren nicht immer möglich ist, wurde das therapeutische Konzept einer generellen Immunsuppression bei MS in den letzten Jahren aus verschiedenen Gründen neu belebt:

- Die Erkrankungsmechanismen sind heterogen und sehr komplex
- Wie bei den meisten Autoimmunerkrankungen gibt es auch bei der MS bisher kein definiertes (Auto)Antigen
- Verschiedene (Antigen-)spezifische Immuntherapien scheiterten in jüngster Zeit
- Es sind mittlerweile orale Formulierungen von Immunsuppressiva mit gutem Sicherheitsprofi und dem Potenzial zur Langzeitanwendung verfügbar

In der Gruppe der nicht-selektiven Immunsuppressiva wurde bisher nur MIX für die Behandlung der progressiven MS zugelassen. Neue Substanzen sollten auch längerfristig in ihrer Anwendung sicher sein und eine geringe akute, chronische oder kumulative Toxizität aufweisen.

5.1.3.2.1 Neue Immunsuppressiva

Cladribin

Cladribin ist ein Deaminase-resistentes Adenosin-Nukleosid-Analogon mit selektiv lymphotoxischer Wirkung. Nach Phosphorylierung in das aktive Triphosphat-Desoxynukleotid akkumuliert die Substanz in Lymphozyten und Monozyten und verursacht DNA-Schäden, die schließlich zum Zelltod führen (Sipe 2005). Durch seine lang andauernde lymphozytotoxische Aktivität ist es für die Behandlung von lymphoproliferativen Erkrankungen, wie z. B. der der Haarzell-Leukämie geeignet. Daneben wurde Cladribin auch bei verschiedenen Autoimmunerkrankungen untersucht.

In mehreren kleinen placebokontrollierten Studien an Patienten mit chronisch progressiver (Sipe et al. 1994) und RRMS (Sipe et al. 1997) konnte eine positive Wirkung von Cladribin auf die Krankheitsprogression gezeigt werden. Die klinischen Effekte wurden durch z. T. beachtliche MRT-Ergebnisse untermauert. So kam es in einer Studie zu einer nahezu vollständigen Eliminierung Gd-anreichernder T1-Herde und einer Stabilisierung des T2-Läsionsvolumens (Sipe et al. 1997). Obwohl man aufgrund der erwähnten Untersuchungen hohe Erwartungen in die Substanz setzte, waren die Ergebnisse einer doppelblinden, placebokontrollierten Multicenterstudie mit Cladribin an 159 Patienten mit SPMS und PPMS enttäuschend (Rice et al. 2000). Neben fehlenden klinischen Effekten wurden auch keine signifikanten Auswirkungen auf das Gehirnvolumen sowie die Anzahl neuer black holes in den T1-gewichteten MRT-Sequenzen festgestellt (Rice et al. 2000). Allerdings nahmen Anzahl und Volumen Kontrastmittel anreichernder Herde sowie die T2-Gesamtläsionslast ab, so dass letztlich eine Diskrepanz zwischen den MRT-Resultaten und der beobachteten klinischen Wirksamkeit bestand (Rice et al. 2000). Die Initiatoren der Studie schlussfolgerten, dass Cladribin paraklinisch eine verhältnismäßig deutliche antiinflammatorische Wirkung besitzt, diese sich jedoch nicht auf das Voranschreiten der Neurodegeneration auswirkt (Filippi et al. 2000a). Die häufigsten unerwünschten Nebenwirkungen waren Infektionen des oberen Atemtrakts, Muskelschwäche und Hautreaktionen an den Einstichstellen. Mittlerweile ist die Substanz als orale Formulierung erhältlich. In einer randomisierten, doppelblinden, placebokontrollierten Phase III-Studie an 1.290 Patienten mit aktiver RRMS (CLARITY-Studie) wurde Cladribin in zwei Dosierungen (3,5 mg/kg KG bzw. 5,25 mg/kg KG) p. o. über 5 Tage in 2 bis 4 Zyklen pro Jahr verabreicht. Die Endpunkte umfassen die Schubrate, die klinische Behinderungsprogression sowie verschiedene MRT-Parameter. Die Ergebnisse demonstrieren eine signifikante Reduktion der Schubrate (Schubratenreduktion von 57,6 % unter niedriger Dosis und 54,5 % unter hoher Dosis Cladribin gegenüber Placebo) sowie einen signifikanten Effekt auf die Behinderungsprogression (Giovannoni et al. 2010). Darüber hinaus untersucht eine weitere Studien die klinische Implementierbarkeit von Cladribin als add-on Therapie zu IFN-β. Die Zulassung für Cladribin zur Behandlung von RRMS wurde beantragt.

Sirolimus und Temsirolimus

Sirolimus und Temsirolimus (Rapamycin), ein Ester-Analogon von Sirolimus mit verbesserter oraler Bioverfügbarkeit, sind neue Substanzen mit einem besonderen Wirkmechanismus. Die makrozyklischen Verbindungen leiten sich vom Bakterium Streptomyces hygroscopius ab und hemmen spezifisch die Rapamycin (mTOR)-Kinase, ein Enzym das den Zellzyklus steuert. Dadurch inhibieren sie auch die Antigen-vermittelte Proliferation von T- und B-Zellen sowie die die Produktion von Antikörpern (Sehgal 2003). Zusätzlich wird wahrscheinlich der Anteil regulatorischer T-Zellen im Immunsystem erhöht (Chen et al. 2000). Sirolimus wurde schon erfolgreich zur Verhinderung von Organabstoßungsreaktionen eingesetzt und wird derzeit in einer offenen Phase I/II-Studie bei RRMS untersucht. Eine der Hauptnebenwirkungen von Sirolimus ist die Hypercholesterinämie.

Mögliche Indikationen für Temsirolimus umfassen die rheumatoide Arthritis, Brust- und Nierenkrebs. Für die zuletzt genannte Erkrankung ist die Substanz bereits zugelassen. Außerdem wurde kürzlich eine Phase II-Studie bei MS abgeschlossen. Hierbei wurde Temsirolimus in drei verschiedenen Dosierungen gegen Placebo bei 296 Patienten mit RRMS und aktiver SPMS über neun Monate hinweg untersucht (Kappos et al. 2005). Am Ende der Studie hatten die Patienten unter der höchsten Dosierung signifikant weniger Kontrastmittel anreichernde MRT-Läsionen (Reduzierung um 48 %) und 51 %

weniger Schübe im Vergleich zur Placebogruppe. Allerdings zeigten diese Patienten auch die häufigsten Nebenwirkungen wie z. B. Amenorrhöe, Entzündungen im Mund-Rachen-Raum, Hyperlipidämie sowie Hautausschläge.

Pixantron

Pixantron (BBR2778) ist ein neuartiges MIX-Analogon. Der 5,8-Dihydroyphenylring von MIX, welcher für dessen Kardiotoxizität verantwortlich gemacht wird, wurde dabei durch einen Pyridinring ersetzt (Gonsette und Dubois 2004). Da die Wirkung von Pixantron in verschiedenen Tiermodellen der MS mit der von MIX vergleichbar war, gibt es Initiativen in offenen Sicherheitsstudien diese Substanz weiterhin zu untersuchen (Gonsette und Dubois 2004).

5.1.3.2.2 Neue Immunmodulatoren

Teriflunomid

Teriflunomid ist ein Analogon des Arthritis-Medikamentes Leflunomid und gehört zur Gruppe der Malononitrilamide, welche das Mitochondrienenzym Dihydrorotatdehydrogenase blockieren und so die T- und B-Zell-Proliferation hemmen (Korn et al. 2004). Das oral verfügbare Pro-Drug wird schnell in seinen aktiven Metaboliten A7711726 umgewandelt. Dieser konnte wahrscheinlich über die Suppression der TNF-α- und IL-2-Produktion die Entstehung einer EAE in Lewisratten unterdrücken (Korn et al. 2004). In einer klinischen Phase II-Studie wurden die Wirksamkeit von Teriflunomid bei Patienten mit RRMS und SPMS untersucht (O'Connor et al. 2006). Zwei verschiedene Teriflunomid-Dosierungen (7 und 14 mg/d) wurden mit Placebo über einen Beobachtungszeitraum von 36 Wochen hinweg verglichen. Der primäre Endpunkt der Studie wurde erreicht, da die Patienten, die Teriflunomid erhielten (beide Dosierungen), bedeutend weniger aktive MS-Läsionen und eine geringere Anzahl neuer Läsionen in der MRT aufwiesen. Unter der höheren Dosis wurde zudem die EDSS-Progression verzögert und man konnte einen leichten Rückgang der Schubrate beobachten. Insgesamt wurde Teriflunomid gut vertragen. Infektionen der oberen Atemwege und Kopfschmerzen waren die häufigsten Nebenwirkungen. Im Rahmen der Anwendung bei rheumatoider Arthritis traten jedoch auch toxische Lebernekrosen und Panzytopenien gehäuft auf. Die Sicherheit und Wirksamkeit des Medikaments bei der MS wird derzeit weiter in einer laufenden Phase III-Studie untersucht (Warnke et al. 2009).

Laquinimod

Laquinimod (ABR-215062) ist ein neuartiger Immunmodulator, der in der EAE ungefähr 20mal potenter als sein Vorgänger Roquinimex (Linomide) ist (Brunmark et al. 2002). Die synthetische Verbindung hat eine hervorragende

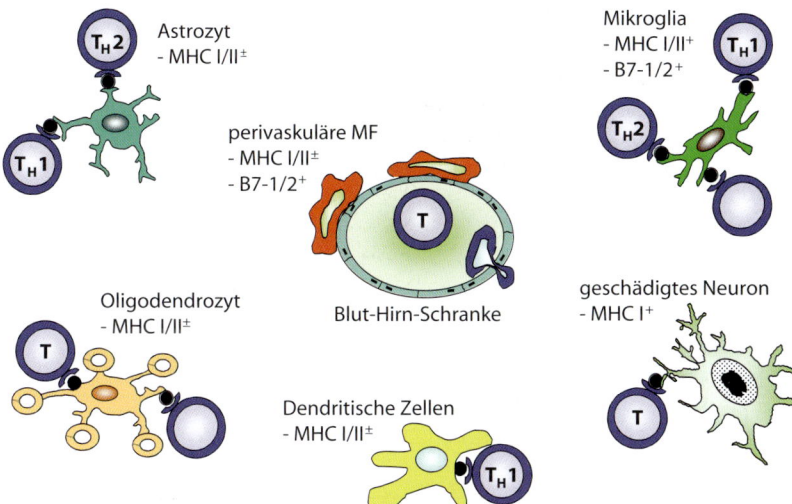

Abb. 3.1 Das zentrale Nervensystem beinhaltet zahlreiche zelluläre Komponenten, die ein lokales Immunmilieu formen. Unter verschiedenen Umständen können alle aufgezeigten Zellpopulationen MHC-Moleküle exprimieren, somit auf Antigene präsentieren und eine Immunantwort induzieren. Perivaskulär lokalisierte Makrophagen (MF) exprimieren auch kostimulatorische Moleküle wie B7-1 und B7-2.

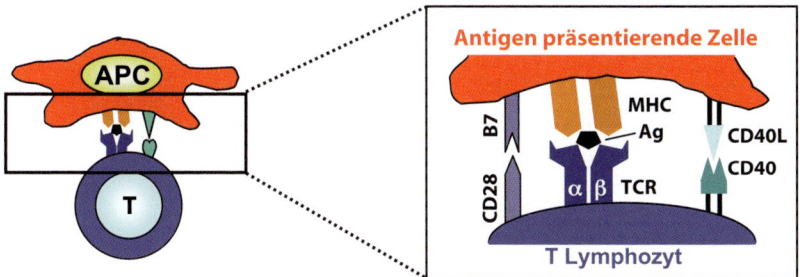

Abb. 3.2 Die »immunologische Synapse«: die Aktivierung von T-Lymphozyten erfordert die Erkennung eines Peptids, präsentiert von einer Antigen-präsentierenden Zelle (APC) über den MHC-Komplex, durch den T-Zell-Rezeptor (TCR) sowie die gleichzeitige Interaktion verschiedener kostimulatorischer Moleküle (z. B. CD40–CD40L, B7-CD28). Diese treten spezifisch miteinander in Verbindung. Adhäsionsmoleküle stabilisieren dabei die zelluläre Interaktion.

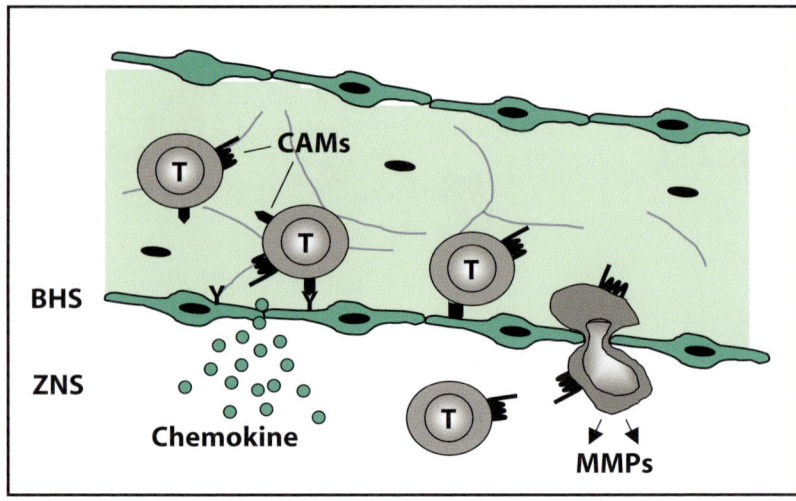

Abb. 3.3 Die Transmigration aktivierter Zellen über die Blut-Hirn-Schranke (BHS) erfolgt in einer genau gesteuerten Abfolge einzelner Sequenzen: Zelluläre Adhäsionsmoleküle (CAMs) vermitteln die Anhaftung der im Blutstrom treibenden Lymphozyten. Chemokine dienen dabei als Botenstoffe, die den Immunzellen den Ort der Immunreaktion signalisieren. Zur Überwindung der Gewebsbarriere in Form der Blut-Hirn-Schranke sezernieren die Zellen spezifische Enzyme, sog. Matrix-Metalloproteinasen (MMPs), die zu einer lokalen Schädigung führen und dadurch die Zellmigration erleichtern.

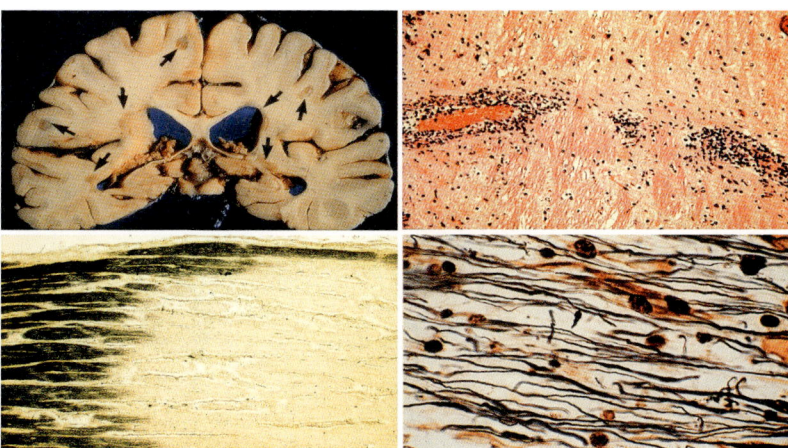

Abb. 3.5 Pathologie der MS: oben links: makroskopische Ansicht eines Autopsates. Die Pfeile zeigen bereits makroskopisch sichtbare MS-Plaques in der weißen Substanz; oben rechts: histopathologischer Nachweis lymphozytärer Infiltrate im ZNS, insbesondere im Bereich der Gefäße perivaskulär (HE Färbung); unten links: die Luxol-fast-blue-Färbung (LFB) demarkiert die Grenze des Demyelinisierung eines MS-Plaques (weißlich) zum angrenzenden gesunden Gewebe (grünlich-bläulich angefärbte Myelinscheiden); unten rechts: Nachweis axonaler Schädigung im MS-Gewebe; im Verlauf der Axone zeigen sich verschiedentlich Ballonierungen und Schwellungen als Zeichen der Schädigung (Silberfärbung).

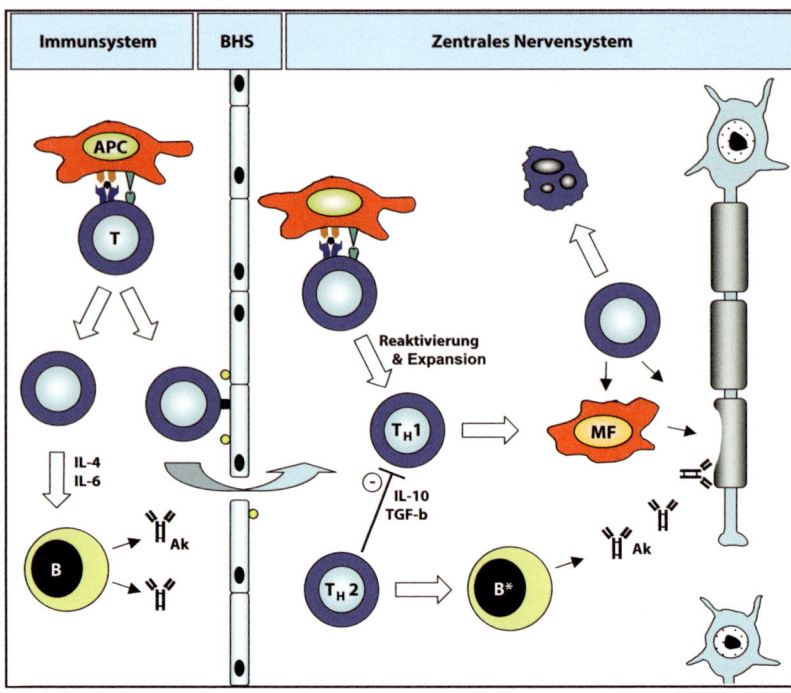

Abb. 3.6 Schema zur Immunpathogenese der MS: Autoreaktive T-Zellen (T) in der Peripherie erkennen ihr spezifisches Autoantigen (Ag), welches ihnen von Antigenpräsentierenden Zellen (APC) angeboten wird. Die aktivierten T-Zellen können die Blut-Hirn-Schranke (BHS) überwinden und das zentrale Nervensystem (ZNS) infiltrieren. Innerhalb des ZNS werden die T-Zellen reaktiviert und stimulieren Mikrogliazellen und Makrophagen. Dies führt zu einer gesteigerten Phagozytose und einer vermehrten Produktion von Zytokinen und freien Radikalen, welche letztlich Demyelinisierung und axonalen Schaden hervorrufen. Autoantikörper (Ak), welche von B-Zellen (B) produziert werden, tragen ebenfalls zur Gewebezerstörung bei.

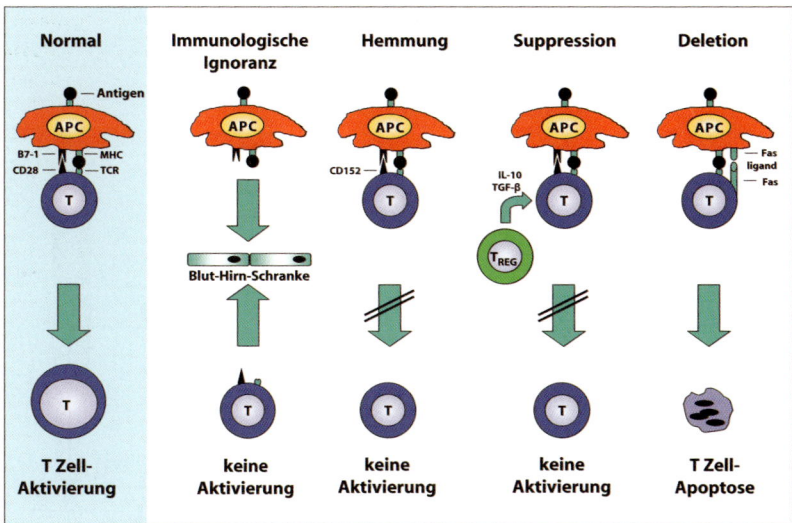

Abb. 3.7   Periphere T-Zell-Toleranz. Autoreaktive T-Zellen werden durch verschiedene Mechanismen kontrolliert, um das Entstehen einer Autoimmunkrankheit zu verhindern. Normalerweise führt eine Antigen-Präsentation zur Aktivierung der entsprechend reagiblen T-Zelle. Kontrollmechanismen umfassen die »immunologische Ignoranz«, d. h. ein Antigen dringt über bestimmte Barrieren nicht in entsprechende Regionen des Körpers vor – für das zentrale Nervensystem stellt die Blut-Hirn-Schranke eine solche Barriere dar; spezifische Moleküle, wie z. B. CD152, oder spezifische Zellpopulationen (regulatorische T-Zellen, TREG) kontrollieren und regulieren die T-Zellaktivierung, andere Moleküle induzieren einen programmierten Zelltod (Apoptose). Wenn diese Mechanismen gestört sind, gerät die Immunregulation in eine Dysbalance, die das Entstehen einer Autoimmunkrankheit begünstigt.

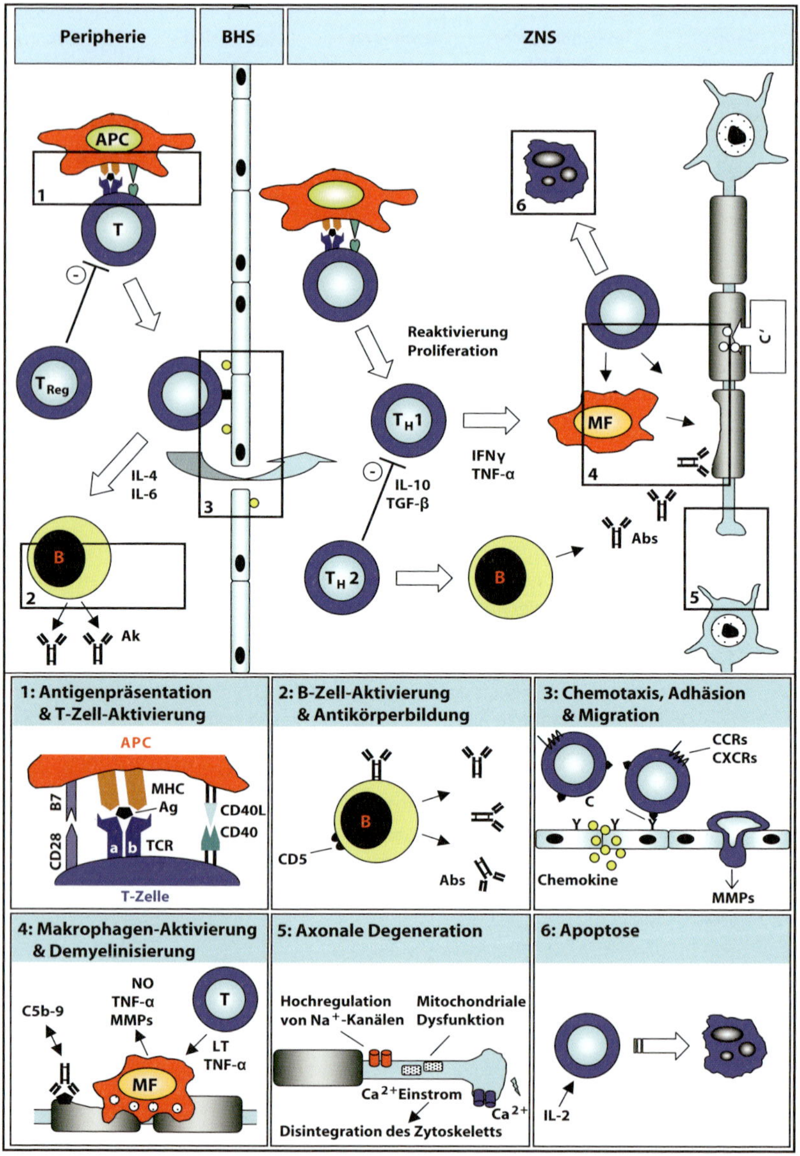

Abb. 5.1 Pathogenese der MS. Autoreaktive T-Zellen (T) in der Peripherie erkennen ihr spezifisches Autoantigen (Ag), welches ihnen von Antigen-präsentierenden Zellen (APC) über den Hauptthistokompatibilitätskomplex (MHC) Klasse II angeboten wird. Dies bedarf der Interaktion mit dem T-Zell-Rezeptor (TCR) und des gleichzeitigen Vorhandenseins kostimulatorischer Signale (CD28, B7, CD40, CD40L;

dargestellt in 1). Die aktivierten T-Zellen können die Blut-Hirn-Schranke (BHS) überwinden und das zentrale Nervensystem (ZNS) infiltrieren. Der Vorgang der transendothelialen Migration wird von einem komplexen Zusammenspiel aus zellulären Adhäsionsmolekülen (CAMs), Chemokinen und Chemokinrezeptoren (CCRs, CXCRs) sowie Matrix-Metalloproteinasen (MMPs) reguliert *(dargestellt in 3).* Innerhalb des ZNS werden die T-Zellen reaktiviert und stimulieren Mikrogliazellen und Makrophagen. Dies führt zu einer gesteigerten Phagozytose und einer vermehrten Produktion von Zytokinen und freien Radikalen, wie z. B. TNF-α, Lymphotoxin (LT) und Stickstoffmonoxid (NO), welche letztlich die Demyelinisierung und den axonale Schaden hervorrufen *(dargestellt in 4).* Autoantikörper (Ak), welche von B-Zellen (B) produziert werden, tragen ebenfalls zur Gewebezerstörung bei *(dargestellt in 2).* Zudem können sie die Komplementkaskade aktivieren, was die Bildung des sog. Membran-Angriffs-Komplexes (C5b-9) zur Folge hat und zur Auflösung der Zielstruktur führt *(dargestellt in 4).* Die Hochregulation von Na$^+$- und Ca^{2+}-Kanälen auf den Axonen sowie eine gestörte Mitochondrienfunktion fördern ebenfalls die axonale Degeneration *(dargestellt in 5).* Die Entzündungsreaktion wird durch ein Gleichgewicht pro- und antiinflammatorischer Zytokine, wie z. B. IL-10, TGF-β oder auch IL-2, welches Apoptose in T-Zellen induzieren kann, reguliert *(dargestellt in 6).*

orale Bioverfügbarkeit, wirkt immunregulierend, jedoch nicht immunsuppressiv. Seine nachhaltige Aktivität auf das Immunsystem konnte schon an mehreren Tiermodellen autoimmuner- oder entzündlicher Erkrankungen gezeigt werden (Jonsson et al. 2004). Linomide konnte in klinischen Phase II-MS-Studien sehr effizient aktive MRT-Läsionen mindern (Andersen et al. 1996). Eine größere Phase III-Studie musste jedoch wegen unerwarteter, schwerer Nebenwirkungen wie Serositis und Myokardinfarkt frühzeitig gestoppt werden (Noseworthy et al. 2000b).

In zwei klinischen Phase I-Studien wurde Laquinimod von gesunden Probanden und MS-Patienten gut vertragen. Kürzlich wurden die Ergebnisse einer doppelblinden, randomisierten, Multicenterstudie an 180 RRMS-Patienten, denen zwei unterschiedliche Laquinimod Dosen (0,1 mg/d und 0,3 mg/d) oral verabreicht worden waren, veröffentlicht (Polman et al. 2005a). Die Studiendauer betrug 24 Wochen. Zusammenfassend wurde durch 0,3 mg/d Laquinimod im Vergleich zu Placebo die durchschnittliche kumulative Anzahl aktiver MRT-Läsionen signifikant verringert (5,24 vs. 9,44; 44 % Reduktion). Dieser Effekt war bei Patienten mit mindestens einer aktiven Läsion zu Beginn der Studie sogar noch ausgeprägter (52 % Reduktion). Die klinischen Untersuchungsparameter (Schubrate, Behinderungsgrad) unterschieden sich jedoch nicht zwischen den Gruppen. Das Sicherheitsprofil war günstig und es gab keine unerwünschten entzündlichen Nebenwirkungen. Inwieweit sich die Ergebnisse an größeren Patientenzahlen bestätigen lassen, wird derzeit in laufenden klinischen Studien geprüft (Polman et al. 2005a).

Phosphodiesterase-Inhibitoren

Phosphodiesterase (PDE)-Inhibitoren wirken durch die Erniedrigung intrazellulärer cAMP (zyklisches Adenosin-Monophosphat)- und cGMP (zyklisches Guanosin-Monophosphat)-Spiegel entzündungshemmend (Dyke und Montana 2002). Außerdem können sie durch die Beeinflussung des lokalen Zytokinmilieus das Immungleichgewicht in Richtung Th2-vermittelter Antworten verlagern (Bielekova et al. 2000a). Die Behandlung mit PDE-Inhibitoren war bereits in mehreren EAE-Modellen erfolgreich (Fujimoto et al. 1999), aber der orale PDE-4 spezifische Inhibitor Rolipram zeigte in einer zentrenübergreifenden, offenen Studie an 18 MS-Patienten keinen Effekt (Friese et al. 2006).

PPAR-γ-Agonisten: Thiazolidinedione (Pioglitazon, Rosiglitazon)

Thiazolidinedione sind insulin-sensibilisierende Verbindungen, die ursprünglich für die Therapie des Diabetes Typ 2 zugelassen wurden. Sie wirken über die Aktivierung des nukleären Transkriptionsfaktors Peroxisom-proliferationsaktivierter Rezeptor-γ (PPAR-γ; Pershadsingh et al. 2004). Außer den Glukose-senkenden Eigenschaften haben Thiazolidinedione eine deutliche entzündungs- und wachstumshemmende Wirkung: Sie verhindern die T-Zell-Aktivierung, reduzieren die Produktion proinflammatorischer Zytokine und erhöhen die Resistenz gegenüber Zytotoxizität (Dello Russo et al. 2003). Nebenwirkungen dieser Substanzklasse sind Hepatoxizität, periphere Ödeme und Gewichtszunahme. Man konnte in mehreren Studien zeigen, dass Thiazolidinedione den klinischen Verlauf und die Gewebeschädigung bei der EAE verbessern (Storer et al. 2005). In peripheren mononukleären Blutzellen von gesunden Kontrollpersonen und MS-Patienten wurden die PPAR-γ-Spiegel durch die Pioglitazon-Behandlung reguliert (Klotz et al. 2005) und vorläufige experimentelle Ergebnisse lassen vermuten, dass Thiazolidinedione u. U. auch den Krankheitsverlauf von MS-Patienten positiv beeinflussen können (Pershadsingh 2004). In einer kleinen Studie wurde die Gabe von 30 mg/d Pioglitazon an Patienten mit RRMS, die mit IFN-β therapiert wurden, untersucht. Elf Patienten im Verumarm und zehn im Placeboarm schlossen die Studie nach einem Jahr ab. Pioglitazon wurde gut vertragen, im MRT zeigte sich eine signifikante Reduktion der Hirnatrophie unter Pioglitazon gegenüber Placebo, klinisch konnte kein Effekt auf die Behinderungsprogression erhoben werden (Kaiser et al. 2009). Die Ergebnisse dieser kleinen Studie werden insgesamt positiv bewertet und weitere Untersuchungen zur klinischen Wirksamkeit der Substanz zur Therapie der RRMS sind angedacht.

Fingolimod (FTY720)

Fingolimod (FTY720) leitet sich vom Pilz *Isaria sinclairii* ab und hat eine einzigartige immunregulatorische Wirkung. Nach *in vivo*-Phosphorylierung entsteht aus FTY720 das FTY720-Phosphat(P), ein nicht-selektiver, hoch affiner Agonist der Sphingosin 1-Phosphat-Rezeptoren (S1P). Die der Fingolimod-Wirkung zugrunde liegenden Mechanismen sind noch nicht genau bekannt: Eine Hypothese geht davon aus, dass sich FTY720 direkt an die S1P-Rezeptoren auf Lymphozyten bindet (»funktioneller Antagonismus«). Hieraus resultiert eine Rezeptorinternalisierung und -degradierung, wodurch die Auswanderung autoaggressiver Lymphozyten aus den Lymphknoten entlang eines endogenen chemotaktischen S1P-Gradienten verhindert wird (Matloubian et al. 2004). Fingolimod hält demnach CD4$^+$-, CD8$^+$- und B-Zellen in den sekundären Lymphorganen zurück, so dass diese nicht zu den entzündlichen Herden im ZNS gelangen können (Brinkmann et al. 2002). Dieses vermehrte sog. »Homing« der Lymphozyten scheint dabei stark von der Expression verschiedener Chemokine abzuhängen (Cyster 2005). Außerdem wurde kürzlich in einer Studie gezeigt, das Fingolimod einen direkten Einfluss auf dendritische Zellen (Muller et al. 2005) und Oligodendrozyten sowie deren Vorläuferzellen (Miron et al. 2008a und 2008b) zeigt. Die zweite Hypothese besagt, dass die Schrankenfunktion der Lymphknotengefäße durch die Substanz verändert wird, indem sie an S1P-Rezeptoren auf lymphatischen Endothelzellen bindet. Dies blockiert die Transmigration der Lymphozyten vom medullären Parenchym eines Lymphknotens zu seinen Drainageregionen (Mandala et al. 2002). Aufgrund der genannten Wirkmechanismen erzeugt

Fingolimod eine ausgeprägte Lymphopenie im peripheren Blut, ruft jedoch keine allgemeine Immunsuppression hervor.

Das therapeutische Potenzial des Moleküls konnte schon in mehreren Studien zur Organtransplantationen gezeigt werden (Budde et al. 2002). Zudem war Fingolimod in verschiedenen EAE-Modellen wirksam (z. B. Fujino et al. 2003, Balatoni et al. 2009). Die Ergebnisse einer internationalen, doppelblinden, placebokontrollierten Phase II-Studie mit 281 RRMS-Patienten zeigten sich vielversprechend (Kappos et al. 2006a). Die Teilnehmer bekamen über sechs Monate Fingolimod 1,25 mg/d oder 5 mg/d p. o. bzw. Placebo verabreicht. Am Ende der Beobachtungsperiode war die Gesamtzahl der Gd-anreichernden Läsionen auf den monatlichen MRT-Aufnahmen in beiden Dosisgruppen deutlich reduziert (primärer Studienendpunkt). Neue Kontrastmittel aufnehmende Herde sowie neuen Läsionen in der T2-Wichtung waren ebenfalls in geringerer Anzahl nachweisbar. Außerdem blieb ein deutlich höherer Anteil von Patienten, die Fingolimod erhielten schubfrei (86 % in der Verum-Gruppe gegenüber 70 % in der Placebogruppe). Die Schubrate wurde unter der Fingolimod-Behandlung zwischen 53 % und 55 % reduziert. Die Ergebnisse der 24-monatigen Nachbeobachtungsphase, in der alle Teilnehmer auf eine Verum-Medikation eingestellt wurden, zeigten eine anhaltende Wirksamkeit (O'Connor et al. 2009). Im Allgemeinen war die Substanz sicher in der Anwendung und es zeigten sich keine schwer wiegenden Nebenwirkungen. Verhältnismäßig oft wurden jedoch Erkältungen, Sinusitiden, leichte Kopfschmerzen und gastrointestinale Nebenwirkungen berichtet. Diese kamen insgesamt unter der höheren Dosierung häufiger vor. Aufgrund des Wirkmechanismus des Medikaments sind jedoch weitere Sicherheitsuntersuchungen bei längerfristiger Verabreichung dringend notwendig. In den Studien zur Transplantatabstoßung traten beispielsweise mehrmals Makulaödeme auf. Weiterhin müssen augrund der S1P-Co-Expression im Herz-Kreislaufsystem eine mögliche Hypotonie bzw. Bradykardie bedacht werden. Kürzlich wurden zwei große Phase III-Studien zum Fingolimod bei RRMS abgeschlossen. Eine der Studien untersuchte die Sicherheit und Wirksamkeit zweier Dosierungen (1,25 mg/d und 0,5 mg/d) gegen Placebo (FREEDOMS; Kappos et al. 2010), die andere beschäftigte sich mit der Wirksamkeit von Fingolimod im direkten Vergleich zu IFN-β1a i.m. (TRANSFORMS; Cohen et al. 2010). Beide Studien zeigten, dass Fingolimod die Schubrate, die Behinderungsprogression und MRT-Endpunkte zu verbessern vermag. Die Schubratenreduktion (primärer Endpunkt) betrug 54 % (0,5 mg) bzw. 60 % (1,25 mg) gegenüber Placebo, sowie 52 % (0,5 mg) bzw. 39 % (1,25 mg) gegenüber IFN-β1a i.m.

Fingolimod ist derzeit sicherlich eine der interessantesten und innovativsten immunmodulatorischen Substanzen in klinischer Testung. Dies trifft sowohl für seinen immunologischen Wirkmechanismus als auch für seine Praktikabilität (orale Verabreichung) zu. Dennoch sollte man die oben erwähnten Vorbehalte berücksichtigen. Die unlängst abgeschlossenen Phase III-Studien können nicht die Frage beantworten, ob die Anwendung des Medikamentes langfristig sicher und wirksam ist. Momentan kann man noch nicht vorhersagen, inwieweit die durch Fingolimod verursachte, dauerhafte Suppression der Lymphozytenmigration die Immunabwehr des menschlichen Organismus beeinträchtigen wird.

Fumarsäure

Die Fumarsäure wird bisher nur zur Behandlung der Psoriasis eingesetzt. Aufgrund zahlreicher Nebenwirkungen wurden inzwischen neuere Fumarsäureester (FSE) mit besserer Verträglichkeit entwickelt (Linker et al. 2008b). Vor kurzem wurden die Ergebnisse einer offenen Studie mit FSE an zehn Patienten mit RRMS veröffentlicht (Schimrigk et al. 2006). Dabei schloss sich an eine 6-wöchige Baseline-Phase die 18-wöchige Behandlungsphase (Zieldosis 720 mg/d) an, die wiederum von einer vier Wochen dauernden Auswaschphase gefolgt war. Danach wurde FSE nochmals in reduzierter Dosis von 360 mg/d über 48 Wochen verabreicht. Nach insgesamt drei Monaten zeigte sich ein Rückgang der Schubfrequenz und des Gesamtvolumens Gd-anreichender Herde in der MRT. Allerdings beendeten immerhin drei Patienten die Studie aufgrund gastrointestinaler Nebenwirkungen vorzeitig.

Im Rahmen einer größeren, doppelblinden und placebokontrollierten Studie an 257 MS-Patienten, die mit drei unterschiedlichen Dosierungen eines FSE (BG00012; 120 mg, 360 mg oder 720 mg pro Tag über 24 Wochen) behandelt wurden, konnte sowohl klinische als auch paraklinische Wirksamkeit für FSE demonstriert werden (Kappos 2008). Auf die Behandlungsphase folgte eine 24-wöchige Extensionsphase, in der alle Teilnehmer auf aktive Medikation eingestellt wurden. Zirka 90 % der Patienten beendeten die Studie. Durch die höchste Dosis BG00012 (720 mg/d) wurde die mittlere Anzahl Kontrastmittel aufnehmeder Herde (primärer Studienendpunkt) signifikant reduziert. Zudem zeigten sich positive Effekte auf die Anzahl neuer Herde in der T2-Wichtung und auf die Entstehung neuer black holes im Vergleich zu Placebo. Nebenwirkungen in Form von Hautreaktionen, Kopfschmerzen, Nasopharyngitis und Übelkeit waren in allen Gruppen gleich häufig anzutreffen (Gold et al. 2006a). Die Initiatoren der Studie kommen daher zu dem Schluss, dass BG00012 zumindest über den Beobachtungszeitraum von 24 Wochen sicher und wirksam bei Patienten mit RRMS ist. In großen Phase III-Studien wird gegenwärtig die klinische Wirksamkeit von BG00012 untersucht.

5.1.3.2.3 Substanzen mit sekundären immunmodulatorischen Eigenschaften

Statine

Statine wirken über die Blockade des Schlüsselenzyms der Cholesterinbiosynthese, 3-Hydroxy-3-Methylglutaryl-Coenzym A (HMG-CoA)-Reduktase, fett senkend. Darüber hinaus konnte man in den letzten Jahren zeigen, dass Statine potente immunmodulatorische und antientzündliche Eigenschaften besitzen

(Kwak et al. 2000) und beispielsweise die EAE positiv beeinflussen können (Youssef et al. 2002). Die Mechanismen, welche diese immunologischen Wirkungen vermitteln, sind mannigfaltig und umfassen:

- Eine Reduktion der T- und B-Zell-Proliferation
- Eine Blockade der MMP-Sekretion
- Die verminderte Expression von Adhäsionsmoleküle und Chemokinrezeptoren auf B- und T-Zellen
- Die Verhinderung der IFN-γ-induzierbaren MHC-Klasse-II-Expression auf verschiedenen Typen nicht-professioneller APZ
- Die Reduktion kostimulatorischer Moleküle
- Eine verminderte Produktion proinflammatorischer bei gleichzeitig gesteigerter Sekretion antiinflammatorischer Zytokine (Rizvi und Bashir 2004).

In einer kleinen, offenen Studie an 28 RRMS-Patienten konnte man eine positive Wirkung von oral verabreichtem Simvastatin (80 mg/d) über sechs Monate nachweisen. Die Anzahl und Ausprägung Gd-anreichernder Läsionen wurde um 44 bzw. 41 % reduziert (Vollmer et al. 2004). Obwohl diese Ergebnisse viel versprechend sind, ist die Aussagekraft der Studie wegen der fehlenden Placebo-Gruppe deutlich eingeschränkt. Momentan wird in 14 nordamerikanischen Zentren eine größere placebokontrollierte Studie an 152 Patienten mit CIS durchgeführt, in der über zwölf Monate die Wirksamkeit von 80 mg Atorvastatin getestet wird.

Aufgrund ihrer pharmakologischen Eigenschaften und der vermuteten Wirkmechanismen werden Statine gerne in Kombinationsstudien angewandt. Die gleichzeitige Gabe von Atorvastatin und GA unter experimentellen Bedingungen zeigte interessante immunologische Effekte (Stuve et al. 2006). Eine *In-vitro*-Untersuchung von Neuhaus und Kollegen (Neuhaus et al. 2002) zeigte eine synergistische Wirkung von IFN-β und Statinen hinsichtlich der Verhinderung der T-Zell-Aktivierung. Demgemäß wurden verschiedene klinische Studien zur Kombinationstherapie von Atorvastatin mit IFN-β bei RRMS initiiert. In einer kleineren Studie erhielten 41 RRMS-Patienten, davon 16 mit IFN-β-Komedikation, 80 mg/d Atorvastatin (Paul et al. 2008). Im MRT zeigte sich nach neun Monaten eine signifikante Reduktion Kontrastmittel aufnehmender Läsionen. Ergebnisse weiterer Studien dürfen in den kommenden Jahren erwartet werden.

Sexualhormone

Eine Beteiligung von Sexualhormonen an der Pathogenese der MS wird schon seit längerem angenommen. Zum Beispiel haben Frauen generell eine höhere Suszeptibilität für verschiedene Autoimmunerkrankungen und sind während der Schwangerschaft teilweise vor MS-Schüben geschützt. Außerdem wird die EAE durch Östrogene abgeschwächt, was u. a. auf deren Fähigkeit beruht, die Immunantwort in Richtung Th2-vermittelter, antientzündlicher Prozesse umzulenken (Farrell et al. 2005). Die genannten Befunde bildeten die Rationale für eine Pilotstudie an zwölf RRMS bzw. SPMS-Patientinnen (Sicotte et al. 2002). Man verabreichte den Teilnehmerinnen über sechs Monate eine Östriol-Dosis, die äquivalent zu einer bestehenden Schwangerschaft war. Daran schloss ich eine sechsmonatige Nachbeobachtungsphase an. Während es auf der EDSS und bei der Schubrate keine wesentlichen Veränderungen gab, konnte man bis zu drei Monate nach der Behandlung eine signifikante Reduktion neuer, Gd-positiver MRT-Läsionen feststellen. Aufgrund der geringen Patientenzahl ist die Aussagekraft der Studie allerdings deutlich begrenzt. Außerdem besteht ein erhöhtes Risiko kardiovaskulärer Komplikationen unter der Therapie und es können nur weibliche Patienten mit Östrogenen behandelt werden (Farrell et al. 2005).

In einer weiteren von der US-Amerikanischen MS-Gesellschaft finanzierten Studie wurde die Wirkung von Testosterongel (100 mg/d über 6 Monate) untersucht; es wurden zehn männliche RRMS-Patienten eingeschlossen. Nach zwölf Monaten Behandlung war die Krankheitsaktivität der Patienten stabil, die kognitiven Funktionen zeigten sich signifikant gebessert und das Ausmaß der Hirnatrophie sank (Sicotte et al. 2006). Außerdem war in den Blutuntersuchungen ein erhöhter Spiegel von BDNF nachweisbar. Die Studie verlief insgesamt ohne größere Nebenwirkungen.

Harnsäurevorläufer

Man nimmt heute an, dass freie Radikale, die im Verlauf der MS entstehen, das ZNS-Gewebe direkt schädigen können. Harnsäure ist ein Purin-Metabolit, der zum einen selektiv Peroxynitrit-vermittelte Radikal-Reaktionen hemmt und zum anderen eine direkte Rolle in der Pathogenese der MS spielen könnte. So haben MS-Patienten niedrigere Harnsäurespiegel im Serum im Vergleich zu Gesunden und bei Personen mit Hyperurikämie tritt die Erkrankung seltener auf. Außerdem wirkt Harnsäure in der EAE protektiv (Scott et al. 2002). Somit könnte die therapeutische Erhöhung der Harnsäurespiegel im Blut von MS-Patienten, z. B. durch die orale Verabreichung von Harnsäure-Vorläufern wie Inosin einen positiven Effekt auf den Krankheitsverlauf haben. Um diese Hypothese zu überprüfen, wurde eine doppelblinde, placebokontrollierte Studie zu Inosin an RRMS-Patienten initiiert.

5.1.3.3   Autologe Stammzelltransplantation

Die Überlegung, das bei der MS fehlgeleitete Immunsystem durch eine autologe hämatopoetische Stammzelltransplantation (HSCT) komplett zu ersetzen, erscheint konzeptionell sehr interessant. Allerdings wird dieser Ansatz kontrovers diskutiert. Bei der autologen HSCT werden die Immunzellen des Patienten durch eine stark wirksame Chemotherapie zerstört (»Ablation«) und daraufhin durch autologe hämatopoetische Stammzellen ersetzt. Diese werden vor der Immunablation aus dem Knochenmark oder Blut des Patienten isoliert.

Man erhofft sich, mit dieser Methode autoimmune Effektorzellen dauerhaft beseitigen zu können. Da sich das Immunsystem durch die Rückführung »gesunder« Stammzellen prinzipiell wieder erholt, birgt dies die Chance einer vollständigen Heilung bei geringeren Nebenwirkungen im Vergleich zu herkömmlichen immunsuppressiven Therapien (Farrell et al. 2005). Hämatopoetische Stammzellen können entweder durch autologe (vom Patienten selbst), allogene (von einem genetisch passenden Spender) oder syngene (von einem Zwilling) Transplantation verabreicht werden. Während es nach einer autologen Transplantation zwar keiner chronischen Immunsuppression bedarf, scheint das Risiko eines Krankheitsrückfalls bei dieser Methode höher zu sein (Farrell et al. 2005). Die theoretischen Grundlagen zu den laufenden klinischen Studien zur HSCT wurden v. a. aus verschiedenen Tiermodellen der Autoimmunität gewonnen (Farrell et al. 2005).

Obwohl immer mehr Studien zur Stammzelltransplantation bei MS zur Verfügung stehen, ist diese Methode noch immer sehr umstritten. Bisher hat man bei ungefähr 250 MS-Patienten eine HSCT durchgeführt, insgesamt mit z. T. sehr unterschiedlichen Ergebnissen. Es ist schwierig, die einzelnen Patientenkollektive miteinander zu vergleichen, da deren Zusammensetzung sowie die technischen Vorgehensweisen stark variieren. In zwei kürzlich durchgeführten Studien konnte man eine deutliche Suppression der MRT-Aktivität und eine Stabilisierung des Krankheitsverlaufes nach HSCT demonstrieren. Mancardi und Mitarbeiter fanden heraus, dass die Anzahl Gd-anreichernder Läsionen bei acht von zehn Patienten auf null zurückging und dass sich während einer 15-monatigen Folgestudie bei keiner der Testpersonen neue Kontrastmittel anreichernde Plaques bildeten (Mancardi et al. 2001). Klinisch verbesserten sich sechs Patienten, während vier stabil blieben. Die retrospektive Auswertung von 85 Patienten durch Fassas und Mitarbeiter ergab, dass sich der Zustand bei 21 % der Patienten nach HSCT verbesserte und es bei 74 % zumindest zu keiner Progression kam (Fassas et al. 2002). Dabei zeigen Individuen mit RRMS oder aktiver SPMS bessere Ergebnisse als PPMS-Patienten. In sieben verschiedenen Zentren in Italien wurde eine Phase II-Studie zur autologen HSCT an 19 Patienten mit allen MS-Formen durchgeführt. Diverse klinische und MRT-Parameter wurden über sechs Jahre verfolgt und die Mobilisierung und *in vitro*-Konditionierung der Stammzellen erfolgten nach einem standardisierten Protokoll (Saccardi et al. 2005). Bei insgesamt 18 Patienten kam es zur Stabilisierung oder klinischen Verbesserung im Anschluss an die Transplantation. Entsprechend den klinischen Daten sank die Läsionslast im MRT drastisch. Nash und Mitarbeiter berichteten über HSCT an 26 Patienten mit einem durchschnittlichen Wert auf der EDSS von 7 (Nash et al. 2003). Die mittlere Beobachtungszeit betrug 24 Monate. Zusammengefasst betrug die 3-Jahres-Überlebensrate 91 %, bei 27 % der Teilnehmer kam es zu einer weiteren EDSS-Progression ($\geq$ 1,0 Punkte). Neun von zwölf Patienten behielten ihre oligoklonalen Banden im Liquor trotz HSCT und bei vier Patienten entwickelten sich neue Gd-anreichernde Läsionen im kraniellen MRT. Im Gegensatz dazu stehen die Befunde einer anderen Arbeitsgruppe, die durch autologe HSCT an 14 Patienten mit rapide progredienter SPMS (Samijn et al. 2006) die Progression der Erkrankung nicht aufhalten konnte, obwohl man in der MRT nach Therapie keine Kontrastmittel anreichernden Herde im Gehirn oder Rückenmark mehr finden konnte. Auch hier blieben die oligoklonalen Banden im Liquor in den meisten Fällen positiv. Derzeit werden verschiedene kontrollierte Studien zur HSCT bei MS durchgeführt, u. a. die ASTIMS-Studie, eine multicentrische, prospektive, randomisierte, einfachblinde Phase III-Studie zum Vergleich der Wirksamkeit einer hoch dosierten Immunablation mit anschließender autologer HSCT im Vergleich zu MIX bei rasch- progressiver MS (EDSS zwischen 3,5 und 6,5).

Es ist noch unklar, ob die berichteten positiven Auswirkungen der HSCT auf den Krankheitsverlauf der MS durch die Depletion autoreaktiver Lymphozyten oder durch die Regeneration des Immunsystems vermittelt werden. Kürzlich befassten sich Muraro und Mitarbeiter (Muraro et al. 2005) mit dieser Thematik und konnten zeigen, dass die Rekonstitution der Leukozyten mit einer durchschnittlichen Verdoppelung der naiven CD4-T-Zellen auf Kosten der Gedächtnis-T-Zellen einhergeht. Zudem wiesen die T-Lymphozyten nach der Transplantation eine breitere klonale Vielfalt sowie eine gesteigerte Spezifität auf. Diese Ergebnisse zeigen, dass die durch HSCT ausgelösten immunologischen Mechanismen über den bloßen Effekt einer Immunablation hinausgehen.

Die berichteten positiven Erfahrungen zur HSCT bei MS gehen mit einer Reihe offener Fragen einher. Am problematischsten ist in diesem Zusammenhang sicherlich das nicht unerhebliche Risiko einer behandlungsbezogenen Mortalität, welches sich zwischen 5 % und 8 % bewegt und in diesem Ausmaß bei einer primär nicht tödlich verlaufenden Krankheit wie der MS nicht akzeptabel ist. Als Konsequenz wurde versucht, standardisierte Richtlinien und Auswahlkriterien zur autologen HSCT bei MS aufzustellen (Blanco et al. 2005). Neben bestimmten technischen Vorgehensweisen empfehlen diese Richtlinien, die Behandlung nur in ausgewiesenen Transplantationszentren durchzuführen. Außerdem sollten die Patienten nicht über 50 Jahre alt sein und eine höchst aktive RRMS aufweisen (EDSS-Werte zwischen 3,5 und 6,5), die mit den zugelassenen immunmodulatorischen oder immunsuppressiven Therapien nicht in den Griff zu bekommen ist.

5.1.3.4   Neuroprotektion und Neuroregeneration

Eine der größten Herausforderungen zukünftiger Therapiestrategien bei der MS ist der Schutz des Nervengewebes vor irreversibler Schädigung. Viele der bereits zugelassenen antiinflammatorischen Medikamente haben zwar positive Auswirkungen auf die Schubrate, beeinflussen jedoch die Progression der Behinderung und die Gewebedegeneration nur unzureichend. Daher steigt die Anzahl der untersuchten Substanzen, die mechanistisch auf Neuroprotektion und Remyelinisierung abzielen, stetig an. Auch wenn die experimentellen Daten zu diversen Neuroprotektiva teilweise faszinierend sein mögen, scheint der Weg dieser Substanzklasse aus dem Labor in den klinischen Alltag besonders lang zu sein. Derzeit existiert kein neuroprotektives Medikament bei MS, das in absehbarer Zeit vor der Markteinführung steht.

5.1.3.4.1 Neurotrophe Faktoren

Neurotrophe Faktoren wie ciliary neurotrophic factor (CNTF), der leukemia-inhibitory factor (LIF) oder der insulin-like growth factor-1 (IGF-1) sind Proteine, die das Überleben und die Differenzierung von Nervenzellen regulieren (Thoenen und Sendtner 2002) und über spezifische Neurotrophin-Rezeptoren wirken (Bothwell 1995). Sie sollen das Zytokingleichgewicht im ZNS durch bisher noch unbekannte Mechanismen in Richtung Antiinflammation verlagern (Villoslada et al. 2000). Außerdem fördern sie möglicherweise das Überleben von Neuronen in MS-Läsionen (Kerschensteiner et al. 2003). Deshalb scheint die exogene Anwendung neurotropher Faktoren prinzipiell ein viel versprechender therapeutischer Ansatz zu sein, wie verschiedene experimentelle Studien aufzeigen konnten (Thoenen und Sendtner 2002). Kontrollierte klinische Studien dazu existieren bisher nicht.

5.1.3.4.2 Cannabinoide

Cannabinoide (CB) sind fettlösliche Moleküle, die ihre Wirkung im ZNS über die Interaktion mit dem CB-Rezeptor-Typ 1 (CB1) entfalten. Bei der MS sind sie insbesondere zur symptomatischen Therapie der Spastik und des Schmerzes von Bedeutung. Unter experimentellen Bedingungen ließ sich durch CB Tremor und Spastik in einem chronischen MS-Mausmodell verbessern (Baker et al. 2000). Dennoch waren in einer randomisierten, placebokontrollierten Studie (CAMS-Studie) zur Wirkung von oralem Delta(9)-Tetrahydrocannabinol (Delta(9)-THC) auf die Spastik bei 667 stabilen MS-Patienten über 15 Wochen keine objektiv messbaren Behandlungserfolge nachweisbar. Lediglich einige sekundäre Studienparameter (Mobilität, subjektive Wahrnehmung der Spastik) verbesserten sich leicht (Zajicek et al. 2003). Die Analyse der Folgestudie beschäftigte sich mit der langfristigen Wirksamkeit und Sicherheit von CB bei MS nach zwölf Monaten. Auch hier zeigte Delta(9)-THC nur eine geringe Wirkung gemessen an der Ashworth Spastikskala. Unter der Behandlung traten keine größeren Nebenwirkungen auf.

Experimentelle Befunde deuten zudem auf ein mögliches neuroprotektives Potenzial der CB hin, welches u. U. über eine Reduktion der Glutamatausschüttung vermittelt wird. Außerdem haben CB-Knock-out-Mäuse einen schwereren Krankheitsverlauf in der EAE als entsprechende Wildtyptiere (Pryce et al. 2003). Ob CB neben ihrer symptomatischen Anwendung eine zusätzliche Rolle in der kausalen Therapie der MS spielen werden, muss zunächst noch in größeren kontrollierten klinischen Studien untersucht werden.

5.1.3.4.3 Erythropoietin und Granulozytenkolonie-stimulierender Faktor

Erythropoetin (Epo) ist ein hämatopoetischer Wachstumsfaktor der Erythropoese. Daneben besitzt es bemerkenswerte neuroprotektive Eigenschaften, die unter verschiedenen pathophysiologischen Bedingungen im ZNS wie Ischämie, Trauma, Hypoxie oder Inflammation (Genc et al. 2004) zum Tragen kommen. Epo und sein Rezeptor (EpoR) werden auf Neuronen exprimiert (Genc et al. 2006). Die therapeutische Gabe von Epo bei EAE-Mäusen (50 U/kg KG über 14 Tage) schwächte die Schwere der Erkrankung deutlich ab. Man führte diesen Effekt auf die Reduktion des axonalen Schadens und der Demyelinisierung, eine verringerte Anzahl infiltrierender inflammatorischer Zellen sowie eine verminderte Durchlässigkeit der Blut-Hirn-Schranke zurück (Li et al. 2004). Außerdem fördert es die Differenzierung von Oligodendrozyten-Vorläuferzellen, stimuliert die Neurogenese im Striatum und der subventrikulären Zone und erhöht die BDNF-Ausschüttung (Agnello et al. 2002). In einer kleinen Studie an Schlaganfall-Patienten konnten durch intravenöse Gabe von Epo das neurologische Defizit in der subakuten Phase vermindert und die Konzentration von S-100β als Marker für gliale Schädigung im Serum reduziert werden (Ehrenreich et al. 2004). Eine kontrollierte Studie an 20 bis 30 MS-Patienten ist derzeit in Planung. Ein erster Bericht an zehn Patienten (offene Beobachtung) zeigt positive Effekte der Substanz (Ehrenreich et al. 2007).

Granulozytenkolonie-stimulierender Faktor (G-CSF) ist ein weiteres Mitglied aus der Familie der Glykoproteinwachstumsfaktoren mit neuroprotektiven Eigenschaften. G-CSF steuert hauptsächlich die Proliferation und Differenzierung hämatopoetischer Vorläuferzellen, aktiviert aber auch direkt neutrophile Granulozyten und Monozyten (Boneberg und Hartung 2002). Die ausgeprägten antiinflammatorischen Eigenschaften von G-CSF wurden erst kürzlich entdeckt (Boneberg und Hartung 2002). Im gesunden Gehirn wird G-CSF v. a. von Nervenzellen exprimiert und innerhalb von vier Stunden nach einer fokalen zerebralen Ischämie massiv heraufreguliert (Kleinschnitz et al. 2004). Somit kann G-CSF unter verschiedenen pathologischen Bedingungen möglicherweise als intrinsischer Neuroprotektor fungieren. Diese Hypothese wird aktuell in verschiedenen klinischen Studien weiter untersucht (Rutella et al. 2005).

5.1.3.4.4 Glutamat-vermittelte Exzitotoxizität

Unter physiologischen Bedingungen ist der Glutamat-vermittelte Einstrom von Kalzium in Nervenzellen für basale kognitive Funktionen wie z. B. das Lernen und das Gedächtnis essentiell. Im Gegensatz dazu kann die vermehrte Aktivierung dieses Transmitters unter pathologischen Bedingungen zu Glutamat-induzierter Exzitotoxizität führen. Die Wirkungen von Glutamat werden u. a. durch verschiedene ionotropische Rezeptoren vermittelt: N-Methyl-D-Aspartat (NMDA), α-Amino-3-Hydroxy-5-Methyl-4-Isoxazol-Proprionsäure-Rezeptoren (AMPA) und Kainat-Rezeptoren (Frohman et al. 2006b).

Es gibt Hinweise darauf, dass exzitotoxische Mechanismen eine wichtige Rolle im Rahmen neurodegenerativer und neuroinflammatorischer Prozesse spielen (Pitt et al. 2000). Der AMPA-/Kainat-Rezeptor Antagonist NBQX war in der EAE wirksam, was u. a. auf das gesteigerte Überleben von Oligodendrozyten und eine Verringerung des axonalen Schadens zurückgeführt wurde (Pitt et al. 2000). MK-801, ein seit langem bekannter nicht-kompetitiver NMDA-Rezeptor-Antagonist, konnte ebenfalls den klinischen Verlauf der EAE bessern, obwohl der exakte Wirkmechanismus unklar ist (Bolton und Paul 1997). In humanen MS-Plaques war das Enzym Glutaminase, welches Glutamin zu Glutamat umwandelt, vermehrt nachweisbar und gleichzeitig die Glutamat-Dehydrogenase erniedrigt (Werner et al. 2001).

Die Substanz Riluzol, welche für die Behandlung der Amyotrophen Lateralsklerose (ALS) zugelassen ist, fungiert als Glutamatrezeptorantagonist und Natriumkanalblocker. Das Medikament wurde auch in einer offenen Studie an 16 PPMS-Patienten untersucht. Dabei fand man eine verminderte Atrophie des Halsmarkes sowie weniger hypointense Läsionen in der T1-Wichtung (black holes; Kalkers et al. 2002).

5.1.3.5 Ionenkanäle

5.1.3.5.1 Natriumkanäle

Axonale Demyelinisierung führt zu Veränderungen in der zellulären und subzellulären Expression und Lokalisation von Natriumkanälen (Nav). Zum Beispiel wird dadurch die Expression des Subtyps Nav1.8 in zerebellären Purkinje-Zellen induziert, der unter physiologischen Bedingungen nur in spinalen, sensiblen und trigeminalen Nervenzellen nachweisbar ist (Black et al. 2000). Im N. opticus von EAE-Ratten kommt es während des Krankheitsverlaufs zu einem Verlust von Nav1.6, während der Subtyp Nav1.2 vermehrt gebildet wird (Craner et al. 2003). Parallel hierzu finden sich Veränderungen der neuronalen Erregbarkeit, obwohl die exakte funktionale Relevanz der Kanalverschiebungen noch nicht bekannt ist (Waxman et al. 2004).

Die genannten pathopyhsiologischen Veränderungen verdeutlichen, dass Subtypen-spezifische Inhibitoren bestimmter Ionenkanäle die neuronale bzw. axonale Degeneration abschwächen könnten. In Übereinstimmung dazu wurde durch den Natriumkanalblocker Phenytoin die Demyelinisierung des Sehnervs und des Rückenmarks im Tiermodell reduziert (Lo et al. 2003). Aufgrund neuerer Befunde glaubt man, dass die Aktivierung von Mikrogliazellen und infiltrierenden Makrophagen während einer Entzündung des ZNS wesentlich durch Nav1.6 beeinflusst wird. Die Beobachtung, dass Phenytoin die Anzahl infiltrierender Entzündungszellen bei der EAE reduziert, untermauert diese Hypothese (Craner et al. 2005). Durch die Gabe von Flecainid, welches ebenfalls auf Natriumkanäle wirkt, konnte die Zahl der überlebenden Axone in einem chronisch remittierenden Rattenmodell der MS im Vergleich zu Kontrolltieren erhöht werden (Bechtold et al. 2004). Verschiedene klinische Studien mit Natriumkanalblocker bei Patienten mit MS wurden initiiert, eine Studie wurde unterbrochen, da neuere Daten auf äußert komplexe Wirkmechanismen von Natriumkanälen im Kontext der MS hindeuten (Waxman 2008).

5.1.3.5.2 Kalziumkanäle

Der vermehrte intrazelluläre Einstrom von Ca^{2+}-Ionen trägt entscheidend zur neuronalen und axonalen Degeneration bei. In EAE-Experimenten und Gewebeproben von MS-Patienten konnte man nachweisen, dass die Poren-bildende α1B-Untereinheit spannungsabhängiger N-Typ-Ca^{2+}-Kanäle (Cav2.2) induziert wird (Kornek et al. 2001). Die subzelluläre Verteilung dieser Untereinheit innerhalb der axonalen Membran entsprach dem des β-Amyloid-Vorläuferproteins (APP), das ein früher und empfindlicher Marker für eine Beeinträchtigung des axonalen Transports ist (Kornek et al. 2001). Darüber hinaus konnten pharmakologische Inhibitoren von spannungsaktivierten L-Typ-Ca^{2+}-Kanälen wie Bepridil und Nitrendipin günstige Effekte auf Dauer und Schwere der EAE vermitteln (Brand-Schieber und Werner 2004).

5.1.3.5.3 Kaliumkanäle

Man glaubt schon länger, dass eine verstärkte Aktivierung von spannungsabhängigen K^+-Kanälen (Kv1.1 und Kv1.2) in demyelinisierten Axonen die elektrische Impulsübertragung beeinträchtigen kann (Nashmi und Fehlings 2001). Außerdem exprimieren Myelin-reaktive T-Zellen von MS-Patienten zwei verschiedene Typen von K^+-Kanälen: den spannungsabhängigen K^+-Kanal Kv1.3 und den Ca^{2+}-aktivierten K^+-Kanal $IK_{Ca}1$. Beide spielen bei der Initiierung und Aufrechterhaltung verschiedener Ca^{2+}-Signalwege eine wichtige Rolle (Vianna-Jorge und Suarez-Kurtz 2004). Durch die Blockade von Kv1.3 oder $IK_{Ca}1$ kommt es zur Membran-Depolarisierung mit darauf folgender Reduktion transmembranärer Ca^{2+}-Ströme sowie zu einer Verringerung der Zytokinproduktion und Zellteilung (Vennekamp et al. 2004). Interessanterweise wirkte die selektive Inhibition von Kv1.3 durch das Peptid shk-Dap(22) sowie die kombinierte Blockade von Kv1.3 und $IK_{Ca}1$ mit shk-Dap(22) und TRAM-34-α1 protektiv in der EAE und zwar auch dann, wenn die Substanzen erst zum Zeitpunkt des Erkrankungsmaximums eingesetzt wurden (Beeton et al. 2001). Eine weitere interessante Gruppe an K^+-Kanälen sind die sogenannten TASK-1-Kanäle, die sowohl auf T-Zellen als auch Neuronen gefunden werden. Im Tiermodell führt eine Blockade dieser Kanäle mit Anandamid zu klinischer Verbesserung (Bittner et al. 2009).

5.1.3.6   Strategien der Remyelinisierung

Obwohl die Entmarkung das pathomorphologische führende Merkmal der MS ist, finden sich innerhalb der Plaques häufig Zeichen der Remyelinisierung

(Chang et al. 2002). Ein entscheidendes Ziel zukünftiger MS-Therapien wird es sein, die eingetretene Schädigung des ZNS rückgängig zu machen. Dies könnte entweder durch die Stimulierung endogener Reparaturmechanismem (wie z. B. vermehrte Proliferation intrinsischer Stammzellen) oder durch exogen zugeführte remyelinisierungsfördernde Medikamente oder Stammzelltransplantate gelingen. Beide Methoden wurden schon erfolgreich in Tiermodellen angewandt (Trebst und Stangel 2006). In experimentellen Studien wurden bisher verschiedene Typen von Stammzellen unterschiedlicher Ausdifferenzierung (Oligodendrozyten-Vorläuferzellen, adulte neuronale Stammzellen, embryonale Stammzellen) getestet. Eine klinische Phase I-Studie untersuchte die technische Durchführbarkeit und Sicherheit autologer Schwannzell-Transplantate an fünf MS-Patienten. Die bis dato durchgeführten Biopsien konnten jedoch weder ein suffizientes Überleben der Transplantate, noch eine signifikante Remyelinisierung im Bereich der Transplantation nachweisen. Die finale Auswertung der Studie steht noch aus.

Neuerungen auf dem Gebiet der Stammzellbiologie könnten dazu führen, dass adulte Stammzellen oder aus Knochenmark gewonnene Vorläuferzellen in der Zukunft embryonale Stammzellen ersetzen. Es bedarf jedoch definitiv weiterer Studien um festzustellen, ob dieser Ansatz auch tatsächlich die Neubildung von ZNS-Gewebe induzieren kann. Zweifelsohne gibt es noch immer viele strittige Punkte in Bezug auf die Sicherheit, Durchführbarkeit sowie die ethische Vertretbarkeit dieses Verfahrens. Eine wirkliche Option für die Behandlung von MS-Kranken ist es derzeit sicherlich nicht.

Im Tiermodell der Theiler-Virus-Enzephalomyelitis kam es unter einer Behandlung mit IVIg zu einer Remyelinisierung von entzündlichen Plaques (Diab et al. 2002). Diese Eigenschaft der IVIg unterscheidet sich grundlegend von deren bekannten und komplexen immunmodulatorischen Funktionen. Folglich wurden klinische Studien zur Untersuchung des Remyelinisierungspotenzials von IVIg an Patienten mit stabiler MS initiiert (Noseworthy et al. 2000a). Insgesamt wurde dabei jedoch keine signifikante Verbesserung des neurologischen Defizits beobachtet. In weiteren Untersuchungen konnte man schließlich zeigen, dass ein spezifischer IgM-Serum-mAk die beobachtete Remyelinisierung unter experimentellen Bedingungen vermittelt hatte (Ciric et al. 2003). Interessanterweise kann dieser Antikörper unabhängig von seiner Epitop-Spezifität an Oligodendrozyten binden (Trebst und Stangel 2006). Da die in den oben erwähnten klinischen Studien verwendeten IVIg-Präparate nur IgG enthielten, könnte dies den ausgebliebenen Remyelinisierungseffekt erklären. Somit scheinen weitere Studien mit IgM-haltigen IVIg an MS-Patienten sinnvoll (Trebst und Stangel 2006).

5.1.3.7 Schlussfolgerungen

Eine Reihe experimenteller und klinischer Befunde der jüngsten Zeit verdeutlicht, dass bei der Behandlung von MS-Patienten entscheidende Fortschritte gemacht werden. Trotz einiger Enttäuschungen und Rückschläge wurden und werden zahlreiche neue Substanzen entwickelt. Es ist momentan nicht abzusehen, welche der vielen verfolgten Therapiestrategien bzw. Agentien sich durchsetzen und die bereits zugelassenen MS-Medikamente ergänzen werden. Es liegt auf der Hand, dass v. a. die Ansätze zur Neuroprotektion und Neuroregeneration besonders attraktiv sind, allerdings befindet sich deren Entwicklung noch in einem frühen Stadium. Die nächsten Jahre werden zeigen, inwieweit theoretische Konzepte, experimentelle Daten oder schon verfügbare Substanzen erfolgreich in den klinischen Alltag eingeführt werden können. Momentan befinden sich die meisten dieser Ansätze aber noch in der Erprobungsphase und können noch nicht auf Basis valider Studienergebnisses empfohlen werden.

Weiterhin ist die Übertragbarkeit von Ergebnissen aus Tiermodellen oder frühen klinischen Studien trotz größter Sorgfalt nicht immer abschätzbar. Ein Beispiel aus jüngster Vergangenheit ist die erste klinische Anwendung eines superagonistischen mAk gegen CD28 (TGN1412) an gesunden Menschen (Suntharalingam et al. 2006). Dieser hatte zuvor faszinierende Effekte in verschiedenen Erkrankungsmodellen der Autoimmunität bei Nagetieren und Primaten gezeigt, ohne dass dabei schwerwiegende Nebenwirkungen aufgetreten waren. Dennoch verursachte die Substanz bei sechs Personen während einer Phase I-Sicherheitsstudie schwere systemische Überreaktionen des Immunsystems mit Multiorganversagen. Im Gegensatz zum Tierexperiment induzierte TGN1412 beim Menschen eine massive Aktivierung von T_H-Zellen, welche schließlich in einen verheerenden »Zytokinsturm« mündete. Obwohl die molekularen Zielstrukturen vieler dieser »Biologicals« genau bekannt sind, muss man daraus schlussfolgern, dass ihre genauen Auswirkungen auf den komplexen menschlichen Organismus letztlich nicht 100 %ig vorhersehbar sind.

Trotzdem sind auch zukünftig sinnvolle präklinische Studien an Tiermodellen für die Entwicklung oder Verwerfung neuer Therapiekonzepte unabdingbar. Das wird nicht zuletzt durch eine beträchtliche Anzahl viel versprechender Substanzen untermauert, die ursprünglich in präklinischen Versuchen entwickelt und jetzt bereits in großen Phase II/III-Studien untersucht werden. Es besteht daher berichtigter Grund zu der Annahme, dass man innerhalb der nächsten Jahre neue (orale) immunmodulatorische der immunsuppressive Agentien für die Behandlung von MS-Patienten zur Verfügung haben wird, die das momentane Therapierepertoire ergänzen werden.

5.1.4   Fehlgeschlagene immunpathogenetisch orientierte Therapien

Während verschiedene neue Therapeutika nach eingehender klinischer Prüfung zugelassen wurden und inzwischen in der Routinebehandlung der MS etabliert sind (IFN-β, GA, MIX), befindet sich eine große Zahl neuer Therapien derzeit in der Entwicklung. Es muss jedoch kritisch betrachtet werden, dass erfolgreiche Studien die Ausnahme sind und von einer Vielzahl von Enttäuschungen begleitet werden. Trotz eindrucksvoller tierexperimenteller Daten, überzeugender Konzepte oder gar erfolgversprechender Phase I/II-Studien erbrachten eine Vielzahl von untersuchten Medikamenten und Strategien letztendlich keine positive Wirkung oder zeigten unerwartete, schwere Nebenwirkungen. Exemplarisch werden hier einige der bekannteren Therapiestudien, die fehlgeschlagen sind oder aus anderen Gründen abgebrochen wurden, kommentiert. Hierzu gehören Zytokinmodulatoren, verschiedene immunsuppressive Agentien, Remyelinisierungsstudien mit IVIg und Antigen-spezifische Therapien. Die kritische Betrachtung dieser negativen Erfahrungen ist von entscheidender Bedeutung für ein verbessertes Verständnis der MS-Immunpathogenese, der Wertigkeit der MRT in der Objektivierung von klinisch relevanten Therapieeffekten sowie für zukünftiges Studiendesign.

Den Studien zum Beleg der Wirksamkeit der Immunmodulatoren oder Immunsuppressiva (z. B. Edan et al. 1997, Hartung et al. 2003, IFNB Multiple Sclerosis Study Group 1995, Jacobs et al. 1995, Johnson et al. 1995, PRISMS Study Group 1998) steht eine Vielzahl negativer Studienerfahrungen gegenüber (Wiendl und Hohlfeld 2009). Trotz rationeller Therapiekonzepte, überzeugender tierexperimenteller Voruntersuchungen, erfolgversprechender Phase I/II-Studien oder positiver Erfahrungen bei anderen Autoimmunerkrankungen erbrachten viele Agentien oder Ansätze in den letzten Jahren keinen Wirksamkeitsnachweis oder scheiterten an unvorhergesehenen Nebenwirkungen (Hohlfeld und Wiendl 2001, Wiendl und Hohlfeld 2009; vgl. Tab. 5.2, S. 156). Zu den wichtigen Beispielen gehören immunsuppressive Agentien (Linomid; Noseworthy et al. 2000b, Wolinsky et al. 2000), Deoxyspergualin (Kappos et al. 1996), Sulfasalazin (Noseworthy et al. 1998), Cladribin (Rice et al. 2000), Zytokinmodulatoren (TNF-α-Antagonisten) (Arnason et al. 1999, van Oosten et al. 1996b), IL-10 und IL-4 (Wiendl und Hohlfeld 2009), TGF-β2 (Calabresi et al. 1998), IFN-γ (Panitch et al. 1987), die Remyelinisierungsförderung durch IVIg (Noseworthy et al. 2000b und 2001), Antigenspezifische Therapien (orale Toleranz; Francis et al. 1997, Panitch et al. 1997, Weiner et al. 1993a), der Einsatz von APLs (Bielekova et al. 2000, Kappos et al. 2000), die MHC-Peptid-Blockade (Goodkin et al. 2000), mAks gegen bestimmte Leukozytendifferenzierungsmoleküle (anti-CD3; Weinshenker et al. 1991), anti-CD4 (van Oosten et al. 1996a), die Inaktivierung peripherer zirkulierender Leukozyten (extrakorporale Photopherese; Rostami et al. 1999) sowie die orale Applikation hydrolytischer Enzyme (ESEMS-Studie; Baumhackl et al. 2001). Diese Erfahrungen verdeutlichen einige der Probleme bei der Durchführung von MS-Studien, der Bewertung klinisch signifikanter Wirksamkeiten sowie der Entwicklung neuer MS-Therapien.

5.1.4.1   Immunsuppressiva

5.1.4.1.1   Linomid

Linomid ist ein synthetischer Immunmodulator, der in Tiermodellen verschiedener Autoimmunerkrankungen erfolgreich eingesetzt wurde. Seine Wirkung scheint primär über die Beeinflussung der Killerzell (NK)- und Makrophagen-Aktivität zu gehen, wobei die Inhibition von IFN-γ und TNF-α bedeutend scheinen (Gonzalo et al. 1993).

Die Entwicklung der akuten EAE wird durch Linomide bis zu sieben Tage nach Krankheitsinduktion verhindert (Karussis et al. 1993a), ebenso werden spontane und induzierte Schübe bei der chronischen EAE blockiert (Karussis et al. 1993b). Die Verschiebung in der Balance proinflammatorischer versus antiinflammatorischer Zytokine gilt dabei als ein Hauptmechanismus.

Linomid zeigte bei zwei Phase II-Studien signifikant positive Effekte auf den Verlauf der MS (Andersen et al. 1996, Karussis et al. 1996). Die aus den ermutigenden Ergebnissen resultierenden multicentrischen Phase III-Studien mussten jedoch wegen schwer wiegender kardiovaskulärer Nebenwirkungen früh abgebrochen werden. In der Verumgruppe traten überzufällig häufig Vaskulitiden der Koronararterien auf, die zu Herzinfarkten führten (Noseworthy et al. 2000b, Wolinsky et al. 2000).

Die Ergebnisse der Linomid-Studie unterstreichen die Wichtigkeit von Phase III-Studien mit großen Patientenzahlen zur Identifizierung seltener Nebenwirkungen bei bestimmten Erkrankungen. Obwohl die aus den tierexperimentellen Studien viel versprechende Substanz in den Phase II-Studien überzeugende Ergebnisse gezeigt hatte, die bei relativ geringer Prävalenz von Nebenwirkungen zu enthusiastischen Erwartungen geführt hatten, scheiterten die Phase III-Studien an einer Spezies-spezifischen Nebenwirkung auf das kardiovaskuläre System (gehäufte Rate von Herzinfarkten). Möglicherweise neigen auch gerade MS-Patienten eher zu den Linomid-induzierten Nebenwirkungen, welche zuvor an kleineren Patientenkollektiven oft nicht entdeckt werden.

5.1.4.1.2 Sulfasalazin

Sulfasalazin ist ein aus der Rheumatologie lange bekanntes, oral appliziertes Medikament mit bekanntem antiinflammatorischem und immunmodulatorischem Wirkspektrum (Hoult 1986, Peppercorn 1984). Die Beeinflussung der Krankheitsaktivität wurde für entzündliche Darmerkrankungen (M. Crohn, Colitis ulcerosa), rheumatoide Arthritis, Psoriasisarthritis, Spondylosis ankylosans oder Morbus Reiter gezeigt. Auch bei der EAE wurde für Sulfasalazin ein positives Wirkpotenzial nachgewiesen (Prosiegel et al. 1989 und 1990).

Ziel der Studie der »Mayo Clinic Canadian Cooperative Sulfasalazine Study Group« war die Verlangsamung oder Verzögerung der natürlichen MS-Krankheitsprogression durch ein sicheres, nebenwirkungsarmes und oral applizierbares Medikament mit bekanntem antiinflammatorischem und immunmodulierenden Wirkspektrum (Noseworthy et al. 1998).

In der entsprechenden randomisierten Doppelblindstudie erhielten 199 Patienten (schubförmige, primär und sekundär chronisch progrediente Form) entweder orales Sulfasalazin oder Placebo über einen Zeitraum von mindestens drei Jahren (durchschnittlicher Beobachtungszeitraum 3,7 Jahre). Während der ersten 18 Monate reduzierte Sulfasalazin die Schubrate und verzögerte die Krankheitsprogression sowie die Zeit bis zum ersten Schub, erhöhte die Anzahl der schubfreien Patienten und zeigte einige positive Modifikationen im MRT. Überraschenderweise setzten sich diese zunächst signifikanten Effekte nicht bis in die zweite Hälfte der Studie fort. Sulfasalazin führte nach drei Jahren Beobachtungszeit gegenüber Placebo zu keiner Verlangsamung der Krankheitsprogression.

Die Wirkmechanismen des frühen aber statistisch nicht signifikanten (Kappos 1999) Nutzens von Sulfasalazin und des späteren Verlustes dieser Effekte sind unklar. Die vieldiskutierte Studie unterstreicht jedoch die Bedeutung längerer Beobachtungszeiträume in der Beurteilung klinisch positiver Therapieeffekte (Rudge 1999). Kurz- und mittelfristige Besserungen klinischer Parameter lassen nicht immer Schlussfolgerungen bezüglich einer langfristigen Wirksamkeit auf den klinischen Behinderungsgrad oder den Verlauf der MS zu. Zudem ist das MRT kein geeigneter Ersatz für die langfristige klinische Wirksamkeitsbeurteilung. Solange keine objektiven Marker für die Abschätzung oder Vorhersage des Krankheitsverlaufs existieren, sind generelle Wirksamkeitsbeurteilungen aufgrund von klinischen Parametern in Studien mit Beobachtungszeiträumen von weniger als drei Jahren mit Vorsicht zu beurteilen.

5.1.4.1.3 Deoxyspergualin (DSG; Gusperimus)

15-Deoxyspergualin (DSG) ist ein synthetisches Analogon zum antitumoralen Antibiotikum Spergualin. Neben seiner antitumoralen Wirkung hat DSG starke immunsuppressive Eigenschaften und wird als effektive Therapie bei Transplantatabstoßungen benutzt. Der genaue Wirkmechanismus ist nicht vollständig geklärt, jedoch scheint DSG einerseits die humorale Immunantwort zu beeinflussen, andererseits mit der Peptid-Beladung von Haupthistokompatibilitätsmolekülen zu interferieren.

DSG wurde in Einzelfallberichten als besonders wirksam für die MS-Therapie herausgestellt. In einer europäischen Multicenterstudie zeigte sich allerdings weder auf die Krankheitsprogression noch auf die MRT-Aktivität ein überzeugender Effekt. Die Hauptzielparameter unterschieden sich am Ende der Studie nicht signifikant vom Placebo (Kappos et al. 1993 und 1995).

Die bislang nicht endgültig publizierten Ergebnisse verdeutlichen exemplarisch die Problematik neuer »populärer« MS-Medikamente, welche aufgrund von Einzelfallbeobachtungen, aber ohne grundsätzlichen Wirksamkeitsnachweis, unbegründete Hoffnungen bei Patienten wecken. Kontrollierte Studien mit ausreichenden Patientenpopulationen und adäquater Dauer sind unerlässlich als Basis für sinnvolle Therapieempfehlungen.

5.1.4.2 Modifikation des Zytokinmusters

5.1.4.2.1 Tumor-Nekrose-Faktor-α-Antagonisten

Der Tumor-Nekrose-Faktor (TNF-α), initial aufgrund seiner antitumoralen Eigenschaften charakterisiert, ist einer der Hauptmediatoren bei akuten und chronischen Entzündungen (Übersicht bei Aggarwal et al. 1996). TNF-α wird von T-Zellen, Makrophagen sowie anderen Zellen produziert, aktiviert das Gefäßendothel und erhöht die Gefäßpermeabilität. TNF-α interagiert mit TNF-Rezeptoren (TNFRI-p55 und TNFRII-p75), die entweder in der transmembranären oder in der sezernierten Form vorkommen. Die meisten bekannten biologischen Effekte werden durch die TNFRI-p55 Untereinheit vermittelt, welche den Liganden mit einer höheren Affinität bindet als TNFRII-p75. TNF-α wurde in mehreren Untersuchungen als wesentlicher pathogenetischer Faktor bei verschiedenen Modellen der EAE und der MS herausgestellt, in entzündlichen ZNS-Läsionen nachgewiesen, ist beteiligt an der pathologischen Gewebsschädigung (Inflammation wie Demyelinisierung) in aktiven Läsionen oder ist in-vitro-zytotoxisch für Oligodendrozyten (Cannella und Raine 1995, Selmaj et al. 1991). Die Elimination TNF-produzierender Makrophagen, die Antagonisierung mit TNF-Antikörpern, Applikationen verschiedener Medikamente mit Wirkung auf die TNF-α-Produktion (wie z. B. Thalidomide, Pentoxifylline, Rolipram) oder die Gabe von löslichem TNF-Rezeptor (Lenercept) zeigte an mehreren Tiermodellen deutlich positive Effekte auf Krankheitsverlauf sowie Demyelinisierung (Jung et al. 1996, Klinkert et al. 1997, Körner et al. 1997, Sommer et al. 1995). Eine Reihe von Studien wies auch bei MS-Patienten eine Korrelation von TNF-Spiegeln in Blut, Serum oder Liquor mit klinischem Verlauf und Krankheitsaktivität nach (Beck et al. 1992, Chofflon et al. 1992, Imamura et al. 1993, Rieckmann et al. 1995, Rudick und Ransohoff 1992, Sharief und Hentges 1991, van Oosten et al. 1998).

Zwei Patienten mit schwerer sekundär chronisch progredienter Verlaufsform der MS wurden in einer offenen Studie mit einem mAk gegen TNF-α (Infliximab, cA2) behandelt (van Oosten et al. 1996b). Die entzündliche Aktivität im kranialen MRT nahm nach zwei Infusionen deutlich zu, die lymphozytäre Pleozytose und der IgG-Index im Liquor ebenfalls. Der klinische Behinderungsgrad war durch die Infusionen nicht verändert.

Die Effekte des löslichen TNF-Rezeptor-Immunglobulin-Fusionsproteins Lenercept wurden in einer Phase II-Studie an 168 Patienten mit überwiegend schubförmiger Verlaufsform untersucht (Arnason et al. 1999). In der vierarmigen Studie erhielten die Patienten 10, 50 oder 100 mg Lenercept intravenös alle vier Wochen in einem Zeitraum von bis zu zwölf Monaten. MRTs wurden seriell alle vier Wochen bis zur 24. Studienwoche durchgeführt, jeweils vor den Infusionen.

In der MRT zeigten sich keine signifikanten Unterschiede zwischen Verum und Placebo (primärer Studienendpunkt: kumulative Anzahl neuer aktiver Läsionen). In der Lenerceptgruppe war jedoch die Anzahl der Exazerbationen signifikant höher (jährliche Schubrate unter Placebo 0,98 gegen 50 mg Lenercept 1,64; p = 0,007) und die Exazerbationen traten früher auf (p = 0,006). Die Dauer der Schübe war verlängert, die Zeit bis zum nächsten Schub war kürzer. Die neurologischen Defizite erschienen schwerwiegender in der Verumgruppe (nicht signifikant), obwohl dies keine Auswirkungen auf die klinische Behinderung hatte. Unter Lenercept kam es gehäuft zu Nebenwirkungen wie Kopfschmerzen, Übelkeit, abdominalen Schmerzen oder Hitzewallungen. Bei 88–100 % der Patienten unter Verumgabe (50 mg bzw. 100 mg Dosisgruppe) traten Antikörper gegen Lenercept auf, welche auf einem interindividuell unterschiedlichen Niveau stabil blieben. Sie behinderten nicht die Neutralisation von TNF, beschleunigten aber die Elimination des Medikaments. Eine Interimsauswertung führte daraufhin zum vorzeitigen Abbruch der Studie.

Die direkte Blockierung des vermuteten »Schlüsselzytokins« TNF-α scheiterte bei der MS in zwei durchgeführten Studien. Im Gegensatz dazu zeigt die anti-TNF-Therapie bei einer anderen T-Zell-vermittelten Autoimmunerkrankung, der rheumatoiden Arthritis, beeindruckende klinische Erfolge und ist dort inzwischen etabliert (Elliott et al. 1993, Weinblatt et al. 1999). Die überraschenden negativen Ergebnisse für Infliximab und Lenercept bedürfen der sorgfältigen Analyse, zumal sie gegenwärtige Konzepte der MS-Pathogenese in Frage stellen. Zum einen ist bei der Lenercept-Studie die Diskrepanz zwischen klinischen Exazerbationen und MRT-Befunden bemerkenswert. Im Gegensatz zur klaren klinischen Verschlechterung unter Verum zeigte das MRT allenfalls einen Trend zu erhöhter Aktivität unter Therapie. Man nimmt an, dass die MRT-Detektion neu aufgetretener aktiver Läsionen ein hochsensitiver Indikator für die Krankheitsaktivität sei (zehn neue Läsionen entsprechen in etwa einer klinischen Exazerbation). Die Beurteilung des MRT als primärer Studienendpunkt kann deshalb zu schnelleren Aussagen bei geringeren Patientenzahlen genutzt werden (Flippi et al. 2002, McFarland et al. 2002, Miller et al. 1996), allerdings ist eine exakte Korrelation »positiver« Befunde mit klinischen Parametern nicht immer gegeben (Barkhof 2002). In der Lenercept-Studie unterschied sich die Anzahl der neu aufgetretenen Läsionen nicht signifikant von der der Placebogruppe bei gleichzeitig deutlich verschlechterten klinischen Parametern. Ob das MRT als Primärparameter für die Wirksamkeitsbeurteilung in diesem Falle falsch war, oder ob technische Gründe im Studienprotokoll die Ursache für die fehlende Korrelation waren, ist unklar. Die zerebrale Bildgebung erfolgte jeweils vor der intravenösen Infusion, also vier Wochen nach der letzten Veruminfusion. In der Infliximab-Studie dagegen, die an zwei Patienten eine gesteigerte MRT-Aktivität zeigte, wurden die Untersuchungen kurz nach den Infusionen des mAk durchgeführt, die MRT-Aktivität fiel dann nach zwei bis drei Wochen wieder auf den Ausgangspunkt zurück. Offensichtlich also hat Lenercept die Entstehung klinisch bedeutsamer Läsionen gefördert, ohne dass sich hierfür ein sicheres Korrelat im MRT fand.

Antikörper gegen das Lenercept-TNF-Rezeptorkonstrukt wurden von fast allen Patienten gebildet. Sie inhibierten zwar nicht die Bindung an TNF, beschleunigten jedoch die Eliminierung und verkürzten damit die Wirkdauer des Medikaments. Lenercept selbst besitzt noch den Fc-Teil der IgG-Immunglobuline. Denkbar ist, dass über Fc-Teile die Bildung von Immunkomplexen sowie die Aktivierung von Fc-Rezeptoren auf lymphozytären Zellen stimuliert werden und dieser Effekt möglicherweise als Trigger für entzündliche Ereignisse wirkt.

Ein weiterer wichtiger Punkt scheint der Zeitpunkt der Applikation zu sein. Der therapeutische Effekt einer Substanz wird im Tiermodell meistens durch Experimente gezeigt, die den Effekt des Agens bei Gabe vor Auftreten der Erkrankung zeigen. Im Fall von TNF zeigte eine Studie mit dem dimeren TNF-Rezeptor in Mäusen dass das Konstrukt wirksamer war, wenn es vor dem Auftreten der Erkrankungssymptome gegeben wurde, als während der Remissionen, obschon die Gabe zu beiden Zeitpunkten signifikant die Erkrankungsschwere beeinflussten (Croxford et al. 2000). Obwohl die Mechanismen unklar blieben wurde geschlussfolgert, dass die sekundären Exazerbationen weniger TNF-abhängig seien als die Ereignisse, die initial zur Erkrankung führen. Die Vermutung bestätigte sich in *Tnf*-knock-out-Mäusen, in denen der Beginn der Erkrankung im Vergleich zu den Wildtyptieren verzögert war, aber sich die EAE in Abwesenheit von TNF-α in vergleichbarem Ausmaß entwickelte (Sean Riminton et al. 1998).

Inzwischen mehren sich die Hinweise, dass TNF-α im komplexen Netzwerk der Zytokine neben seinen proinflammatorischen Wirkungen auch antiinflammatorisches Potenzial besitzt.

Myelin-spezifische T-Zellen werden in TNF-α-»knockout«-Tieren nicht ausreichend abgebaut und die Expansion der aktivierten und der Gedächtniszellen ist deutlich prolongiert, was zu einer schwereren EAE führt (Kassiotis et al. 2001). In einer anderen Studie zeigte sich in TNF-α-»knockout«-Tieren nach Immunisierung mit Myelin-Oligodendrozyten-Glykoprotein (MOG) eine besonders drastische EAE, was für eine protektive Rolle für TNF-α spricht (Liu et al. 1998). TNF trägt über Signalwirkungen vermittelt durch den TNF-Rezeptor p75 (TNFRII) zur Eliminierung inflammatorischer Infiltrate bei, besitzt also in der pathogenetischen Kaskade der MS sowohl das Potenzial zu »On-« wie auch »Off«-Signalen (Eugster et al. 1999, Probert et al. 2000). Eine solche immunsuppressive oder -protektive Rolle für TNF wurde auch in anderen Modellen systemischer oder Organ-spezifischer Autoimmunerkrankungen postuliert (Campbell et al. 2001, Cope 1998, Grewal et al. 1996, Weishaupt et al. 2000).

Die initiale Hoffnung, dass IFN-β ein erstes Beispiel für nachfolgende Formen von Zytokintherapien werden könnte, hat sich nicht bestätigt. Keine der bislang in klinischen Studien getesteten Zytokine oder Zytokininhibitoren (TNF-α, IL-4, IL-10, TGF-β) zeigte überzeugende Effekte. Die Erfahrungen mit Ansätzen zur Modifikation von Zytokinmustern lehren zum einen, dass Zytokine als Bestandteil komplexer Netzwerke verstanden werden müssen (Townsend und McKenzie 2000). Therapeutische Anwendungen bestimmter Zytokine oder ihrer Inhibitoren können die Balance in unvorhersehbarer Weise stören, wie bei der therapeutischen Beeinflussung von TNF-α eindrücklich gesehen. Weiterhin müssen die Erkenntnisse aus dem EAE-Modell, die sehr häufig als Maßgabe für die immunpathogenetische Rationale einer Substanz herangezogen werden, kritisch nach der Übertragbarkeit in das Humansystem und die klinische MS hinterfragt werden (Owens et al. 2001). Im Gegensatz zu den Tiermodellen existiert bei der MS eine beträchtliche Heterogenität hinsichtlich Immunpathogenese, klinischem Phänotyp und therapeutischem Ansprechen (Lassmann et al. 2001). Es gilt weiterhin zu bedenken, dass MRT-Effekte und die klinischen Wirkungen merklich auseinanderklaffen können. Bestimmte Facetten des Krankheitsprozesses (wie Remyelinisierung, Gliose, neuronaler und axonaler Schaden) können mit Hilfe der Routinebildgebung nur unzureichend dargestellt werden, sind aber von hoher Bedeutung für die Klinik. (Anti-)Zytokin-Therapien erscheinen in Zusammenschau dieser Erkenntnisse eher sinnvoll für die Therapie akuter Exazerbationen denn für eine Langzeittherapie.

5.1.4.3 Studien zur Remyelinisierung

Aufgrund vielfältiger Wirkmechanismen modulieren IVIg (humane intravenös applizierte Immunglobuline) hauptsächlich die humorale, jedoch auch die zelluläre Immunantwort (Gold et al. 2007). Eine grundsätzlich andersartige Wirkung der Immunglobuline ist die Förderung der Regeneration und Remyelinisierung, deren Ausgangspunkt die zunächst überraschenden Ergebnisse am Modell der Theiler-Virus-induzierten Enzephalomyelitis bei der SJL-Maus waren (Rodriguez und Lennon 1990).

Eine erfolgreiche Pilotstudie an fünf Patienten (ohne Kontrollgruppe) mit stabilem Defizit nach Optikusneuritis (SDON), die nicht auf eine Corticosteroidbehandlung angesprochen hatte, zeigte eine Tendenz zur Visusbesserung durch IVIg (van Engelen et al. 1992). Diese Beobachtung konnte in einer größeren Folgestudie nicht bestätigt werden (Noseworthy et al. 2001): nach sechs Monaten zeigte die behandelte Gruppe keine signifikante Visusverbesserung.

Mit der Intention der Rückbildung eines neu aufgetretenen, permanenten motorischen neurologischen Defizits durch IVIg wurden Patienten mit stabilen Muskelparesen in einer oder mehr Muskelgruppen mit IVIg behandelt (Noseworthy et al. 2000b, Stangel et al. 2000). In beiden Studien zeigte sich kein signifikanter Effekt auf die primären Endpunkte.

Das Potenzial der Remyelinisierung im Tiermodell ist nur ein Aspekt in der Vielzahl der Wirkungen von IVIg, deren günstige Effekte bei der MS insgesamt nur unzureichend verstanden sind (Kazatchkine und Kaveri 2001). Eine Sekundäranalyse der IVIg-Optikusneuritisstudie zeigte, dass IVIg die Sehfunktion sowohl verschlechtern als auch verbessern kann, abhängig vom Grad der klinischen Krankheitsaktivität während des ersten Jahres nach Gabe (Noseworthy et al. 2001). Das Remyelinisierungpotenzial scheint daher von der Erkrankungsaktivität, dem Zeitpunkt, der Dosis und der Dauer der Behandlung abzuhängen, eine Hypothese, die bislang noch nicht in einer prospektiven Studie getestet wurde. Obwohl bislang noch keine erfolgreiche Studie zur Remyelinisierung veröffentlicht ist (Frank et al. 2002), gehört dieser therapeutische Ansatzpunkt zu den wichtigsten Strategien in der zukünftigen Behandlung bestehender neurologischer Defizite bei der MS (Stangel 2008).

5.1.4.4 Antigen-spezifische Therapien

5.1.4.4.1 Orale Toleranz

Die systemische Gabe eines Antigens induziert T-Zell-Anergie, Immundeviation oder klonale Deletion. Der Begriff der »oralen Toleranz« bezieht sich auf die Beobachtung, dass die Ingestion eines Antigens eine Antigen-spezifische Hyporesponsivität bei T-Zellen induziert und die Aktivität inflammatorischer Reaktionen durch »bystander«-Effekte herunterreguliert wird (Weiner et al. 1994). In einer Reihe von experimentellen Modellsystemen führte die orale Administration vermuteter Autoantigene zur Abschwächung oder Unterdrückung der klinischen Symptome in sowohl krankheitsspezifischer sowie Antigen-spezifischer Weise (Weiner et al. 1994).

Ein klinischer Nutzen von oralem Myelin wurde in einer kleinen Phase II-Vorläuferstudie postuliert, deren Aussagekraft unter anderem wegen des Fehlens bildgebender Zusatzuntersuchungen eingeschränkt war (Weiner et al. 1993a). Dieser Effekt konnte in einer nachfolgenden multizentrischen Phase III-Studie bei 516 Patienten mit RRMS nicht bestätigt werden. Die tägliche orale Einnahme von MBP vom Rind führte zu einer Reduktion der Schubrate bei den behandelten Patienten, die Werte unterschieden sich jedoch nicht von der gleichermaßen betroffenen Placebogruppe. Im MRT konnte ebenfalls kein Effekt dokumentiert werden (Francis et al. 1997, Panitch et al. 1997).

Die Einnahme von oralem MBP-Protein führte in Dosierungen bei denen man die Induktion von regulatorischen Zellen erreichen wollte, zu keiner signifikanten Beeinflussung von Krankheitsverlauf oder MRT-Aktivität bei der MS. Obwohl das Konzept einer Antigen-spezifischen oralen Therapie mit der Intention einer Toleranzinduktion attraktiv ist, hängt die erfolgreiche Übertragung tierexperimenteller Befunde auf die Humansituation allerdings vom optimierten Einfluss einer Reihe wesentlicher Parameter ab (Tian et al. 1999). Hierzu gehören das gewählte Antigen (Protein, Peptid, Neoantigen etc.), die Dosierung und die Dauer der Therapie, der Applikationsmodus (oral, nasal oder intrabronchial) und das Krankheitsstadium (das Potenzial zur Induktion regulatorischer Zellen durch Antigene nimmt generell mit zunehmender Krankheitsprogression ab). Insbesondere der letzte Punkt stellt im Moment bei der MS ein schwieriges Problem dar, da ein therapeutisches Eingreifen in Ermangelung echter Risikoprädiktoren erst nach mutmaßlich jahrelangen immunpathologischen Prozessen beginnt. Weiterhin hängt die Beeinflussung der mutmaßlich pathogenetisch relevanten Antigen-spezifischen T-Zellen entscheidend von ihrem Aktivierungszustand bzw. ihrer interindividuell unterschiedlichen Relevanz ab.

5.1.4.4.2 Veränderte Peptidliganden

Veränderte Peptidliganden (altered peptide ligands, APLs) sind Analoga immunogener Peptide, die in einer oder zwei Aminosäuren zum Original verändert sind. Während die mutierten Peptide den gleichen T-Zell-Rezeptor/MHC-Komplex binden, haben sie eine unterschiedliche Affinität und Kinetik und lösen damit keine komplette Immunantwort aus (Sloan-Lancaster und Allen 1996). Obwohl in ihren differentiellen Effekten auf die T-Zell-Aktivierung nicht vollkommen verstanden, sind die APLs interessante Kandidaten für eine Antigen-spezifische Immuntherapie. Sie haben das Potenzial zur Veränderung des T-zellulären Zytokinmusters (Windhagen et al. 1995) und können T-Zellen anerg machen (Sloan-Lancaster et al. 1993). Die Administration von APLs führte in verschiedenen EAE-Modellen zur Inhibition der Erkrankung (Smilek et al. 1991, Nicholson et al. 1995).

Ein APL des MBP-Proteins wurde an acht MS-Patienten untersucht (Bielekova et al. 2000a). Die hochdosierte Gabe (50 mg pro Woche) des APL, der basierend auf dem immunodominanten Epitop des MBP-Proteins (MBP 83-99) ausgewählt wurde, führte bei drei der acht Patienten zu einer klaren Exazerbation der MS (starke inflammatorische Aktivität im MRT, große Läsionen, Beteiligung des peripheren Nervensystems). Immunologische Zusatzuntersuchungen wiesen auf eine kausale Rolle der APL-Immunisierung hin (bis zu 1.000fache Zunahme der Anzahl MBP(83-99)-spezifischer T-Zellen im Blut; Bielekova et al. 2000a). In einer größeren, Placebo-kontrollierten Studie (142 Patienten), wurden unter Verumgabe weder klinisch noch MR-tomographisch Exazerbationen beobachtet (Kappos et al. 2000). Allerdings musste die Studie wegen gehäufter allergischer Nebenwirkungen vorzeitig abgebrochen werden.

Der Prototyp einer Autoantigen-abgeleiteten, Autoantigen-spezifischen Therapie ist Glatirameracetat (GA), ein Polypeptidgemisch, das dem MBP-Protein nachempfunden wurde (Neuhaus et al. 2001). In interessanter Analogie zu IFN-β bei den Zytokinmodulatoren stellt GA bis heute auch die einzige erfolgreiche Ausnahme dar, der eine Reihe von wenig überzeugenden Gegenbeispielen in der Gruppe von Antigen-selektiven Therapieansätzen gegenüberstehen. Die Therapie mit den vom MBP-abgeleiteten APLs musste wegen allergischer Nebenwirkungen vorzeitig abgebrochen werden, in der NIH-Studie waren sogar Krankheitsexazerbationen zu beobachten (Bielekova et al. 2000a), die mit einer Kreuzreaktion und Aktivierung von MBP(83-99)-spezifischen T-Zellen bei bestimmten Patienten korrelierten. Auch andere angewandte selektive Immuntherapien wie der lösliche MBP-Peptid-HLA-DR2-Komplex (Goodkin et al. 2000; Phase I-Studie, kurze Beobachtungszeit), die orale Toleranzinduktion (Weiner et al. 1993a, Francis et al. 1997, Panitch et al. 1997) oder die Vaccination mit T-Zellen, dem T-Zell-Rezeptor oder T-Zell-Rezeptor-Peptiden (Medaer et al. 1995, Olsson et al. 2002, Vandenbark et al. 1996) zeigten bislang keine konsistent überzeugenden Ergebnisse in der klinischen Anwendung.

Man muss bedenken, dass die T-Zell-Antwort gegenüber verschiedenen ZNS-Kandidaten-Autoantigenen im Humansystem deutlich komplexer als in den EAE-Modellen mit gezüchteten Tierstämmen ist. Das impliziert auch, dass eine selektive Immuntherapie auf den Patienten individuell maßgeschneidert werden müsste, was Studiendesign und Evaluation für diese Art der Behandlung schwierig macht. Neben den bereits angesprochenen praktischen Problemen einer Antigen-selektiven Immuntherapie (Applikationsmodus, Bioverfügbarkeit etc.) dürfte dabei auch die individuelle Krankheitsdynamik eine nicht unbeträchtliche Rolle spielen, wie beispielsweise die Bedeutung verschiedener Autoantigene zu verschiedenen Zeitpunkten, die Ausweitung des autoantigenen T-Zell-Repertoires im Verlauf der Erkrankung durch »epitope spreading« etc. (Hohlfeld und Wekerle 2001). Zudem kann eine gerichtete Antigen-basierte Therapie belegtermaßen auch klare unerwünschte Effekte hervorrufen, die zur Krankheitsexazerbation führen (Bielekova et al. 2000a).

Zusammenfasssung: Folgende Erkenntnisse lassen sich zusammenfassend aus den Erfahrungen fehlgeschlagener Studien gewinnen:

1) Theoretisch erfolgversprechende Therapien bei der MS können paradoxerweise zu Krankheitsverschlechterungen führen (TNF-α-Blocker) oder mit unvorhergesehenen Nebenwirkungen vergesellschaftet sein (Linomid).
2) MR-tomographische Endpunkte korrelieren nicht immer mit den klinischen Parametern für die Wirksamkeit (TNF-α-Blocker)
3) Kurzfristige positive Effekte können sich in längeren Beobachtungszeiträumen aufheben (Sulfasalazin) und kurze Besserungen klinischer Parameter lassen nicht immer Schlussfolgerungen bezüglich eines langfristigen Benefits für Behinderungsgrad oder Verlauf der MS zu.
4) Die Übertragung erfolgreicher Therapiestrategien aus dem EAE-Tiermodell in die MS ist in vielen Fällen nicht erfolgreich (TNF-α-Blockierung, orale Toleranz, remyelinisierende Effekte von IVIg).
5) Die Selektivität einer therapeutischen Intervention bedeutet nicht notwendigerweise auch eine höhere Effektivität (APLs, superselektive Interventionen wie T-Zell-Rezeptor-Vakzination) und selektive Antigen-basierte Therapien können auch klare adverse Effekte hervorrufen (APL). In Anbetracht der Unkenntnis der genauen

MS-Pathogenese und der fraglichen Wertigkeit des EAE-Modells muss zum jetzigen Zeitpunkt angenommen werden, dass mit steigender Spezifität einer Therapie auch ein hohes Risiko des Scheiterns besteht.

6) Kontrollierte Studien mit ausreichenden Patientenpopulationen und adäquater Dauer sind unerlässlich als Basis für sinnvolle Therapieempfehlungen. Beispiele wie Deoxyspergualin (DSG) oder die Knochenmarkstransplantation verdeutlichen die Notwendigkeit kontrollierter Studien bei neuen »populären« MS-Medikamenten oder Therapiestrategien, welche z. T. auf Einzelfallbeobachtungen, aber ohne grundsätzlichen Wirksamkeitsnachweis, unbegründete Hoffnungen beim Patienten wecken.

Fehlgeschlagene Studien tragen wesentlich zu einem verbesserten Verständnis der Immunpathogenese und ihrer bildgebenden Korrelate bei und stellen somit einen wertvollen Erkenntnisgewinn auf dem Weg zu einem besseren Verständnis der MS dar. Aus Sicht des wissenschaftlichen Fortschritts sind therapeutische Fehlschläge und ihre kritische Hinterfragung somit fast genauso wichtig wie die Erfolge.

5.1.5 Dokumentation des Verlaufs, Feststellung des Behandlungserfolges

Aufgrund des wechselhaften und schwer vorherzusagenden Verlaufs der MS ist die Bewertung des Behandlungserfolges schwierig. *Der Goldstandard, an dem sich Krankheitsverlauf und therapeutische Effekte messen müssen, sollte trotz hochentwickelter paraklinischer Marker der klinische Befund bleiben.* Die meisten für den Patienten relevanten, klinischen Verlaufseckpunkte wie die Notwendigkeit einer Gehhilfe oder die Rollstuhlpflicht werden innerhalb des Beobachtungszeitraumes von kontrollierten Studien nicht erreicht. Aus diesem Grund werden in klinischen Studien sog. Surrogatmarker wie z. B. das MRT oder intermediäre Endpunktsbestimmungen (klinische Skalen) benutzt, anhand derer die neurologische Beeinträchtigung oder Behinderung abgeschätzt wird (Übersicht bei Wingerchuk et al. 1997). In den Studien zur MS wurden verschiedenartige Endpunkte zum Wirksamkeitsnachweis benutzt wie z. B. die Schubrate, die Behinderung und die Lebensqualität. Die *Kurtzke-Skala* (Disability Status Scale, DSS) oder die *EDSS* (Expanded Disability Status Scale; Tab. 1.1), seltener die *Scripps Neurological Rating Scale* (SNRS), wurden als Skalen für die Behinderung benutzt und stellen den gegenwärtigen Standard dar. Zur Quantifizierung weiterer Funktionsbereiche hat sich in den letzten Jahren die *Multiple Sclerosis Functional Composite-Skala* (MSFC), bestehend aus *25-Foot-Walk*, *9-Hole-Peg-Test*, und *Paced auditory serial additions test (PASAT)*, etabliert (Cutter et al. 1999, Cohen et al. 2000). Hierfür wird eine kurze Gehstrecke (7,6 m) nach Zeit und ein Steckbrett-Test nach Zeit zur

Quantifizierung der Armfunktion sowie ein Aufmerksamkeits-/Konzentrationstest (PASAT) durchgeführt. Die Berechnung erfolgt als z-Score und erlaubt einen inter- und intraindividuellen Vergleich (Cohen et al. 2000). Ein Vorteil gegenüber dem *EDSS* ist die ausgewogenere Bewertung von Gehfähigkeit, Funktion der oberen Extremität und kognitiver Funktion. Obwohl für die *EDSS* die längste Erfahrung und die weiteste Verbreitung unter den MS-Spezialisten sprechen, ist die schlechte Reliabilität vor allem in den unteren Bereichen der Skala nachteilig, ebenso die Überbewertung der Funktionen der unteren Extremitäten. Diese ist bei höheren EDSS-Werten faktisch allein ausschlaggebend (vgl. Tab. 1.1).

Bei der Angabe von Blasenfunktionsstörungen müssen vor Therapieeinleitung vom Patienten ein Miktionsprotokoll geführt und Restharnbestimmungen sowie ein Urinstatus in der Praxis durchgeführt werden.

Die Darstellung einer subklinischen Krankheitsdissemination erfolgt durch die Aufzeichnung der evozierten Potenziale (VEP, MEP, SSEP, ggf. AEP) sowie die MRT. Bei letzterer ist darauf zu achten, dass die Vergleichbarkeit der Verlaufsuntersuchungen gegeben ist und die Mindestanforderungen, wie standardisiertes Protokoll mit exakter Positionierung, transversale PD-T2-Gewichtung, transversale T1-gewichtete Aufnahmen +/- Kontrastmittelgabe (Gadolinium) erfüllt sind. Wünschenswert sind transversale und sagittale FLAIR-Aufnahmen. Entsprechende Empfehlungen für den deutsch-sprachigen Raum wurden unlängst publiziert (Sailer et al. 2008).

Der Einsatz der neuen immunmodulatorischen/-spezifischen Medikamente im Rahmen einer Stufentherapie setzt eine genaue standardisierte und quantitativ auswertbare Dokumentation des klinischen Verlaufs beim einzelnen Patienten voraus. Dies ist gerade unter den Bedingungen des effizienten Einsatzes der Ressourcen innerhalb des Gesundheitssystems von zunehmender Bedeutung. Zu diesem Zweck sind in den letzten Jahren zahlreiche elektronische Dokumentationshilfen, z. T. von Seiten der pharmazeutischen Firmen, entwickelt worden, die aber bisher nur sehr eingeschränkt zum Einsatz kommen (Pette und Zettl 2002).

Vorgehen bei der Verlaufsbeobachtung

Gemäß eines Vorschlages der MSTKG zur Standardisierung der Verlaufsbeobachtung von MS-Patienten unter einer immunmodulatorischen Therapie (Multiple Sklerose Therapie Konsensus Gruppe 2008) erscheint folgendes Vorgehen sinnvoll:

- Vor Beginn der Therapie neurologische Untersuchung mit Erhebung von EDSS und MSFC
- MRT-Untersuchung des Gehirns mit Gadoliniumgabe unter Berücksichtigung publizierter Qualitätskriterien (s. o. Sailer et al. 2008)
- Ggf. evozierte Potenziale zur Aufdeckung subklinischer Läsionen
- Ausführliche Aufklärung über die verschiedenen Präparate (Wirkung und Nebenwirkung) und deren Anwendung als Basistherapie (s. Pragmatische Therapie; Kapitel 5.2)
- Vereinbarung realistischer Therapieziele

Während der Therapie sollten klinische Untersuchungen im ersten Jahr alle 3–6 Monate, dann im Halbjahresabstand mit Dokumentation von MSFC und EDSS sowie ggf. evozierten Potenzialen durchgeführt werden. Eine MRT-Verlaufsuntersuchung unter den gleichen technischen Voraussetzungen wie zu Therapiebeginn ist bei geplanter Umstellung der Therapie oder bei unklarer klinischer Einschätzung des Therapieeffektes indiziert.

5.2 Pragmatische Behandlung

Im Folgenden wird auf die aktuellen Therapiemöglichkeiten und in der Praxis angewandten Behandlungsschemata bei den verschiedenen Erkrankungsstadien der MS eingegangen. Weiterhin werden das Vorgehen in speziellen Situationen wie z. B. Schwangerschaft oder bei Impfungen skizziert und MS-spezifische, symptomatische Behandlungen besprochen.

Für *akut entzündliche, demyelinisierende Ereignisse* als Initialsymptom bzw. im Verlauf der MS ist die Therapie mit intravenösen Corticosteroiden etablierter Standard (↑↑). Bei schweren und nicht Cortison-responsiven Schüben kommt die Plasmapherese-Therapie zur Schubbehandlung in Frage (↔). Die immunmodulatorische *Dauerbehandlung der RRMS* hat auf Basis in den letzten Jahren veröffentlichter Studien weiter an Bedeutung gewonnen (↑↑). Die Ansichten über Zeitpunkt sowie Dauer einer immunmodulierenden Behandlung haben sich weiter dahingehend verändert, als dass ein möglichst früher Beginn der Immuntherapie nach erstem demyelinisierenden Ereignis bei entsprechender entzündlicher Krankheitsaktivität anzustreben ist (*Frühtherapie der MS*) (↑↑). Dabei hofft man, neben der Abschwächung der Entzündung auch auf eine Verringerung des oft schon früh nachweisbaren axonalen Schadens. Während für die Therapie der SPMS auf Basis – zumindest in Teilen – erfolgreicher Studien evidenzbasierte Behandlungsmaßnahmen (IFN-β, MIX) (↑) vorliegen, existiert für die Therapie der PPMS immer noch kein nachgewiesen wirksames Therapieprinzip (↓↓). Neben dem standardisierten Vorgehen erläutern wir unser Vorgehen der *Eskalationstherapie* bei progredienter Erkrankung (Abb. 5.2). Als Option neben dem MIX (und mit Einschränkungen CTX) ist als zugelassene Therapiemöglichkeit der mAk Natalizumab (Tysabri®) hinzugekommen. Während die Wirksamkeit der Substanzen MIX bzw. Natalizumab (Tysabri®) in den zugrunde liegenden Studien klar belegt ist (↑–↑↑), weicht der empfohlene und zugelassene Indikationsbereich von den zulassungsrelevanten Einschlusskriterien ab (nicht primär geprüft nach dem Kriterium einer Eskalationsstrategie). Die Studienlage zur Beurteilung des Konzepts der immunmodulatorischen Stufentherapie mit Basistherapie und Eskalation bzw. Deeskalation hat sich leider in den letzten Jahren kaum verbessert. Nach wie vor fehlen größere kontrollierte Studien zur Evaluation der einzelnen Schritte einer Eskalationstherapie, so dass die Empfehlungen hierzu weiterhin als Klasse III-Evidenz anzusehen sind (↔). Gleiches gilt für die Empfehlungen zur Deeskalation nach erfolgter MIX-Therapie (↔).

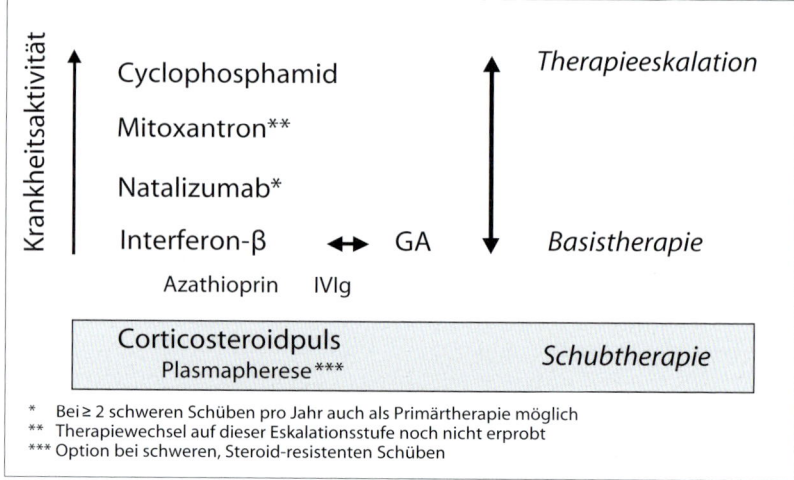

Abb. 5.2 Immunmodulatorische Stufentherapie der *RRMS*

Um die Umsetzung der aus den Studien und experimentellen Daten gewonnenen Erkenntnisse in die tägliche Behandlungspraxis zu verbessern, wurde für die deutschsprachigen Länder eine Bestandsaufnahme inklusive Aktualisierungen im Rahmen einer Konsensusgruppe erstellt (Multiple Sklerose Therapie Konsensus Gruppe 1999, 2001, 2002 und 2006). Eine Übersicht zu den therapeutischen Überlegungen in den verschiedenen Stadien und Verlaufsformen der MS ist in Tabelle 5.2 zusammengefasst. Erläuterungen finden sich im Text.

Tab. 5.2 Therapiemöglichkeiten in verschiedenen Stadien und Verlaufsformen der MS basierend auf den gegenwärtig verfügbaren und zugelassenen Medikamenten

Stadium/Verlaufsform	Behandlung
Optikusneuritis/akuter Schub	Hochdosierte i. v.-*Corticosteroide* (↑↑)
	Eskalation: Plasmapherese (↑)
Erster Schub (MS-verdächtige Episode)	*IFN*-β (↑↑)
1. Hohe Läsionslast (≥ 6 Herde) im kraniellen	*GA* (↑↑)
MRT, +/- ersatzweise spinalen MRT vorhanden	(bei Kontraindikationen gegen
oder	IFN-β und
	GA: *IVIg* (↔)

Stadium/Verlaufsform	Behandlung
2. keine oder nicht ausreichende Rückbildung funktionell deutlich beeinträchtigender Schubsymptomatik unter Cortisonstoß-therapie innerhalb von 2 Monaten *oder* 3. aktive Entzündungsherde (Gadoliniumaufnah-me oder eindeutige Zunahme der T2-Läsionen im kraniellen Kernspintomogramm) in einer Folgeuntersuchung innerhalb von 6 Monaten	
Schubförmige MS (RRMS): Basistherapie	*IFN-β, GA* (1. Wahl) (↑↑) *Azathioprin, IVIg* (2. Wahl) (↑) Bei Schüben zusätzlich hoch-dosierte i. v.-Corticosteroide (↑↑)
Schubförmige MS (RRMS): (schwere Schübe, rasche Progression, hohe Läsionslast, Versagen immunmodulatorischer Agenten der 1./2. Wahl)	*Natalizumab* (↑) *Mitoxantron* (↑) Bei Schüben zusätzlich hoch-dosierte i. v.-Corticosteroide (↑↑)
Sekundär progrediente MS (SPMS) Gehfähige Patienten, aktiver Verlauf	*IFN-β* (↑) *Mitoxantron* (↑)
Sekundär progrediente Verlaufsform (schwere Schübe, rasche Progression, Versagen immunmodulatorischer Agenten der 1./2. Wahl	*Mitoxantron* (↑) *Cyclophophamid* (off-label) (↔)
Primär chronisch progrediente Verlaufsform (PPMS)	Keine etablierte Therapie (Versuch mit hochdosierten i. v.-Corticosteroiden als wiederholte Pulse (↔); in Ausnahmefällen Mitoxantron (↔))

5.2.1 Behandlung des Schubes und der Optikusneuritis

5.2.1.1 Glukocorticosteroide

Glukocorticosteroide (GCS) sind die Behandlung der ersten Wahl bei Erstmanifestation einer MS sowie zur Behandlung von Schüben einer RRMS oder schubförmigen Auflagerungen bei SPMS oder PPMS (↑↑) (Tab. 5.3). Die rasche Unterbrechung akut entzündlicher Vorgänge über antiödematöse und immunsuppressive Wirkmechanismen ist Grundlage ihrer etablierten Verwendung in dieser Indikation (Übersicht bei Grauer et al. 2001). Experimentelle Befunde deuten darauf hin, dass ein Ansprechen auf die Cortisontherapie umso besser ist, je früher sie nach Beginn der Symptome erfolgt; idealerweise innerhalb von 3–4 Tagen. Funktionelle Beeinträchtigungen bilden sich unter der GCS-Therapie signifikant schneller zurück (Brusaferri und Candelise 2000), der positive Effekt von GCS auf langfristige Residuen ist nicht sicher belegt. Für die Auswahl eines bestimmten Cortisons können aufgrund der in Studien teilweise sehr unterschiedlichen Präparate und Dosierungen nur allgemeine, pharmakologische Gesichtspunkte herangezogen werden. Beim Methylprednisolon und Dexamethason besteht der Vorteil einer geringeren mineralocorticoiden Wirkung bei höherer Rezeptoraffinität gegenüber Prednisolon, zusätzlich eine lineare Dosiskinetik und bessere Liquorgängigkeit im Vergleich zu anderen Corticosteroiden (Kaiser und Kley 1992). ACTH oder fluorierte Steroide sollten wegen der schlechten Steuerbarkeit (ACTH) oder höheren Nebenwirkungsraten (z. B. Steroidmyopathie bei fluorierten GCS) nicht gegeben werden. In der anglo-amerikanischen Praxis wird vorzugsweise mit Methylprednisolon behandelt, während in Deutschland nach wie vor Prednisolon gegeben wird. Aus pharmakologischer Sicht bestehen bei äquipotenten Dosierungen keine signifikanten Unterschiede.

Tab. 5.3 Schubbehandlung mit hochdosierten i. v.-Corticosteroiden. Die orale Ausschleichphase ist nicht obligat, die Dosen während der Ausschleichphase können leicht modifiziert werden (s. Text)

Zeitraum	Medikation
Tag 1–5	500(–1.000) mg Methyl-/Prednisolon (z. B. Urbason® oder Solu-Decortin®) i. v. in 250 ml 5 %iger Glukoselösung als Kurzinfusion über 30 Minuten bis 1 Stunde morgens.
Falls keine oder nur leichte Besserung orales Ausschleichen:	
Tage 6 und 7	80 mg Methyl-/Prednisolon p. o. (z. B. Urbason®, DecortinH®)
Tage 8 und 9	60 mg Methyl-/Prednisolon p. o.
Tage 10 und 11	40 mg Methyl-/Prednisolon p. o.
Tage 12 und 13	20 mg Methyl-/Prednisolon p. o. dann ab
Tag 1–15	1 x 20 mg Esomeprazol (z. B. Nexium®) oder andere Protonenpumpeninhibitoren alternativ: 2 x 150 mg Ranitidin (z. B. Sostril®, Zantic®, Ranitic®)

Hinweise und Vorsichtsmaßnahmen während der hochdosierten i. v.-Corticosteroidtherapie:

- *Applikation:* Die Gabe als Kurzinfusion über 30–60 Minuten ist der Injektion als Einzeldosis vorzuziehen. Falls ambulante Durchführung geplant, sollte die erste Dosis in Anwesenheit eines Arztes oder einer Schwester mit den Möglichkeiten der Notfallbehandlung durchgeführt werden. Seltene aber möglicherweise bedrohliche Nebenwirkungen sind: anaphylaktische Reaktionen, kardiovaskuläre Probleme (v. a. Blutdruckkrisen), Pankreatitis, Hyperglykämie, Elektrolytstörungen (Hypokäliämie), Thrombembolie; psychotische Dekompensation.
- *Ulzerogene Wirkung:* Obwohl Magenulzera selten auftreten, ist die Gabe von H2-Blockern oder Antazida bis zum Abschluss der Therapie bei entsprechender Anamnese oder typischen Ulkus-verdächtigen Beschwerden zu empfehlen. Als »Magenschutz« beim Magengesunden empfehlen wir Zwischenmahlzeiten mit Milchprodukten. Bei floridem Ulkus keine Corticosteroidtherapie! Falls Unsicherheiten bestehen, sollte eine Gastroskopie vor Beginn der Therapie erfolgen.
- *Thromboserisiko:* Patienten mit Thromboserisiko oder thrombotischen Ereignissen in der Vorgeschichte sollten low dose Heparin subkutan erhalten (z. B. 2 x 7.500 IE Heparin s. c.). Insbesondere bei immobilisierten Patienten mit erhöhtem Thromboembolierisiko besteht die Gefahr einer thrombotisch induzierten Hüftkopfnekrose.
- *Elektrolyte:* Falls erforderlich, sollte Kalium oral substituiert werden (z. B. Kalinor-Brausetabletten 1/d). Kalium sollte zu Beginn, am Tag 4–5 der i. v.-Therapie und während einer oralen Ausschleichphase alle 3–5 Tage bestimmt werden. Häufig reicht das Essen von Kalium-haltigem Obst (1–2 Bananen/d) aus.
- *Infekte:* Hochdosierte i. v.-Steroide sollten bei Patienten mit Zeichen akuter Infektionen (Fieber > 38,5 °C oder/und Leukozytose, BSG/CRP-Erhöhung) *nicht* gegeben werden.
- *Psychische Nebenwirkungen:* Jedes Zeichen einer akuten Psychose wie Depression, Halluzination, formale oder inhaltliche Denkstörungen erfordert psychiatrische Intervention. Patienten mit derartigen Zeichen in der Vorgeschichte bzw. bekannten Reaktionen auf i. v.-Cortisontherapie sollten nicht ambulant behandelt werden.
- *Ruhelosigkeit oder Schlafstörungen:* Sie werden mit Benzodiazepinen (z. B. Lormetazepam (Noctamid®) 1 mg; Nitrazepam (Mogadan®) 2,5–5 mg) oder Zopiclon (Ximovan®, 7,5 mg) behandelt. Sie treten insbesondere bei nicht-morgendlicher Gabe/Einnahme der Steroide auf.
- *Diabetes:* Latenter oder manifester Diabetes erfordert regelmäßige Überwachung von Blut- und Urinzucker und ggf. Adaptation der Diabetes-Therapie.
- *Arterieller Hypertonus:* Latenter oder manifester arterieller Hypertonus erfordert regelmäßiges Messen des Blutdrucks. Ggf. müssen Antihypertensiva angepasst werden. *Cave:* Thiazid-Diuretika wegen vermehrtem Kalium-Verlust!

- *Tuberkulose:* Eine vernarbte Tuberkulose in der Anamnese ist keine Kontraindikation zur i. v.-Corticoidtherapie. Aus juristischen Gründen jedoch vorher immer Durchführung eines Röntgen-Thorax.
- *Schwangerschaft:* Fetale Missbildungen (LKG-Spalte) können bei Steroidgabe während der ersten drei Schwangerschaftsmonate auftreten. Später sind selbst hohe Steroiddosen relativ sicher. Die Patientinnen sollten dennoch von einem Gynäkologen mitbetreut werden.
- Sofern die Stoßtherapie nicht stationär durchgeführt wird, sollte der Patient während der gesamten Behandlung möglichst zur häuslichen Ruhe angehalten werden. Eine stationäre Aufnahme ist nicht notwendig, wird aber vor/während der ersten Cortison-Stoßtherapie empfohlen.

5.2.1.2   Therapie des akuten Schubes

Wir empfehlen die intravenöse Gabe von Prednisolon oder Methylprednisolon (500–1.000 mg/d in 250 ml 5 %iger Glukoselösung als Kurzinfusion über 30–60 Minuten am besten morgens), zumindest an drei, besser an fünf aufeinander folgenden Tagen (3 x 1 g bzw. 5 x 500 mg), bevor sich eine orale Ausschleichphase möglicherweise anschließt (vgl. Tab. 5.3). Für ein orales Ausschleichen sprechen die Ergebnisse der Optikusneuritisstudie von Beck et al. (Beck 1995) sowie das Wiederauftreten von Kontrastmittel aufnehmenden Herden im MRT nach abruptem Absetzen einer kurzzeitigen GCS-Pulstherapie (Miller et al. 1992). Das *orale Ausschleichen wird jedoch nicht obligat durchgeführt*, jedoch bei Patienten empfohlen, bei denen die Besserung innerhalb der ersten 3–5 Tage nicht ausreichend war und sofern keine starken Nebenwirkungen der intravenösen Medikation dagegen sprechen. Die orale Hochdosistherapie mit 500 mg Methylprednisolon (Sellebjerg et al. 1999) wird nach der bisher vorliegenden Studienevidenz als mögliche Option lediglich bei Kontraindikationen gegen eine intravenöse Therapie angesehen. Bei erstmaliger, intravenöser Cortisongabe ist eine stationäre Aufnahme aufgrund seltener, aber möglicherweise bedrohlicher Nebenwirkungen empfehlenswert (Anaphylaxie, Psychose, Pankreatitis, Blutdruckkrise bei bekanntem Hypertonus, Hypokaliämie, Hyperglykämie bei latentem oder bekanntem Diabetes mellitus; vgl. Tab. 5.3). Bei guter Verträglichkeit sind weitere Pulstherapien auch ambulant durchführbar und sollten vom individuellen Risikoprofil abhängig gemacht werden (z. B. Immobilisation mit erhöhtem Risiko für thromboembolische Ereignisse). Vor der Stoßtherapie sind floride Infekte auszuschließen (Blutbild sowie Urinstatus). Dieses Vorgehen der i. v. GCS-Gabe wird von weniger Nebenwirkungen begleitet, als dies bei längeren oralen Gaben der Fall ist. In den besprochenen Zeitintervallen treten keine cushingoiden Nebenwirkungen auf. Obwohl Magenulzera selten auftreten, ist die Gabe von H2-Blockern oder Antazida bis zum Abschluss des oralen Ausschleichens bei entsprechender Anamnese oder typischen Ulkus-verdächtigen Beschwerden zu empfehlen. Als »Magenschutz« beim Magengesunden empfehlen wir Zwischenmahlzeiten mit Milchprodukten. Bei floridem Ulkus sollte keine Corticosteroidtherapie angewendet werden! Falls Unsicherheiten bestehen, sollte eine Gastroskopie vor Beginn der Therapie erfolgen. Die klassischen Nebenwirkungen der Langzeittherapie wie vermehrte Infektionsneigung, Adipositas (Stammfettsucht), Ödeme, Hypokaliämie, neu auftretender Diabetes mellitus, arterielle Hypertonie, Katarakt, Glaukom, Steroidakne, Osteoporose, Myopathien oder Neuropathien sind bei der Pulstherapie nicht zu erwarten (Kaiser und Kley 1992). Psychische Akutwirkungen wie schwere Unruhe, hypomanische oder depressive Reaktionen sind selten, können aber insbesondere bei entsprechender Anamnese oder psychiatrischer Vorgeschichte auftreten. Hier kann bedarfsweise die Behandlung mit Psychopharmaka notwendig werden. Aseptische Osteonekrosen von Humerus- oder Femurkopf stellen irreversible, wenn auch sehr seltene Nebenwirkungen dar. Dies gilt ebenfalls für ein plötzliches Herz-Kreislaufversagen infolge Anaphylaxie.

Bisher neigen viele Neurologen dazu, nur Schübe mit motorischen, zerebellären, vegetativen oder spinalen Ausfällen, aber nicht solche mit rein sensiblen Störungen zu behandeln. Neue Daten zu strukturellen Veränderungen deuten darauf hin, dass bereits beim ersten klinischen Schub axonale Schädigung (Magnet-Resonanz-Spektroskopie) und Atrophie (brain parenchymal fraction) vorliegen. Zudem führt nur ein Teil der entzündlichen Herde im ZNS auch zu klinischen Ausfällen. Wir empfehlen jede Verschlechterung, die die Kriterien eines Schubes erfüllt, mit i. v.-GCS zu behandeln.

5.2.1.3 Eskalationstherapie des Schubes

Bei ausbleibendem Effekt einer ersten i. v.-GCS-Pulstherapie wird bei funktionell beeinträchtigenden, z. T. lebensbedrohlichen Schüben (motorische, zerebelläre oder Hirnstammsymptomatik sowie schwere Optikusneuritis, Visusverlust > 80 %) folgendes Vorgehen empfohlen:

- Fortsetzung der Initialtherapie über die übliche Dauer von 3–5 Tagen bis zu 10 Tagen oder eine höher dosierte Gabe der Standarddosierung.
- Bleiben die Symptome auch innerhalb von zwei Wochen nach Beendigung der Corticosteroidtherapie funktionell schwer beeinträchtigend, so kann nach erneuter quantitativer neurologischer Untersuchung eine weitere intravenöse Corticosteroidpulstherapie durchgeführt werden. Es sollte aber spezialisierten Zentren vorbehalten sein, bei besonders therapierefraktären Symptomen auch extreme Dosisbereiche von 30–50 mg/kg KG Methylprednisolon (z. B. 5 x 2.000 mg/d) anzuwenden, welche z. B. bei der Behandlung akuter traumatischer Querschnittsymptome ohne wesentliche Nebenwirkungen eingesetzt werden (↔).
- Ist innerhalb von zwei Wochen nach Beendigung der zweiten GCS-Therapie keine eindeutige Rückbildung der Schubsymptomatik eingetreten, kann die Option einer Plasmapherese nach Rücksprache mit einem MS-Zentrum in

Betracht gezogen werden (↔). In der Regel werden hierbei fünf Plasmapheresezyklen mit Albuminsubstitution durchgeführt. Erfahrungsgemäß ist ein Ansprechen nach 3–4 PE-Behandlungen à 50 ml/kg KG Austauschvolumen zu erwarten. Eine Erweiterung der PE-Behandlungen bei Nichtansprechen (auf z. B. acht Plasmapheresen) ist individuell zu entscheiden (↔).

Die Wahrscheinlichkeit einer Besserung unter Plasmapherese liegt bei ca. 50 (–70 %). Der Beginn des Schubereignisses sollte idealerweise nicht länger als vier (bis max. sechs) Wochen zurückliegen. Bei mehr als zwei Monaten Abstand vom initialen Schubereignis ist keine Besserung mehr zu erwarten (Keegan et al. 2002) (↑). Nebenwirkungen der Plasmapherese sind Volumenbelastung, mögliche Tetanie-Symptome durch Antikoagulation (und Hypokalzämie) sowie allergische Symptome auf Albumin. Großvolumige Zugänge sind notwendig (ggf. Anlage ZVK oder Shaldon-Katheter). Die Plasmapherese ist bei der MS nur als Krisenintervention sinnvoll und nicht als Option für eine Langzeittherapie (↓↓) zu bewerten.

IVIg zeigen keine Wirksamkeit als Zusatz zu GCS beim akuten Schub (Sorensen 2004, Visser et al. 2004) und sind von daher nicht als alternative Möglichkeit sinnvoll (↓↓). Bei schweren, protrahiert verlaufenden Schüben und anhaltender subklinischer Krankheitsaktivität kann von der o. g.Sequenz abgewichen und ggf. schon frühzeitig mit einer Eskalation der Immuntherapie (z. B. Natalizumab, MIX) begonnen werden. Das Behandlungsprozedere bei kompliziert verlaufenden Schüben sollte mit einem MS-Zentrum abgesprochen werden (↑).

5.2.1.4 Kontinuierliche Gabe von Glukocorticosteroiden

Nach dem derzeitigen Kenntnisstand wirkt sich eine Dauertherapie der MS mit niedrigdosierten oralen GCS nicht günstig auf den Krankheitsverlauf aus und zieht viele, auch schwere Nebenwirkungen nach sich (↓↓). Für die Langzeittherapie mit niedrigdosierten oralen Corticosteroiden besteht bei der MS keine rationale Basis. Sie ist nicht indiziert.

5.2.1.5 Regelmäßige Cortisonpulse

Für Patienten mit SPMS sind wiederholte Pulstherapien möglich, wenn sie für Langzeitimmuntherapien mit IFN oder zytostatisch wirksamen Substanzen nicht geeignet sind (↔). Aufgrund der Studienlage sind probatorische wiederholte GCS-Pulstherapien in regelmäßigen Abständen für die Dauer von einem Jahr (üblicherweise alle drei Monate 5 x 500–1000 mg Methylprednisolon) bei guter Verträglichkeit und Wirksamkeit auch über einen längeren Zeitraum vertretbar (↔). Ziel wäre insbesondere eine kurz- bis mittelfristige symptomatische Besserung durch die GCS-Pulse. Die GCS-Therapie kann ebenfalls in der Induktionsphase einer Chemotherapie (z. B. MIX oder CTX) zu einer transienten Besserung oder Progressionsverzögerung führen (↔).

Die Strategie regelmäßiger GCS-Pulstherapien als Erhaltungstherapie bei RRMS ist bislang in zwei Studien beschrieben (Then Bergh et al. 2001, Zivadinov et al. 2001). Daraus lässt sich gegenwärtig keine Empfehlung dieser Therapieform für die RRMS (z. B. bei IFN- oder GA-Versagern) ableiten.

5.2.1.6 Intrathekale Cortisongaben

Die intrathekale Injektion des Steroids TCA (VolonA®) wird in mehreren deutschen Kliniken durchgeführt, wobei die Injektionsintervalle und Dosierungen des TCA sehr unterschiedlich sind. Jüngst wurden prospektive, offene Beobachtungen an MS-Patienten mit primär oder sekundär progredientem Krankheitsverlauf publiziert, bei denen in dreitägigen Abständen jeweils sechs TCA-Injektionen à 40 mg appliziert worden waren. Die Therapie führte zu einer Verbesserung des EDSS und einer Verlängerung der Gehstrecke (Hoffmann et al. 2003 und 2006). Wesentliche Nebenwirkungen traten hierbei nicht auf. Wir erwägen die intrathekale Applikation von GCS als symptomatische Therapiemaßnahme zur Besserung spastischer Symptome in Ausnahmefällen als individuellen Versuch (↔). Voraussetzung ist ein insuffizientes Ansprechen auf orale antispastische Therapiemaßnahmen bzw. Nichtansprechen oder Unverträglichkeit intravenöser GCS-Gaben. Initial werden durch Lumbalpunktion 40 mg Volon A® appliziert (nur kristallines Präparat verwenden!) und die Gehstrecken sowie die Spastik im Verlauf gemessen. Eine zweite Injektion von erneut 40 mg bzw. 80 mg erfolgt bei unzureichendem Effekt der ersten Injektion. Bei positivem Ansprechen kann diese Maßnahme alle 1–3 Monate wiederholt werden (↔). Dieses invasive Verfahren sollte in jedem Fall nur durch erfahrene Zentren durchgeführt werden. Die Gefahr einer Liquorzirkulationsstörung nach repetitiven Injektionen besteht.

5.2.2 Immunmodulierende Dauerbehandlung der schubförmigen Multiplen Sklerose

5.2.2.1 Allgemeine Vorbemerkungen, Indikations- und Abbruchkriterien

Aufgrund der auch prognostisch relevanten Anwendungsmöglichkeiten der modernen Bildgebung ist es möglich, bereits beim ersten Schub Hinweise für eine »Dissemination des ZNS-Befalls in Ort und Zeit« zu erhalten, welche nach den Studien zur Frühtherapie bei erster, MS-verdächtiger Episode (CHAMPS, Jacobs et al. 2000; ETOMS, Comi et al. 2001; BENEFIT, Kappos et al. 2006b; PreCISe, Comi et al. 2009) unmittelbare therapeutische Implikationen haben. Die Einbeziehung des MRT in die Indikationsstellung zur frühen immunprophylaktischen Therapie gewährleistet, dass weniger Zeit bis zum Behandlungsbeginn im Sinne einer protektiven Maßnahme vergeht. Sowohl für IFN-β als auch GA konnte in großen kontrollierten Studien eine signifikante Reduktion der Schubhäufigkeit bei RRMS nachgewiesen werden. Ein langfristiger Einfluss auf die Progression der Erkrankung wird vermutet, ist jedoch weniger gut belegt (Beobachtungszeiten inzwischen bis 16 Jahre). Aus den vorliegenden Studien zum Wirksamkeitsnachweis und den unterstützenden Befunden zur Krankheitsaktivität wurden Kriterien erarbeitet, nach denen sich Patienten mit entsprechender Symptomatik für die Initiierung einer immunmodulatorischen Basistherapie qualifizieren. Hierbei gelten IFN-β und GA als Therapie der ersten Wahl, AZA und IVIg als Therapeutika der zweiten Wahl.

Indikation zur immunmodulatorischen Therapie bei schubförmiger Multipler Sklerose

Der Beginn einer immunmodulatorischen Therapie mit einem rekombinanten IFN-Präparat oder GA soll möglichst frühzeitig, idealerweise bereits beim Vorliegen eines CIS bzw. nach Diagnosestellung einer RRMS (nach McDonald-Kriterien) bei aktivem Verlauf, begonnen werden (↑↑).

Die Indikation zum Beginn der verlaufsmodifizierenden Therapie bei RRMS soll bei aktivem Krankheitsverlauf in mindestens zwei funktionell relevanten Schüben in den letzten beiden Jahren oder Auftreten eines schweren Krankheitsschubes mit schlechter Remissionstendenz bestehen. Neben der klinischen Aktivität (Anzahl, Schwere der Schübe) beziehen wir zusätzlich die MRT-Aktivität (Anzahl von Läsionen, T2-Läsionslast, Vorhandensein Gadolinium-anreichernder Läsionen, T1-Läsionen, Hirnatrophie) als objektiven Parameter ein. Ein MRT sollte gegebenenfalls bei Therapiebeginn aktualisiert werden. Dies bietet neben einem Ausgangsbefund der Krankheitsaktivität einen objektiven Verlaufsparameter, mit dem man zusätzlich zur Klinik ein Ansprechen auf die Therapie (z. B. Zu-/Abnahme der Gd-anreichernden Läsionen, Zu-/Abnahme der T2-Läsionslast) im Verlauf festmachen kann.

Indikationen zur immunmodulatorischen Therapie nach erster Multiple Sklerose-verdächtiger Episode

Die immunmodulatorische Basistherapie soll »so früh wie möglich« beginnen, gegebenenfalls nach einem ersten stattgehabten Schub. Neben den hierzu vorliegenden Studien unterstützen diese Empfehlungen Erkenntnisse über Risikofaktoren, die mit dem frühen Auftreten eines zweiten Schubes assoziiert sind, sowie die publizierten Daten über das Risiko der Entwicklung einer klinisch definitiven MS nach initialer Symptomatik (z. B. Brex et al. 2002). In der Praxis zwingen die neuen Diagnosekriterien Arzt und Patient damit früher als bisher, sich mit der Diagnose und ihren Konsequenzen auseinanderzusetzen. Das Diagnosegespräch sollte stets im Bewusstsein um die persönlichen Konsequenzen auf Seiten des Patienten geschehen, da hiermit ein irreversibler Prozess in Gang gesetzt wird, der weit über die vordergründigen Therapieentscheidungen hinausgeht.

In Anlehnung an einen Konsensusvorschlag der Multiple Sklerose Therapie Konsensus Gruppe (2006) beginnen wir die immunmodulatorische Therapie bereits nach dem ersten Schub, wenn bei Nachweis intrathekaler IgG-Synthese und subklinischer Dissemination im MRT nach Ausschluss anderer Ursachen Folgendes vorliegt:

• eine hohe Läsionslast (≥ 6 Herde; Barkhof et al. 1997) im kraniellen MRT, ersatzweise spinalen MRT *oder*
• wenn sich eine funktionell deutlich beeinträchtigende Schubsymptomatik unter Cortisonstoßtherapie innerhalb von zwei Monaten nicht ausreichend zurückbildet.

Zur Abschätzung der subklinischen Entzündungsaktivität kann ein zweites kranielles MRT gemäß den erweiterten Diagnosekriterien (Polman et al. 2005b) bereits zwei bis drei Monate nach Beginn des initialen Schubereignisses nützlich sein. Vor Beginn der Therapie muss der Patient verständlich über realistische Therapieziele, die theoretischen Wirkansätze und mögliche Nebenwirkungen der Behandlung gemäß der aktuellen Produktinformation aufgeklärt werden. Der Verlauf soll unter der Therapie standardisiert dokumentiert werden. Um die Wirksamkeit der kostenintensiven Immuntherapie zu überprüfen und die Adhärenz zu verbessern, sollten besonders im ersten Jahr der Behandlung engmaschige klinische Kontrolluntersuchungen (im Regelfall alle drei Monate) zur Abschätzung des Therapieeffekts und der Verträglichkeit des eingesetzten Präparats sowie zur Optimierung der Begleittherapie durchgeführt werden.

Indikation zur immunmodulatorischen Behandlung bei sekundär progredienter Multipler Sklerose

Die Studien zum Einsatz immunmodulatorischer Agentien bei der SPMS erbrachten unterschiedliche Ergebnisse. Wir halten *IFN-β bei SPMS* für indiziert, wenn sowohl klinisch als auch MR-tomographisch noch deutlich fassbare Zeichen der entzündlichen Krankheitsaktivität (überlagerte Schübe, überdurchschnittlich rasche Behinderungsprogression, Gadolinium-anreichernde Herde) vorhanden sind (↑). Befindet sich die Erkrankung in einem mehr »neurodegenerativen« Stadium mit geringer Entzündungsaktivität (fehlende Schübe in den letzten zwei Jahren, geringe Behinderungszunahme, fehlende subklinische Krankheitsaktivität im MRT), wird auf die Verwendung von IFN-β verzichtet. Für Patienten mit höheren Behinderungsgraden oder sekundär chronisch progredienten Verläufen gibt es bislang keine Daten zum Wirksamkeitsnachweis von GA, so dass hierfür kein Indikationsbereich besteht. Aufgrund einer negativen Studienlage zu IVIg bei SPMS können sie als Therapieoption für diese Verlaufsform nicht empfohlen werden (↓↓).

Behandlungsdauer immunmodulatorischer Therapie

Zur optimalen Dauer der Immuntherapie gibt es bisher keine kontrollierten Studien. Eine hierzu veröffentlichte Meta-Analyse (Filippini et al. 2003) ist aufgrund methodischer Schwächen nicht allgemein anerkannt. Auch nach längeren Beobachtungszeiträumen von Patienten innerhalb kontrollierter Studien (IFNB Multiple Sclerosis Study Group 1995, PRISMS Study Group 2001) oder offenen Zeiträumen mit inzwischen teilweise über 20 Jahren Behandlungsdauer wird bei guter Sicherheit der Präparate eine anhaltende Wirksamkeit angenommen (↔ –↑).

Eine Fortführung der Therapie ist unter neurologischer Kontrolle gerechtfertigt, wenn

- weiterhin ein Therapieeffekt zu erwarten ist (z. B. reduzierte Schubfrequenz, -schwere im Vergleich zur prätherapeutischen Phase, verminderte Krankheitsprogression) und
- keine schwerwiegenden Nebenwirkungen, die die Lebensqualität des Patienten einschränken, auftreten.

Insbesondere der erste Punkt entfällt bei Beginn einer immunmodulatorischen Therapie nach dem ersten Schub, was die Einschätzung des Erfolgs erschwert. Hilfreich hierbei ist wiederum die Bewertung der Krankheitsaktivität bzw. -dynamik mittels MR-tomographischer Verlaufsuntersuchungen. Unter welchen Umständen (z. B. keinerlei Krankheitsaktivität klinisch oder MR-tomographisch über zwei Jahre) eine immunprophylaktische Therapie unter- oder abgebrochen werden kann, ist derzeit unklar und bedarf prospektiver Studien. Wir beraten die Patienten dahingehend, dass die immunmodulatorische Therapie mit IFN-β bzw. GA eine Dauertherapie darstellt, die in Abhängigkeit von Verträglichkeit und Nebenwirkungen auch bei klinischer Stabilisierung über Jahre durchgeführt werden soll. Bei guter Therapieadhärenz ist nach mindestens dreijähriger Krankheitsstabilität (keine Schübe, keine klinische Krankheitsprogression, stabiles MRT) eine Unterbrechung der Therapie bei ausdrücklichem Patientenwunsch und nach eingehender Aufklärung vertretbar. Allerdings sollte dies nur unter Fortführung engmaschiger Kontrolluntersuchungen erfolgen.

Therapieversagen

Bezüglich der Frage des Therapieversagens bzw. der Indikation für die Beendigung einer immunmodulierenden Dauertherapie liegt ebenfalls keine allgemeingültige Definition vor. Zur operationalen Definition des Therapieversagens ist gilt in Anlehnung an die gängige Praxis in klinischen Studien zum schubförmigen Verlauf eine nach drei bis sechs Monaten bestätigte Krankheitsprogression um 1 Punkt auf der EDSS-Skala, bzw. um 0,5 Punkte bei Ausgangs-EDSS-Werten von 6 bzw. 7. Entscheidungskriterium ist der Vergleich mit der Progression vor Therapiebeginn. Die Zeitspanne bis zur ersten Beurteilbarkeit eines Therapieansprechens oder -versagens ist minimal sechs Monate, sinnvollerweise ein Jahr. Als Therapieversagen bei RRMS wird eine gleichbleibende oder zunehmende Schubrate und bei SPMS eine gleichbleibende oder zunehmende Progressionsrate über den Zeitraum eines Jahres im Vergleich zum Intervall vor Therapiebeginn gewertet. Die Unterscheidung in ein primäres und sekundäres Therapieversagen ist sinnvoll. Primäres Therapieversagen liegt vor, wenn keine Beeinflussung des Krankheitsverlaufes durch die immunprophylaktische Therapie erreicht werden kann. Sekundäres Therapieversagen, wenn nach vorübergehender Stabilisierung des Krankheitsverlaufes eine erneute Krankheitsaktivität bzw. -progression eintritt. Als paraklinischer Marker für ein Therapieansprechen eignet sich – mit Einschränkungen – in der Praxis lediglich die MRT, die wir unter immunmodulatorischer Therapie in längeren Abständen (z. B. jährlich) empfehlen.

Einbeziehung der Magnetresonanztomographie in Therapieentscheidungen

Der Stellenwert von MRT-Verlaufsuntersuchungen zur Kontrolle der Wirksamkeit einer Immuntherapie ist außerhalb von Studien bisher nur in Ansätzen untersucht worden. In einer kürzlich publizierten, sechsjährigen Verlaufsbeobachtung waren vor allem niedriges T1-Läsionsvolumen und fehlende Gadoliniumaufnahme nach einem Jahr Behandlungsdauer mit einem günstigen Ansprechen auf die laufende Immuntherapie assoziiert (Tomassini 2006).

Die Grundlage der diagnostischen Kriterien bildet die zuverlässige Wiedererkennung und Zuordnung von neuen und älteren Läsionen in der MRT-Untersuchung. In Folgeuntersuchungen können Hinweise auf die Krankheitsaktivität aus neuen oder sich vergrößernden Läsionen und dem Kontrastmittelverhalten gewonnen werden. Diese Informationen variieren erheblich je nach Wahl der Untersuchungsparameter und dem Vorgehen. Das Ziel eines MRT-Protokolls bei klinischen Fragestellungen ist die Reduktion der methodisch bedingten Variabilität bei der Läsionserkennung (im Besonderen abhängig von der Repositionierung, der Orientierung der Schichten, den Sequenzen, der Kontrastmittelgabe und der Wahl der Schichtdicke) unter Berücksichtigung von unterschiedlichen technischen Vorraussetzungen in radiologischen und neuroradiologischen Praxen/Institutionen und Krankenhäusern.

Auch unter der Voraussetzung, dass die Verlaufsuntersuchung nach festgelegtem Protokoll unter Beachtung genauer Repositionierung, gleichbleibender Schichtdicke ($\leq$ 5 mm), Schichtabstand mit gleichen MR-Sequenzen und genauer Beachtung des zeitlichen Intervalls zwischen Kontrastmittelinjektion und Messung sowie der Dosis des MR-Kontrastmittels durchgeführt wird (Sailer et al. 2008, Filippi et al. 2006b, Simon et al. 2006), erscheint eine MRT-Kontrolle zur Abschätzung des subklinischen Therapieeffekts frühestens ein Jahr nach Beginn der Immuntherapie sinnvoll. Sollten sich aber anhand anamnestischer Angaben des Patienten und im klinischen Untersuchungsbefund nach einem Jahr bereits Hinweise für unveränderte oder erhöhte Schubfrequenz, kognitive Veränderungen oder für eine anderweitige klinische Progression und somit für ein nicht optimales Ansprechen auf die Immuntherapie ergeben (Freedman et al. 2004, Bates et al. 2005), so erfolgt zunächst eine MRT, bei Behandlung mit IFN-β eine Bestimmung der NABs und ggf. eine Corticosteroidstoßtherapie. Bei deutlichen Hinweisen auf eine Verschlechterung der klinischen Situation sollte gemäß des Schemas (vgl. Abb. 5.2) eine Modifikation der Immuntherapie vorgenommen werden. In Zweifelsfällen bzw. bei im ersten Test positivem NAB-Befund empfiehlt sich eine Kontrolle der NABs nach 8–12 Wochen. Bei weiterhin bestehendem Verdacht auf ein Therapieversagen mit anhaltend hohem NAB-Titer sollte dann eine Umstellung der Immuntherapie erfolgen.

5.2.2.2 Immunmodulation mit Interferon-β

Für die Behandlung mit Interferonen (IFN-β) stehen vier Präparate zur Verfügung (IFN-β1a: Avonex®, Rebif®; IFN-β1b: Betaferon®, Extavia®). Von allen wurde in großen Phase III-Studien ihre eindeutige Wirksamkeit zur Behandlung der RRMS unter der jeweiligen Dosierung demonstriert (IFNB Multiple Sclerosis Study Group 1993, Jacobs et al. 1996, PRISMS Study Group 1998). Die Reduktion der Schubrate unter IFN-Therapie liegt – bei allen Präparaten ähnlich – um die 30 %. Für alle IFN-Präparate liegen inzwischen Studien vor, die zeigen dass die Applikation nach einem ersten MS-verdächtigen Ereignis die Manifestation eines zweiten Schubes signifikant verzögert (Jacobs et al. 2000, Comi et al. 2001b). Die Wirksamkeit und die Indikation von IFN-β bei der SPMS wird kontrovers diskutiert (s. o.). Ausschlaggebend für die Behandlung dieser Patientengruppe sind die oben genannten Kriterien der Krankheitsaktivität und -progression.

IFN-β1b (Betaferon®, Bayer Schering Pharma AG; *Extavia®*, Novartis) wird in einer Dosierung von 8 Millionen IU im Abstand von zwei Tagen subkutan injiziert. Für IFN-β1a liegen zwei Präparate in unterschiedlichen Applikationsformen vor: IFN-β1a (Avonex®, Biogen Idec) wird in einer Dosierung von 6 Millionen IU (30 µg) einmal pro Woche intramuskulär appliziert, IFN-β1a (Rebif®, Merck Serono) wird entweder mit 3 x 22 µg oder 3 x 44 µg dreimal wöchentlich subkutan injiziert. Für orale IFN-β-Präparate konnte in kontrollierten Studien keine klinische Wirksamkeit gezeigt werden.

Die Patienten erlernen die Injektionen jeweils unter geschulter Anleitung. Dazu gehört essentiell auch die ausreichende Aufklärung über mögliche Nebenwirkungen (s. u.) und deren Therapie sowie zur Kontrazeption. Im Sinne einer besseren Adaptation wird in den ersten beiden Wochen die Dosis eingeschlichen. Die Applikationen sollten von einer antiphlogistischen Medikation (vorzugsweise Ibuprofen 400 mg oder Paracetamol 500 mg) begleitet werden, die 30–60 Minuten vor – bzw. je nach grippeähnlichen Nebenwirkungen in variablen Zeitabständen auch nach den jeweiligen Injektionen eingenommen wird (Ibuprofen bis 3 x 400 mg, Paracetamol bis 4 x 500 mg insgesamt). Nach vier bis sechs Wochen kann versucht werden, die begleitende antiphlogistische Medikation zu reduzieren bzw. auszulassen. Aufgrund möglicher symptomatischer Verschlechterungen durch IFN-β muss besonders bei der SPMS auf ein langsames Eintitrieren geachtet werden (hier am besten aufsteigend in wöchentlicher Steigerung um 25 % beginnend mit 1/4 der Gesamtdosis und unter Komedikation mit antiphlogistischer Therapie). Nicht selten führt IFN-β durch die Verstärkung der Spastik zu einer vorübergehenden Verschlechterung der Gehfähigkeit.

Aufgrund der Auswertung der Schubfrequenz in großen Therapiestudien rechnet man mit einem Wirkungseintritt bei Therapieansprechen innerhalb von sechs bis acht Wochen. Die Therapie sollte abgebrochen werden, wenn sich die Schubfrequenz unverändert fortsetzt, oder es unter Therapie zu einer deutlichen Progression kommt (s. o. Kapitel 5.2.2.1: Therapieversagen). Auch der MRT-Verlauf gibt einen Anhaltspunkt für die Therapiewirksamkeit: Das Ausbleiben Kontrastmittel aufnehmender Herde ist ein Parameter für die Wirksamkeit der Therapie.

Praktisch gehen wir so vor, dass vor Beginn der Therapie eine MRT Untersuchung nach einem standardisierten Protokoll durchgeführt wird, welche bei klinisch nicht eindeutigem Ansprechen nach einem Jahr wiederholt werden sollte. Im Fall des Einsatzes von IFN in der Frühtherapie wird eine MRT-Untersuchung bereits nach 3–6 Monaten empfohlen (Sicherung der Diagnose sowie erste Einschätzung des Therapieansprechens). In der Regel lässt sich aus dem klinischen und dem MRT-Befund über die Weiterführung der Therapie entscheiden. Schübe unter Therapie werden wie üblich mit hochdosierten GCS behandelt. Die IFN-Therapie muss hierunter nicht notwendigerweise ausgesetzt werden.

Die Frage nach der besten Dosierung der IFN wird weiterhin kontrovers diskutiert. Die oben ausgeführten Daten lassen allgemeine Empfehlungen zur differentiellen Indikation der einzelnen zugelassenen Präparate nicht zu. Insbesondere ergibt sich hieraus derzeit keine Notwendigkeit, Patienten, die bereits mit IFN behandelt werden und einen stabilen Krankheitsverlauf zeigen, auf ein anderes Präparat umzustellen. Durch die unterschiedlichen Dosierungen und Applikationsarten wird allerdings eine individuelle Abstimmung der Therapie ermöglicht. Zu den Kriterien gehören die Applikationsfrequenz (Avonex®: 1 x vs. Rebif®, Betaferon®, Extavia®: 3–4 x pro Woche), der Applikationsweg (Avonex®: i. m. vs. Rebif®, Betaferon®, Extavia®: s. c.), die Handhabung der IFN-Präparate (Betaferon®, Extavia®: Lyophilisat zum Mischen vs. Avonex®, Rebif®: Fertigspritze) sowie die individuelle Verträglichkeit und das Nebenwirkungsprofil (lokale Nebenwirkungen an der Injektionsstelle sind bei intramuskulärer Injektion geringer). Die Strategie einer Steigerung der IFN-

Dosis innerhalb eines Präparates bzw. zwischen verschiedenen Präparaten bei Verdacht auf Therapieversagen wird nur durch wenige Studien mit niedrigem Evidenzniveau »plausibilisiert« (z. B. switching Studien) (↔). Bei Vorliegen von NABs ist eine Umstellung innerhalb der IFN nicht sinnvoll (NABs sind kreuzreaktiv) (↑↑). Anhand der vorliegenden Daten ergibt sich keine ausreichende Evidenz, bei sekundärem Therapieversagen von einem auf ein anderes IFN-β-Präparat umzustellen. Je nach Krankheitsaktivität schlagen wir hier die Änderung der immunmodulatorischen Strategie vor (Umstellung innerhalb der Immunmodulatoren oder Eskalationstherapie). Trotz relativ guter Verträglichkeit der Präparate insgesamt gibt es einzelne Patienten, die auch bei Ausschöpfung der Möglichkeiten zur Behandlung der Nebenwirkungen über einen Zeitraum von mehr als sechs Monaten starke Unverträglichkeiten zeigen. Bei lokalen Nebenwirkungen nach subkutaner Injektion kann die Umstellung auf ein intramuskuläres Präparat (Avonex®) erwogen werden, andererseits ist die Umstellung eines IFN-Präparats auf ein anderes bei persistierenden, schweren, grippeähnlichen Nebenwirkungen nicht sinnvoll.

Verträglichkeit, Nebenwirkungen und Kontraindikationen: Grundsätzlich sind zu Beginn der Therapie mit IFN leichte Nebenwirkungen häufig, ernste Nebenwirkungen – auch nach inzwischen langjähriger Beobachtung – jedoch selten (Übersicht bei Walther und Hohlfeld 1999). Initial treten häufig grippeähnliche Symptome auf, die nur bei einem kleinen Teil der Patienten länger als sechs Monate persistieren. Ermüdbarkeit, Kopfschmerzen, allgemeines Krankheitsgefühl und Myalgien werden weiterhin angegeben. Diese Nebenwirkungen treten meist 4–12 Stunden nach der Injektion auf und können durch die Komedikation mit Antiphlogistika bzw. durch die Injektion am Abend gemildert werden. Entzündungen, Rötungen, Indurationen an der Einstichstelle kommen bei den subkutan verabreichten IFN-Präparaten vor. Vereinzelt (1–3 %) treten aseptische Hautnekrosen auf, die manchmal zum Therapieabbruch oder zum Aussetzen der Therapie zwingen. Aus den genannten Gründen soll der Patient auch die Einstichstellen wechseln. Lokale Nebenwirkungen können durch das Auflegen von Kühlpackungen vor und nach den Injektionen gelindert werden, zusätzlich durch das Anwärmen der Ampulle in der Hand. Auf das Auftreten oder die Verschlechterung depressiver Symptome (bis hin zur Suizidalität) soll geachtet werden, da sie zum einen in der MS-Population gehäuft vorkommen, zum anderen in IFN-Studien gehäuft berichtet wurden (IFNB Multiple Sclerosis Study Group 1993, Jacobs et al. 2000). Für Patienten mit einer depressiven Erkrankung sind IFN zwar relativ kontraindiziert, können aber nach unserer Erfahrung unter strenger psychiatrischer Kontrolle und ggf. antidepressiver Medikation vertretbar sein, wenn die MS gut auf IFN-β anspricht bzw. andere Medikamente unwirksam sind. Ein praktisch bedeutsames Problem ist die Verstärkung der Spastik durch IFN, die sogar zur vorübergehenden Zunahme der motorischen Behinderung führen kann. Dieser meist passagere Effekt kann antispastisch (z. B. mit Baclofen) therapiert werden. Man beobachtet unter IFN einen Anstieg der Leberwerte sowie vorübergehende, leichtere Leukopenien. Empfohlen wird die Kontrolle von Blutbild und Leberwerten monatlich innerhalb der ersten drei Behandlungsmonate, danach in 3-monatlichen Abständen. Bei Leukozytenwerten < 3.000/µl, Thrombozytenwerten < 75.000/µl bzw. Transaminasenerhöhungen über das 5fache der Norm sollte die Dosis reduziert und in extremeren Fällen die Therapie ausgesetzt bzw. ganz abgesetzt werden. Es wurden auch seltene Fälle von toxischen Hepatitiden berichtet. Mehrere Berichte über Schwangerschaften, die unter der Therapie mit rekombinanten IFN-β-Präparaten auftraten, zeigen ein erhöhtes Risiko von Frühaborten und vermindertem Geburtsgewicht (Sandberg-Wollheim et al. 2005, Boskovic et al. 2005), so dass weiterhin auf deren Einsatz während der Schwangerschaft verzichtet werden muss. Vor allem sollte auf eine sichere Kontrazeption geachtet werden, da in den genannten Arbeiten die beschriebenen Folgen sogar trotz frühen Absetzens der IFN-β-Medikation nach positivem Schwangerschaftstest aufgetreten waren. Eine Indikation zum Abbruch der Schwangerschaft wird nicht gesehen. Über negative Auswirkungen der IFN zur Fertilität beim Mann gibt es keine Daten. Tabelle 5.4 fasst die wichtigsten Fakten zur Therapie mit IFN zusammen.

5.2.2.3 Immunmodulation mit Glatirameracetat

Glatirameracetat (Copaxone®) ist basierend auf Wirksamkeitsevidenzen aus Phase III-Studien (Johnson et al. 1995, 1998 und 2000) sowie aus MRT-Studien (Comi et al. 2001b, Filippi et al. 2001) eine Alternative zu den IFN und seit September 2001 in Deutschland zur Therapie der RRMS zugelassen. Die tägliche subkutane Injektion von 20 mg GA, die der Patient nach fachgerechter Anleitung und Aufklärung selbst durchführen kann, wird vergleichsweise gut vertragen und hat auch innerhalb der Langzeitbeobachtung relativ wenige Nebenwirkungen (vgl. Tab. 5.4). Man beginnt die Therapie mit der vollen Dosis (20 mg), eine begleitende antiphlogistische Medikation ist nicht notwendig. Verschiedene Befunde deuten auf einen differentiellen Wirkmechanismus im Vergleich zu IFN-β hin. Die Kenntnis der Latenz bis zur vollen Entfaltung der Wirksamkeit von GA (ca. 3–6 Monate) ist für die klinische Anwendungspraxis wichtig, da z. B. Schübe innerhalb der ersten Monate einer begonnenen Therapie mit GA nicht als Hinweis für ein Therapieversagen gedeutet werden dürfen. Für Patienten mit höheren Behinderungsgraden oder sekundär chronisch progredienten Verläufen gibt es bislang keinen überzeugenden Wirksamkeitsnachweis. GA kann auch nach Therapieversagen mit IFN-β wirksam sein. Umgekehrt kann nach Therapieversagen unter GA die Umstellung auf ein IFN-β erfolgen, bzw. je nach Verlauf bereits die Therapieeskalation durchgeführt werden. Orales GA ist unwirksam (CORAL-Studie).

Nebenwirkungen und Kontraindikationen: Insgesamt wird die tägliche subkutane Applikation von 20 mg Copaxone® vergleichsweise gut vertragen. Neben lokalen Nebenwirkungen (Juckreiz, Erytheme, Schwellungen, Entzündung)

Tab. 5.4 Wichtige Fakten zur Therapie mit Immunmodulatoren

Präparat	Dosierung, Applikation, Frequenz	Wirklatenz	Zulassung/Indikation	Nebenwirkung	Kontraindikationen, Warnhinweise	Kontrolluntersuchungen	Bewertung, praktische Tipps
Interferone							
Avonex® (IFN-β1a)	30 μg (entspricht 6 MIU), i.m., 1 × pro Woche	6–8 Wochen	RRMS CIS	*sehr häufig:* Grippeähnliche Symptome (meist 2–8 h nach Injektion, 12–16 h anhaltend, oft am Beginn d. Therapie am stärksten, im Verlauf abnehmend); bei s. c.-Applikationen: Hautrötungen, Schwellung, Entzündung	Schwangerschaft und Stillzeit, schwere Depression, Suizidalität, dekompensierte Leberinsuffizienz, Epilepsie therapeutisch nicht ausreichend kontrolliert, Überempfindlichkeit gegen Interferone oder einem der Hilfsstoffe, z. B. Serumalbumin)	*Labor:* in ersten 3 Monaten monatliche Kontrolle von Blutbild, GOT, GPT, gammaGT; dann dreimonatliche Kontrollen; bei Leukozytenwerten < 3.000/μl, Thrombozytenwerten < 75.000/μl bzw. Transaminasen-erhöhungen über das 5fache der Norm, Dosisreduktion oder Aussetzen der Therapie bis zur Normalisierung der Werte *Klinisch:* im ersten Therapiejahr alle 3 Monate klinische Kontrolle (inkl. EDSS und MSFC) zur Beurteilung der Verträglichkeit, Adhärenz und Wirksamkeit, in einjährigen Abständen zusätzliche MRT; Elektrophysiologische Zusatzuntersuchungen (VEP, MEP, SEP) in mindestens einjährigen Abständen sinnvoll Bei Verdacht auf ein Therapieversagen ist die Bestimmung von NAB sinnvoll. Bei klinisch eindeutigem Therapieversagen muss vor Umstellung der Immunmotherapie die zweite NAB-Bestimmung nicht abgewartet werden bzw. kann die Entscheidung zur Therapieumstellung rein klinisch gestellt werden! Bei mindestens zweimaligem Nachweis hochtitriger NABs (entsprechend der Befundmitteilung des ausführenden Labors) sollte bei Verdacht auf ungenügende Therapiewirkung die IFN-β-Therapie beendet und auf ein anderes Behandlungskonzept umgestellt werden. Effektive Maßnahmen zur Reduktion der NABs sind bisher nicht belegt.	• Basistherapie der 1. Wahl bei schubförmiger MS (↑↑) • Präparate der 1. Wahl für Frühtherapie der MS nach 1. Schub (↑↑) • Therapie für aktive SPMS (gefährige Patienten, aktiver Verlauf) (↑)
Betaferon® Extavia® (IFN-β1b)	8 MIU (entspricht 250 μg), s. c., jeden 2. Tag	6–8 Wochen	RRMS SPMS CIS	*häufig:* Leukopenie, Leberwerterhöhung, vorübergehende Zunahme der Spastik und Muskelschwäche, Hautausschläge, Depression (Aufklärung erforderlich!), Flushing, Thrombozytopenie, Anämie *selten bis sehr selten:* Nekrose an Injektionsstellen, Alopezie, Schilddrüsen-funktionsstörungen; anaphylaktische Reaktion, Leberversagen (toxische Hepatitis)			• Zur Vermeidung grippeartiger Nebenwirkungen abendliche Injektion und prophylaktische Gabe von 400 mg Ibuprofen oder 0,5–1 g Paracetamol (30–60 min vor Injektion) • Neutralisierende Antikörper (NAB) finden sich in zunehmender Häufigkeit bei (Avonex® < Rebif® < Betaferon®) anhaltend hochtitrige NABs sind mit klinischem Wirkverlust der Interferone assoziiert (↑↑) • die relative Relevanz von NABs gegenüber anderen Faktoren, insbesondere Dosis und Häufigkeit von Nebenwirkungen, ist offen
Rebif® (IFN-β1a)	22 bzw. 44 μg, s. c., 3 × pro Woche	6–8 Wochen	RRMS SPMS mit Schüben				

Prä-parat	Dosie-rung, Ap-plikation, Frequenz	Wirk-latenz	Zulas-sung/ Indi-kation	Nebenwirkung	Kontraindika-tionen, Warn-hinweise	Kontrolluntersuchungen	Bewertung, praktische Tipps
Glatirameracetat							
Copa-xone® (GA)	20 mg/d s. c.	Ca. 3 Mo-nate bis zur kom-pletten Wir-kung	RRMS	Entzündungen der Ein-stichstelle, systemische Postinjektions-reaktion (SPIRS): Herzklopfen, Luft-not, Herzrasen, Vasodilata-tion (innerhalb von Minu-ten nach Injektion, meist von kurzer Dauer, gehen spontan und ohne Folgen zurück) Lipoatrophie, Lymph-adenopathie, Ödeme, Ge-wichtszunahme, Tremor	Schwanger-schaft und Still-zeit, Überemp-findlichkeit gegenüber Glatiramerace-tat oder einem der Hilfsstoffe (Mannitol), Sehr selten schwere Aller-gien, gelegentlich Lipoatrophie	*Labor:* Keine regelmäßigen Laborkontrollen erforderlich *Klinisch:* Klinische Verlaufsuntersuchungen analog zu Interferonen	· Basistherapie der 1. Wahl bei RRMS (↑↑) · Wirksamkeit in der Beeinflus-sung der Behinderungspro-gression nicht sicher belegt, keine Indikation in der SPMS · Alternativoption beim CIS in Fällen bei denen IFN-β kontrain-diziert oder nicht möglich ist (↔) · Wirksamkeit von GA ist auch nach vorheriger IFN-β-Therapie anzunehmen (↑) · Neutralisierende Antikörper haben keine klinische Relevanz
Intra-venöse Immun-globu-line	0,2 g/kg KG alle 4 Wochen, i.v. (*Cave:* Infusions-geschwin-digkeit, insbeson-dere bei erstmali-ger Infusi-on Ge-schwin-digkeit 1 ml/min), 1 x pro Monat	Inner-halb weni-ger Wo-chen	RRMS (2. Wahl) Evtl. post-partal bei stil-lenden Frauen	Kopfschmerzen, Myalgien, Schüttelfrost, Übelkeit, Hautekzem, Blutdruckän-derungen, Schwindel, Brustenge, Nierenversagen, *selten* Überempfindlich-keitsreaktionen mit Hypoto-nien bis zum anaphylakti-schen Schock; reversible aseptische Meningitis, rever-sible hämolytische Anämie, Transaminase-anstieg, Krea-tininanstieg, Nierenversagen, zerebrale Ischämien (Risiko-faktoren: ältere Menschen, Hypovolämie, Übergewicht)	Schwere Herz-insuffizienz, IgA-Mangel, Niereninsuffi-zienz	*Labor:* Vor Behandlung IgA-Mangel ausschließen, Serum-kreatinin, HIV- und HBV-Serologie sinnvoll, Patient wäh-rend und bis 20 Minuten nach Infusion sorgfältig beob-achten; *Klinisch:* klinische und paraklinische Verlaufsunter-suchungen analog zu Interferonen	· Alternativpräparat bei RRMS · Alternativoption beim CIS in Fällen bei denen IFN-β und GA kontraindiziert (1 positive Studie vorliegend) (↔) · In der Postpartalphase als Option zur Verhinderung postpartaler Schübe möglich (↔) · Optimale Dosis unklar, für MS erscheint 0,2 g/kg KG alle 4 Wochen am besten belegt (↔) · Immer Kostenübernahme beantragen!

ist das vereinzelte Auftreten von Lymphknotenschwellungen sowie kurz dauernden, spontan remittierenden, systemischen Reaktionen mit Beklemmungs-
gefühl, Angst, Herzrasen und Flush-Symptomen (sog. Systemische Post-In-
jektions-Reaktionen, SPIR) erwähnenswert. Diese tritt als mindestens
einmaliges Ereignis meist kurz nach der Injektion auf (bei etwa 10 % der
Patienten, insgesamt mit einer Häufigkeit von 0,04 % bezogen auf die Gesamtzahl der Injektionen, d. h. 1/2.500 Injektionen). Die SPIR ist selbstlimi-
tierend und führt nicht zu Langzeit- oder Folgeschäden. Die Patienten müssen vor Therapiebeginn hierüber detailliert informiert werden. Wie bei jeder
Applikation einer körperfremden Substanz kann eine anaphylaktische Reaktion grundsätzlich auftreten. Bis jetzt wurden nur vereinzelte nicht-fatale
anaphylaktische Reaktionen unter GA-Therapie beschrieben. Einzelne Fallberichte existieren – wie für IFN-β – zum Auftreten von Autoimmunerkrankungen unter Therapie (Übersicht bei Ziemssen et al. 2002). Auch wenn es
nicht möglich ist, aufgrund einzelner Fallberichte einen kausalen Zusammenhang zur GA-Therapie herzustellen – zumal ein koinzidenzielles Auftreten
der erwähnten Autoimmunerkrankungen bei der Grunderkrankung MS nicht
ausgeschlossen werden kann –, sollte der behandelnde Arzt anamnestischen
oder klinischen Hinweisen auf das Vorliegen von anderen Autoimmunerkrankungen während der Behandlung mit GA gewissenhaft nachgehen. Die
Therapie mit GA führt im Vergleich zum Placebo zu keiner erhöhten Inzidenz
von Grippe-ähnlichen Symptomen, Depression, Fatigue-Symptomen oder
Suiziden. Wechselwirkungen von GA mit anderen Medikamenten sind nicht
beschrieben. In Schwangerschaft und Stillzeit ist GA kontraindiziert und
sollte ausgesetzt werden.

5.2.2.4   Immunsuppression mit Azathioprin

Azathioprin (Imurek®) ist *Mittel der 2. Wahl zur Therapie der RRMS* und
wird nach wie vor insbesondere in vielen europäischen Ländern als Immunsuppressivum mit relativ günstigem Nebenwirkungsprofil eingesetzt. Obwohl die Meinungen über die Wirksamkeit von Azathioprin (AZA) bis heute kontrovers sind, zeigen Studien bei RRMS eine Tendenz zur Reduktion
der Schubrate (Yudkin et al. 1991) (↑). Bei der chronisch progredienten MS
erbrachte das Medikament keinen positiven Effekt (↓↓). In Ländern mit
restriktiveren Gesundheitssystemen wird AZA in Ermangelung von IFN-β
oder GA auch aufgrund seiner Kostengünstigkeit z. T. bevorzugt verwendet.
Hat eine bisherige AZA-Therapie zu einer gut dokumentierten Stabilisierung
des Krankheitsverlaufs geführt, so ist deren Fortführung gerechtfertigt. Unter Dauertherapie mit AZA steigt erst nach mehr als fünf Jahren das Malig-
nomrisiko auf das Doppelte, nach mehr als zehn Jahren um den Faktor 4,4
(Fall-Kontrollstudie, (Confavreux et al. 1996). Die Mehrzahl der Langzeitbeobachtungen unter AZA beschreibt das Medikament bis zur Gesamtanwendungsdauer von zehn Jahren als sicher (Palace und Rothwell 1997). Bei

nachweisbar erhöhtem Risiko für Sekundärneoplasien ist die Dauer dieser immuntherapeutischen Strategie aus unserer Sicht auf 5(–10) Jahre zu begrenzen. Bei Umsetzung auf ein anderes immunmodulatorisches Regime (IFN-β, GA) praktizieren wir direktes Absetzen und Initiierung der alternativen Immunmodulation. Bei Entscheidung zum generellen Aussetzen der immunmodulatorischen Therapie empfehlen wir ein langsameres Ausschleichen mit Reduktion der Dosis um 50 mg alle drei Monate (in Analogie zum Vorgehen bei der Myasthenia gravis) (↔).

AZA wird in einer Dosierung von 2–3 mg/kg KG in 1–3 Einzeldosen oral eingenommen (typische Tagesdosis zwischen 150–200 mg). Gastrointestinale Nebenwirkungen können durch die Aufteilung in kleinere Einzeldosen vermindert werden. Vor Therapiebeginn ist ein Blutbild inklusive Leukozyten, Hämoglobinwert, MCV und Thrombozyten sowie die Bestimmung der Leberwerte (GPT, AP, Bilirubin) durchzuführen. Wir beginnen mit einer einmaligen Dosis von 50 mg morgens und steigern über vier Wochen auf die volle Dosis, bei gastrointestinalen Nebenwirkungen (Übelkeit, Erbrechen, Unwohlsein) über einen längeren Zeitraum. Die volle immunsuppressive Wirkung entfaltet sich frühestens nach etwa drei Monaten und lässt sich an einer Zunahme des mittleren erythrozytären Volumens (MCV) um 5–10 % sowie der Retikulozytenzahl auf > 15 ‰ ablesen. In den ersten 6–8 Wochen ist eine wöchentliche Kontrolle, im weiteren Verlauf eine monatliche Kontrolle der Laborparameter sinnvoll. Als Zielgröße unter AZA-Therapie wird eine Lymphopenie von 600–800/µl angestrebt. Die absoluten Leukozytenzahlen sollten zwischen 3.000 und 5.000/µl liegen. Bei Leukozytenzahlen unter 3.000/µl sollte die Dosis reduziert werden. Bei persistierenden Leukozytenwerten unter 3.500/µl wird eine Therapiepause empfohlen. Die absoluten und relativen Leukozyten- und Lymphozytenzahlen sollten nicht als alleinige Wirksamkeitsparameter verwendet und Dosissteigerungen nicht aufgrund dieser Zahlen, sondern in Zusammenschau mit der klinischen Wirksamkeit durchgeführt werden.

Nebenwirkungen und Kontraindikationen: Relativ häufig sind anfänglich uncharakteristische gastrointestinale Symptome (leichte Übelkeit, Bauchschmerzen). Sie können in Einzelfällen nach der ersten Dosis akut auftreten und mit sofortigem Erbrechen einhergehen (Idiosynkrasie, Häufigkeit < 1 %). Selten entsteht eine medikamentös-induzierte Pankreatitis, eine Neigung zur intrahepatischen Cholestase (Alkoholkonsum und andere potenziell lebertoxische Substanzen sollten abgesetzt werden!), in seltenen Fällen auch eine schwere Hepatitis. Während fieberhafter Infektionen mit Temperatur > 38,5° C sollte die AZA-Therapie vorübergehend unterbrochen und eine antibiotische Therapie initiiert werden. Selten löst AZA selbst ein medikamentöses Fieber aus.

Unter AZA-Dauertherapie muss mit einer erhöhten Kanzerogenität gerechnet werden. Beschrieben werden gehäuft Tumoren des lymphatischen Systems. Bei Patienten nach Organtransplantation wurden sie gehäuft beobachtet. Die

Mehrzahl der Langzeitbeobachtungen unter AZA beschreibt das Medikament bis zur Gesamtanwendungsdauer von zehn Jahren als sicher (Palace und Rothwell 1997).

Wegen des verzögerten AZA-Abbaus bei gleichzeitiger Gabe von Allopurinol (Xanthinoxidasehemmer) sind die immunsuppressive Wirkung und die Toxizität von AZA verstärkt. Die AZA-Dosis muss bei dieser Komedikation auf 1/4 reduziert werden (Blutbildkontrollen!). Beim Auftreten von Bauchschmerzen muss unbedingt eine Mitbestimmung der Pankreasenzyme erfolgen. Eine bis zu vierfache Erhöhung der γ-GT und der Transaminasen wird unter AZA-Therapie noch toleriert.

Wie bei anderen Immuntherapien ist auf eine sichere Kontrazeption zu achten, AZA ist potenziell teratogen. Sowohl bei männlichen als auch weiblichen Patienten sollte die Kontrazeption nach Absetzen von AZA noch mindestens sechs Monate fortgesetzt werden. Kommt es während der AZA-Therapie zu einer Schwangerschaft, so ist dies keine absolute Indikation für einen Abbruch, da bisherige Untersuchungen auf ein niedriges Risiko für Mutter und Kind hinweisen. Eine Beratung durch einen Gynäkologen über die möglichen Risiken sollte dennoch erfolgen. Wir raten während der Schwangerschaft dringlich zum Aussetzen der Therapie. Kontraindikationen stellen chronische Lebererkrankungen, chronische Infektionen, Schwangerschaft und AZA-Unverträglichkeit dar.

5.2.2.5   Immunmodulation mit Intravenösen Immunglobulinen

Die praktische Bedeutung von Intravenösen Immunglobulinen (IVIg) in der MS-Therapie ist in den letzten Jahren aufgrund kontroverser bzw. z. T. negativer Studienergebnisse zum Wirksamkeitsnachweis in der SPMS (Hommes et al. 2004), der RRMS (PRIVIG-Studie, Fazekas et al. 2008) sowie zur Förderung der Rekonstitution bei akutem MS-Schub (Sorensen et al. 2004) kontinuierlich zurückgegangen. IVIg gelten als Reservemedikation zur Behandlung der RRMS, wenn sich der Einsatz von IFN und GA als wirkungslos, kontraindiziert oder von nicht tolerablen Nebenwirkungen begleitet darstellt (↑). Gleiches gilt für eine Therapie nach dem ersten Schub, da für diese Indikation eine positive Studie vorliegt (Achiron et al. 2004a). Für chronisch progredierte Verlaufsformen kann aufgrund der derzeitigen Studien keine Empfehlung gegeben werden (↓↓). Hat eine bisherige IVIg-Therapie zu einer gut dokumentierten Stabilisierung des Krankheitsverlaufs geführt, so ist deren Fortführung gerechtfertigt. Bei geplanter Neueinstellung auf IVIg ist in jedem Fall eine Kostenübernahme durch die Krankenkasse zu beantragen (off-label-use). Bei Patienten mit Kinderwunsch und Bedarf für die Fortführung einer immunmodulatorischen Therapie stellen IVIg eine Alternative dar. Dies gilt auch für die Stillzeit. Zur Verhinderung postpartaler Schübe sind IVIg das Mittel der ersten Wahl (↔).

Über die günstigste Dosis sowie die Applikationsintervalle besteht kein Konsens (in den vorliegenden Studien differieren die Dosierungen bis zum Faktor

10!). Wir verwenden IVIg in einer Dosierung von 0,2 g/kg KG über drei bis fünf Tage, wobei die Zyklen alle ein bis zwei Monate wiederholt werden. Da es keinen Beleg gibt, dass IVIg wirksamer sind als AZA – welches als Alternativpräparat nach den Medikamenten der ersten Wahl ebenfalls in Frage kommt –, stellen wir die Indikation zur IVIg-Therapie in der MS zunehmend streng.

Nebenwirkungen und Kontraindikationen: Die meisten der nach IVIg-Therapie aufgetretenen Nebenwirkungen stellen nur leichte Allgemeinreaktionen wie Fieber, Kopfschmerzen, Myalgien, Schwindelgefühl und Übelkeit dar. Seltener sieht man anaphylaktoide Reaktionen. Bei raren Fällen von IgA-Mangel (Prävalenz in Europa etwa 1 : 600) können durch anti-IgA-Antikörper schwere anaphylaktoide Reaktionen auftreten, da manche Immunglobulinpräparate üblicherweise Spuren von allogenem IgA enthalten. Die quantitative Bestimmung der IgA-Konzentration im Serum vor Beginn der Therapie deckt dieses Risiko auf.

Infolge einer Volumenüberlastung kann es bei zu schneller IVIg-Infusion zur systemischen Hypersensitivität sowie zum Nierenversagen oder zur Herzinsuffizienz kommen. IVIg führen vorübergehend zu einer Viskositätssteigerung und erhöhtem Plasmavolumen. Die Pathogenese rezidivierender aseptischer Meningitiden unter IVIg ist ungeklärt. Die strenge Kopplung von meningealen Reizerscheinungen an Auffrischungsinfusionen deutet auf die Notwendigkeit einer vorausgegangenen Sensibilisierung hin. Die Patienten sollten darauf hingewiesen werden, dass IVIg möglicherweise mit Impfungen durch Lebendimpfstoffe interferieren können (vgl. Tab. 5.4).

5.2.3 Behandlung der schweren schubförmigen und der sekundär chronisch progredienten Multiplen Sklerose

5.2.3.1 Immunspezifische Behandlung mit Natalizumab

Natalizumab ist der erste selektive Adhäsionsmolekül-Blocker sowie der erste mAk, der eindeutige Wirksamkeitsbelege in einer Phase III-Studie bei MS zeigt. Der vermutete Wirkmechanismus ist durch verschiedenste tierexperimentelle und humanexperimentelle Untersuchungen plausibel belegt, wobei der Hauptmechanismus in der Inhibition der Transmigration putativ enzephalitogener Zellen in das ZNS zu liegen scheint. Darüber hinaus dürften jedoch auch andere Effekte durch den mAk induziert sein (Rice et al. 2005).

Tysabri® ist zugelassen für die krankheitsmodifizierende Monotherapie von hochaktiver RRMS bei

- Patienten mit hoher Krankheitsaktivität trotz Behandlung mit einem IFN-β-Präparat oder
- unbehandelten Patienten mit rasch fortschreitender RRMS (mindestens zwei schwere Schübe pro Jahr; vgl. Abb. 5.2).

Praktisches Vorgehen bei Therapie mit Natalizumab (Tysabri®)

Indikation:

Monotherapie bei hochaktiver RRMS bei
- (I) Patienten mit hoher Krankheitsaktivität trotz immunmodulatorischer Behandlung (IFN-β oder GA)
  - im letzten Jahr mind. 1 Schub
  und
  - mind. 9 T2-hyperintense Läsionen *oder* ≥ 1 Gd-anreichernde Läsion
- (II) Patienten mit rasch fortschreitender RRMS (mindestens zwei schwere Schübe pro Jahr)
  - 2 oder mehr Schübe mit Behinderungsprogression in einem Jahr
  und
  - mit ≥ 1 Gd-anreichernden Läsionen im MRT oder mit einer signifikanten Erhöhung der T2-Läsionen im Vergleich zu früheren MRT-Aufnahmen

Dosierung:

- 300 mg i. v. im Abstand von 4 Wochen

Applikation:

- 15 ml des Natalizumab-Konzentrats werden zu 100 ml einer 0,9 %igen NaCl-Infusion gegeben
- Dauer der Infusion: 1 h; Nachbeobachtung: 1 h

Cave: anaphylaktische/anaphylaktoide Reaktionen, insbesondere i. R. der 2. Gabe

Vor 1. Gabe:

- Sichere Diagnose! Aufklärung, Einverständniserklärung
- MRT (falls vorhergehendes länger als drei Monate zurückliegt)
- Keine immunmodulatorische/-suppressive Komedikation
- Abstand zu vorheriger Therapie mit Immunsuppressiva 3–6 Monate (*Cave*: strenge Risiko-/Nutzen Abwägung)
- Normale Leukozyten/Lymphozytenwerte, Blutbild, ggf. CD4/CD8-Ratio (»Immunkompetenz«)
- Keine akute Infektion, keine rezidivierenden oder schweren Infekte in Vorgeschichte
- Schriftlich dokumentierte Aufklärung über PML-Risiko (vor 1. Gabe und nach 2 Jahren)

Verlaufskontrollen/Besonderheiten/Hinweise:

- Vierteljährliche neurologische Kontrolluntersuchungen durch MS-erfahrene Behandler (z. B. MS-Zentren) unter besonderer Berücksichtigung kognitiver und neuropsychologischer Funktionen (z. B. Aphasie, Apraxie, kortikale Blindheit als möglicher Hinweis für eine PML)
- Dokumentierte Aufklärung der Patienten über die besonderen Risiken der Therapie
- Etablierte Notfallmaßnahmen zur Behandlung allergischer und anaphylaktischer Reaktionen sollten beim Behandler vorhanden und eine standardisierte MRT-Verlaufsdiagnostik möglich sein

- Einsatz von Tysabri® bei Patienten mit vorangegangener Immunsuppression nur unter genauer individueller Abwägung des Nutzen/Risiko-Verhältnisses (nach aktueller Einschätzung/Expertenmeinung mindestens drei Monate therapiefreies Intervall vor der ersten Tysabri®-Gabe; es liegen aber noch keinerlei Erfahrungen zum zeitlichen Abstand vor!).
- Bei Verdacht auf das Vorliegen einer PML (klinisch oder MRT nach den Leitlinien der DGN) sollte die Therapie mit Natalizumab (Tysabri®) zunächst unterbrochen und ein MRT sowie eine LP mit PCR zum Nachweis/Ausschluss von JCV-DNS durchgeführt werden. Bei hochgradigem PML-Verdacht, aber negativer PCR, kann eine Hirnbiopsie in Erwägung gezogen werden.
- Bei Hypersensitivitätsreaktionen/allergischen Reaktionen: Abbruch der Natalizumabtherapie
- Bei Verdacht auf Therapieversagen: Bestimmung der NABs (geschätzte Häufigkeit 6 %)
- MS-Schub unter Natalizumab-Therapie: Therapie mit Corticosteroiden möglich (Cave: Ausschluss von Hinweisen auf opportunistische Infektionen)

Zusätzlich zu den klinischen Parametern sollten entsprechende MRT-Belege der Krankheitsaktivität erbracht werden. Tysabri® kommt damit als Präparat der Eskalationstherapie bei RRMS ohne Zeichen der sekundären Progression, aber nicht ausreichendem Effekt einer Basistherapie mit IFN-β oder GA zum Einsatz. Bei nicht vorbehandelten und hochaktiven Patienten (besondere Schwere der Schübe (≥ 2) sowie hohe Läsionslast in der MRT) ist Tysabri® als Primärtherapie einsetzbar. Der Einsatz von Tysabri® als Primärtherapie bei Patienten mit mindestens zwei schweren Schüben pro Jahr sollte nach Rücksprache mit einem MS-Zentrum durchgeführt werden. In einer Untersuchung zur Behandlung des akuten MS-Schubs hatte die einmalige i. v.-Applikation von Natalizumab (Tysabri®) keinen signifikanten Effekt auf die Rückbildung der Schubsymptome (O'Connor et al. 2004), so dass hochdosierte Glukocorticoide derzeit die einzige uneingeschränkt empfohlene Schubtherapie bleiben.

Natalizumab wird in einer Fixdosierung von 300 mg alle 4 Wochen verabreicht. Der Wirkeintritt sollte in Analogie zur Beeinflussung der MRT-Parameter innerhalb von 1–2 Monaten liegen. Die Verträglichkeit der Substanz ist – von Hypersensitivitätsreaktionen abgesehen – gut. Patienten mit einer Überempfindlichkeitsreaktion (ca. 4 % in Zulassungsstudien) müssen dauerhaft von einer Behandlung mit Tysabri® ausgeschlossen werden, behandelnde Ärzte/Einrichtungen müssen mit der Behandlung der Anaphylaxie vertraut sein. Momentan schwer einschätzbar ist das Risiko opportunistischer Infekte wie der PML oder anderer unerwarteter Nebenwirkungen der Therapie in der Langzeitanwendung (bisherige Schätzung des Risikos einer PML bei durchschnittlich 18 Monaten Therapiedauer: 1 : 1.000; zum Vergleich: Risiko bei MIX für eine kardiale UAW oder Sekundärleukämie – dosisunabhängig: 2–4 : 1.000). Die in der Arztinformation und den Managementleitlinien für Tysabri® niedergelegten, sehr detaillierten Informationen und Empfehlungen müssen hier berücksichtigt werden (www.biogenidec.de; Arzt-Information und Management-Leitlinien für MS-Patienten, die Tysabri® erhalten). Zu beachten ist noch, dass auch bei Natalizumab (Tysabri®) persistierende NABs auftreten können (nach Studienlage bis zu 6 %), die mit Wirksamkeitsverlust und einem erhöhten Risiko für Infusionsreaktionen assoziiert sind.

Da in den kommenden Jahren mit neuen Erkenntnissen zu Natalizumab zu rechnen ist und in der Folge die Nutzen/Risiko-Einschätzung der Substanz überdacht werden muss, sind seitens der Hersteller umfangreiche Anwendungsbeobachtungen in den Ländern vorgesehen, in denen Tysabri® zugelassen wurde. Daher sollten sich die Tysabri®-anwendenden Ärzte regelmäßig über diese Neuerungen informieren. Entsprechende Empfehlungen unter Leitung des Ärztlichen Beirats der Deutschen Multiple Sklerose Gesellschaft wurden bereits publiziert (Gold et al. 2009).

Offene Punkte und Fragen zum praktischen Einsatz zu Tysabri®, die momentan nicht evidenzbasiert zu beantworten sind und deren Klärung im Rahmen wissenschaftlicher Studien offen steht, beinhalten:

- Die Bestimmung der Inzidenz einer PML unter der Monotherapie und Bestimmung der Risikofaktoren und des diagnostischen Verfahrens
- Die Evaluierung der notwendigen und optimalen Dauer der Behandlung
- Die Deeskalation nach einer Therapie mit Tysabri® (z. B. Versagen oder Unverträglichkeit)
- Die Sinnhaftigkeit der Überlegung einer Therapiepause
- Von der Adhäsionsmolekül-Blockade unabhängige, potenziell relevante Wirkmechanismen
- Die Etablierung von praktikablen Methoden zur Dokumentation der Immunkompetenz vor und während der Therapie mit Tysabri®
- Ansprechraten und Risiken von Impfungen unter Natalizumab
- Auswirkungen von Tysabri® während Schwangerschaft und Stillzeit (momentan hier kontraindiziert)
- Die Therapie der kindlichen MS mit Tysabri®

Nebenwirkungen und Kontraindikationen: Die Antikörper-Therapie war in einigen Fällen (ca. 4 %) mit leichten Hypersensitivitätsreaktionen assoziiert, nur in 0,8 % der Fälle kam es zu schweren Hypersensitivitätsreaktionen, die insbesondere bei der zweiten Gabe auffällig wurden. Die Bildung von Antikörpern gegen Natalizumab (Tysabri®) wurde insgesamt bei 9 % während der Studie nachgewiesen, davon hatten 6 % persistierende Antikörper, die verbunden waren mit einer Erhöhung infusionsassoziierter Nebenwirkungen und einem Verlust der Wirksamkeit. Daneben sind Fatigue oder leichte Kopfschmerzen berichtet worden. Die Infektrate allgemein war unter der Natalizumab (Tysabri®)-Therapie nicht erhöht (Polman et al. 2006), Malignome traten nach zweijähriger Beobachtungszeit ebenfalls nicht gehäuft auf. Zwischenzeitlich wurden in verschiedenen Fallberichten vier Fälle von malignen Melanomen unter einer Therapie mit Natalizumab berichtet, wobei ein Zusammenhang mit dieser Therapie bisher nicht hergestellt werden konnte. Kontraindikationen bestehen bei Überempfindlichkeitsreaktionen, Patienten mit erhöhtem Risiko für opportunistische Infekte, Schwangerschaft und Stillzeit, Patienten mit aktiven Malignomen. Angesichts der Sicherheitsbedenken verbietet sich jeglicher Einsatz von Natalizumab (Tysabri®) in Kombination mit einer immunmodulierenden oder immunsuppressiven Therapie. Eine weitere Gegenanzeige ist der Einsatz bei Patienten mit einem erhöhten Risiko für opportunistische Infektionen: Hier sind Patienten mit Malignomen oder immungeschwächte Patienten zu nennen. Kommen MS-Patienten, die bereits mit AZA, MIX oder CTX behandelt wurden, für eine Therapie in Frage, muss besonders sorgfältig abgewogen und dafür gesorgt werden, dass dem Immunsystem ausreichend Zeit gegeben wird, um sich wieder zu erholen. Angesichts des Risikos opportunistischer Infektionen empfiehlt sich eine sorgfältige individuelle Nutzen-Risiko Analyse, die durch ein spezialisiertes MS-Zentrum erfolgen sollte.

Die Zulassung von Natalizumab (Tysabri®) stellt eine besondere Situation in der MS-Therapie dar. Auf der einen Seite steht ein hochwirksames und innovatives Medikament zur Verfügung, das eine große Bereicherung für das therapeutische Arsenal bei MS darstellt. Dem entgegen steht ein bislang unzureichend verstandenes Sicherheitsprofil mit erhöhtem Risiko für opportunistische Infektionen, insbesondere der PML. Es ist daher von großer Bedeutung für die Zukunft des Medikamentes, dass eine verantwortungsvolle und wachsame Anwendung erfolgt, die in Absprache mit auf MS-Diagnose und -Therapie (inklusive Infusionstherapie) spezialisierten Zentren stattfinden sollte.

5.2.3.2 Mitoxantron

Das Chemotherapeutikum Mitoxantron (MIX) kann bei Versagen einer immunmodulierenden Basisbehandlung im Sinne der Therapieeskalation bzw. bei schweren und rasch progredienten MS-Verläufen eingesetzt werden. In mehreren Studien wurde übereinstimmend eine signifikante Reduktion der Schubzahl und in der zweijährigen Dosisvergleichsstudie (MIMS-Studie; Hartung et al. 2002) auch der Krankheitsprogression nachgewiesen (↑). Es wird als ein effektives immunprophylaktisches Medikament in der Behandlung sowohl der RRMS als auch der SPMS angesehen, welches aber aufgrund seiner Kardiotoxizität oberhalb einer Dosis von 140 mg/m^2 KOF nur etwa 24–36 Monate eingesetzt werden kann. Der Effekt auf die Krankheitsaktivität kann nach Absetzen von MIX andauern, eine Wirksamkeit bei PPMS konnte bisher nicht gezeigt werden (Leary und Thompson 2005). Wir stellen die Indikation bei Patienten mit:

- Hochaktivem schubförmigem Verlauf mit ≥ 2 Schüben/Jahr und/oder Progression im EDSS mit schlechter Remissionstendenz mit oder ohne vorangegangene Immuntherapie
- Therapieversagen der Medikamente der 1. (und 2.) Wahl bei RRMS
- SPMS mit rascher Progression (≥ 1 EDSS Punkt pro Jahr)

Die bläuliche Substanz, die bei Raumtemperatur gelagert werden kann, wird nach Verdünnung in physiologischer Kochsalzlösung in einer ca. 30-minütigen Infusion appliziert. Die Applikationsintervalle betragen in Anlehnung an die MIMS-Studie drei Monate für die Gesamtdauer von zwei Jahren (d. h. neun Infusionen mit einer Dosis von 12 mg/m^2 KOF). Zur Vermeidung von infusionsbedingter Übelkeit wird die zusätzliche Medikation mit einem oralen oder intravenösen Antiemetikum (z. B. Ondansetron oder Tropisetron) empfohlen. Die Patienten sollten zur ausreichenden Flüssigkeitszufuhr (2–3 l/d) nach der Infusion angehalten werden, zudem müssen sie über eine kurzfristig auftretende Blauverfärbung des Urins bzw. der Skleren informiert werden. Inzwischen wurden aus größeren Verlaufsbeobachtungen und Einzelfallberichten vereinzelt schwere Nebenwirkungen wie Kardiomyopathie oder sekundäre Leukämien bei MS-Patienten während und nach der Behandlung mit MIX bekannt (Risiko 0,2–04 %, s. o.), so dass eine Reduktion der kumulativen Höchstdosis auf 100 mg/m^2 KOF erfolgte. In Deutschland liegt nach Intervention der DMSG eine neue Fachinformation vor, die eine *Fortführung der Behandlung durch einen MS-Spezialisten bis zu einer Gesamtdosis von 140 mg/m2 KOF unter strenger Nutzen-Risiko-Abwägung* und gleichzeitiger Überwachung der Herzfunktion *on-label* ermöglicht. Da in der MIMS-Studie unerwünschte kardiale Nebenwirkungen vor allem unter höheren Gesamtdosen auftraten, wird empfohlen, jenseits einer Kumulativdosis von 100 mg/m^2 KOF vor jeder MIX-Applikation eine echokardiographische Kontrolle zu veranlassen und die Indikation zur Steigerung über 100 mg/m^2 KOF streng zu stellen. Die Höchstdosis wird damit mit 140 mg/m^2 KOF angegeben.

Praktisches Vorgehen bei MIX-Therapie

Indikation:

- Hochaktiver schubförmiger Verlauf mit ≥ 2 Schüben/Jahr und/oder Progression im EDSS mit schlechter Remissionstendenz mit oder ohne vorangegangene Immuntherapie
- Therapieversagen der Medikamente der 1. (und 2.) Wahl bei RRMS
- SPMS mit rascher Progression (≥ 1 EDSS Punkt pro Jahr)

Einschlusskriterien:

- *Kontraindikationen:* Kardiale Vorerkrankungen, pathologische EKG Veränderungen, LVEF < 50 %, vorbestehende Myelonsuppression, stattgehabte Antracyclintherapie

oder mediastinale Radiation, mögliche kardiotoxische Komedikationen (z. B. Lithium), Schwangerschaft oder Stillzeit, relative Kontraindikation: eingeschränkte Leberfunktion
* *Vor Therapiebeginn*: Röntgen Thorax, EKG, Echokardiographie, Blutbild, Leberwerte, Nierenwerte, klinische Chemie, Urinstatus, Schwangerschaftstest, bei Frauen sichere Kontrazeption

Therapieschema:

* Prophylaktische Antiemese (z. B. Navoban® 5 mg i. v.) 30–60 min vor Infusion
* MIX *12 mg/m² KOF*, gelöst in 250 ml NaCl 0,9 % über ca. 30 min
* Nach Infusion: regelmäßige Blutbildkontrolle (alle 3–4 Tage) bis zum Erreichen des Leukozytennadirs 10–14 Tage nach Infusion und Dokumentation des Wiederanstiegs der Leukozyten vor erneuter MIX-Gabe (ab der 4. Woche in 14-tägigem Abstand)
* Dosismodifikation bei Leukozyten/Thrombozytennadir:
  – Leukozytennadir < 2.000/µl oder Thrombozytennadir < 50.000/µl: Reduktion auf 10 mg/m2 KOF
  – Leukozytennadir < 1.000/µl oder Thrombozytennadir < 25.000/µl: Reduktion auf 8 mg/m2 KOF
  – Leukozyten < 3.500/µl und/oder Thrombozyten <100.000/µl zum geplanten Infusionszeitpunkt
* Aufschub bis zur Leukozyten-/Thrombozytennormalisierung
* Therapieintervall: Infusionen alle drei Monate
* Maximaldosis: 140 mg/m² KOF
* Abbruchkriterien:
  – Reduktion der linksventrikulären Auswurffraktion um > 10% i. Vgl. zum Ausgangswert oder < 50 % im Absolutwert
  – Keine Beeinflussung der Erkrankungsprogression bzw. Schubfrequenz innerhalb von 6–12 Monaten

Begleitende Maßnahmen:

* Ausführliche Information und Aufklärung des Patienten über toxische Nebenwirkungen, schriftliche Einverständniserklärung
* Ausstellung Chemotherapiepass
* Kontrollechokardiographie in halbjährlichen Abständen bzw. nach Erreichen einer kumulativen Gesamtdosis von 100 mg/m² KOF vor jeder Gabe
* Ggf. begleitende Cortisonpulstherapie während erster drei Monate (unterstützend bis zum Greifen der Immunsuppression)

Dauer der Eskalationstherapie, Immundeeskalation: Zunehmend hinterfragt wird inzwischen die Dauer einer erfolgreichen Immuneskalation und die nachfolgende Therapie (Deeskalation). Eine Rationale hierfür wäre die erneute Suszeptibiliät eines »supprimierten« Immunsystems für eine mildere immunmodulatorische Therapie, sprich IFN-β oder alternativ GA (Ramtahal et al.

2006). Bislang liegen hierzu keine evidenzbasierten Daten vor. Letztere Strategie wird gegenwärtig in verschiedenen Studien geprüft und findet auch bereits in der täglichen Praxis Anwendung. Bei erfolgreicher Immuneskalation kommen folgende Möglichkeiten in Betracht:

* Die Dauer der MIX-Therapie kann durch Reduktion der jeweiligen Dosis von 12 auf 5 mg/m^2 KOF gestreckt werden
* MIX wird ohne Folgetherapie beendet
* MIX wird beendet (auch vor der zugelassenen Höchstdosis) und eine immunmodulatorische Therapie (re)initiiert (Deeskalation) (↔).

Zusammen mit dem Wissen um die (kumulative und nicht-kumulative) Toxizität des Alkylans sind die wenigen vorliegenden Daten vereinbar mit dem letzteren Konzept (Ramtahal et al. 2006). Zeigt sich ein Patient (insbesondere bei vormals progredient-relapsierender oder schubförmiger Verlaufsform) nach einem Jahr MIX-Therapie (damit bei ca. 60 mg/m^2 KOF) eindeutig stabilisiert (auch im MRT), so ist aus unserer Sicht die frühe Deeskalation auf einen Immunmodulator durchaus zu vertreten (↔). Engmaschige Verlaufskontrollen zur Dokumentation einer weiteren Stabilisierung unter Deeskalation sind notwendig.

Nebenwirkungen und Kontraindikationen: Die Behandlung sollte immer in Kooperation mit einem MS-Zentrum unter engmaschiger Kontrolle des Blutbildes sowie der Leber- und Nierenfunktionswerte erfolgen. Wegen möglicher kardiotoxischer Nebenwirkungen sollte vor Beginn und in mindestens halbjährlichen Abständen eine echokardiographische Untersuchungen mit Bestimmung der linksventrikulären Auswurffraktion (LVEF) durchgeführt werden. Eine Reduktion um 10 % im Vergleich zum Vorbefund bzw. absolut < 50 % ist ein Abbruchkriterium (s. o.). Die häufigsten Nebenwirkungen sind gastrointestinaler Art, an erster Stelle Übelkeit und Erbrechen (bis zu 70 % der Patienten). Selten tritt eine reversible Alopezie auf, bei Frauen häufiger eine sekundäre Amenorrhöe (meist reversibel). Schwerwiegender sind die erwähnten kardiotoxischen Nebenwirkungen wie Herzinsuffizienz, seltener Herzinfarkt, die dosisabhängig bisher vorwiegend bei Tumorpatienten berichtet wurden. Seltene Nebenwirkungen sind Ikterus, Krampfanfälle, Kopfschmerzen, Husten und Dyspnoe. Wegen der möglichen MIX-induzierten Kardiotoxizität sollten MS-Patienten mit Herzerkrankungen (LVEF < 50 %), anhaltender oder vorausgegangener Therapie mit anderen kardiotoxischen Substanzen (z. B. Lithium, Anthrazykline) oder vorausgegangener Mediastinalbestrahlung nicht mit MIX behandelt werden. Absolute Kontraindikationen sind weiterhin Schwangerschaft und Stillzeit sowie eine Leukopenie von < 1.500 Zellen/µl, eine relative Kontraindikation ist eine eingeschränkte Leberfunktion. Sowohl bei männlichen als auch weiblichen Patienten sollte die Kontrazeption nach Absetzen von MIX noch mindestens sechs Monate fortgesetzt werden. Auf die Möglichkeit der Samenspende ist bei männlichen Patienten vor der Therapie hinzuweisen!

5.2.3.3 Cyclophosphamid

Cyclophosphamid (CTX), eines der stärksten Immunsuppressiva überhaupt, ist bei besonders malignen MS-Verläufen mit häufigen Schüben und/oder rasch progredientem Voranschreiten der Erkrankung indiziert, bei denen andere immunsuppressive oder immunmodulierende Maßnahmen wirkungslos waren (vgl. Abb. 5.2). Evidenzen für eine Wirksamkeit von CTX nach MIX – inzwischen eine der häufigsten Indikationen für CTX – fehlen ($\downarrow\downarrow$). Im Vergleich von MIX mit CTX in paralleler Gabe zeigte eine kleine offene Therapiestudie vergleichbare Wirksamkeit (Perini et al. 2006) ($\leftrightarrow$). Das Toxizitätsprofil von CTX ist jedoch schlechter als das von MIX.

CTX wird in einer Dosis von 750 mg/m^2 KOF initiiert, gefolgt von Auffrischinfusionen mit 750 mg/m^2 KOF in Abständen von 4(–6) Wochen. Bei Bedarf ist die monatliche Dosis um jeweils 100 mg/m^2 KOF zu steigern, bis ein Leukozytennadir von 2.000/µl erreicht wird bei einer Maximaldosis von 1.000 mg/m^2 KOF. Nach 6–9 Monaten können die Abstände auf 2–3 Monate erweitert werden: im Anschluss an die ersten monatlichen Infusionen werden sechs Infusionen (mit der ermittelten Höchstdosis) im Abstand von zwei Monaten gegeben (= 12 weitere Monate) und dann drei Infusionen im Abstand von drei Monaten verabreicht (= 9 weitere Monate), bevor die Behandlung abgesetzt wird. Dieses Schema wird insgesamt deutlich besser vertragen als das Originalprotokoll mit Induktionsphase (Weiner et al. 1993b). *100 g CTX stellen eine Obergrenze für die kumulative Gesamtdosis dar.*

Die Infusionen erfolgen morgens, da Übelkeit und Erbrechen bzw. Brechreiz bei nachmittäglichen Gaben häufiger auftreten. Begleitend werden folgende Maßnahmen durchgeführt:

1. *Übelkeit/Erbrechen*: 15–30 Minuten vor der CTX-Infusion Antiemetika (z. B. Tropisetron (Navoban® 5 mg i.v. oder p. o.). Sollte die antiemetische Wirkung nicht ausreichen, so wird eine zweite Gabe vier Stunden nach Infusion ergänzt.
2. *Blasentoxizität*: Zur Minderung/Vermeidung der Blasentoxizität wird neben ausreichender Flüssigkeitszufuhr von mindestens 3 l/d i. v. jeweils eine Ampulle Mesna (Urometixan®, 200 mg) zu den Stunden 1, 4, 8 und 12 nach Infusion verabreicht; eventuell vorübergehende Anlage eines Blasenkatheters.
3. *Gastrointestinale Unverträglichkeit*: Methylprednisolon oder Prednison oral mit einer Dosis von 1 mg/kg KG werden am Morgen der CTX-Infusion gegeben, um die gastrointestinale Unverträglichkeit zu vermindern.

Während der Behandlung sollten alle 2–3 Tage nach Infusion Blutbildkontrollen erfolgen (erwarteter Nadir 1–2 Wochen nach Infusion; erwarteter Wiederanstieg 3–4 Wochen nach Infusion; Dokumentation im Chemotherapiepass), zusätzlich regelmäßige Harnsedimentkontrollen (Erythrozyten).

Nebenwirkungen und Kontraindikationen: Diese sind denen des AZA ähnlich, jedoch deutlich ausgeprägter. Bei unzureichender Flüssigkeitszufuhr sind besonders die ableitenden Harnwege betroffen (hämorrhagische Zystitis, Inzidenz 2–40 %). Da Patienten, die älter als 50 Jahre sind, deutlich mehr Nebenwirkungen während der CTX-Behandlung aufweisen, wird die Substanz jenseits dieses Alters nur ausnahmsweise gegeben. Kontraindikationen sind Schwangerschaft, Stillzeit, akute Infektionen, vorbestehende Myelosuppression.

5.2.3.4 Andere Therapiemaßnahmen

Methotrexat

Aufgrund oben dargestellter Studien kann keine allgemeine Empfehlung für den Einsatz von Methotrexat bei der MS gegeben werden, insbesondere aufgrund der marginalen Therapieeffekte mit Dosierungen, wie sie in der Rheumatherapie eingesetzt werden. In Einzelfällen kann bei Versagen anderer Therapiemaßnahmen ein Behandlungsversuch bei Patienten zur Stabilisierung der Koordination angebracht sein (↔). MTX wird dann oral mit 7,5 mg pro Woche verabreicht.

Cyclosporin A

Cyclosporin A (CSA) zeigte in Studien ein der AZA-Behandlung vergleichbaren Effekt, allerdings auf Kosten hoher Nebenwirkungen, so dass darin die Limitation dieser Behandlungsform besteht. CSA (übliche Tagesdosis 5 mg/kg KG p. o.) kommt nur bei Patienten in Frage, bei denen IFN und GA nicht verfügbar sind oder sich verbieten und auch AZA nicht gewirkt hat. Wegen der beträchtlichen Nebenwirkungen (v. a. Nierentoxizität, Entwicklung arterielle Hypertonie, Hypertrichose, Gingivahyperplasie) sollten insbesondere junge Patienten mit MS CSA nicht erhalten. Auch Kombinationsbehandlungen mit AZA zeigten in kleinen unkontrollierten Studien keinen überzeugenden Effekt, so dass insgesamt CSA bei der MS in unseren Zentren keine praktische Bedeutung in der MS-Therapie hat.

5.2.4 Behandlung der primär chronisch progredienten Multiplen Sklerose

Bis heute steht für die Behandlung der primär chronisch progredienten Verlaufsform keine in Studien nachgewiesene effiziente Behandlung zur Verfügung (Leary und Thompson 2005). Ist die Diagnose einer PPMS sicher zu stellen (Thompson et al. 2000), so halten wir bei schubförmiger Verschlechterung (ca. 20 % haben Schübe) die Durchführung einer Cortisonstoß-Therapie für angebracht, die abhängig vom (seltenen) Erfolg gegebenenfalls in wiederholten Pulsen weitergeführt werden kann (↔). Bei rascher Progredienz der Symptomatik kann auch ein individueller Heilversuch mit MIX erwogen werden (↔).

5.2.5 Symptomatische Therapie

Neben der akuten Schubbehandlung und der immunmodulatorischen oder immunsuppressiven Dauerbehandlung ist die unterstützende und symptomatische Therapie die dritte wichtige Säule einer umfassenden MS-Therapie. Soweit nicht spezielle Medikationen oder Maßnahmen für die MS vorliegen, wird auf die detaillierte Besprechung an anderen Stellen des Buches verwiesen. Supportive Maßnahmen wie Physiotherapie oder Veränderungen in der Berufstätigkeit oder des Tagesablaufes und der Lebensführung sollten immer Bestandteil des multimodalen Therapiekonzeptes sein. Im Gegensatz zu oben dargestellten Therapieprinzipien existieren für symptomatische Therapiemaßnahmen bei der MS nur limitierte evidenzbasierte Daten und wenige kontrollierte Studien. Eine Arbeitsgruppe der MSTKG hat eine evidenzbasierte Bewertung aller symptomatischen Therapiemaßnahmen bei MS erstellt und herausgegeben (Henze et al. 2005).

5.2.5.1 Spastik

Spastische Tonuserhöhungen sind eines der häufigsten Krankheitszeichen im Rahmen der MS, die bei etwa 60 % der Patienten ein bedeutsames Problem darstellen. Eine Spastik schränkt die Mobilität ein, ist assoziiert mit schmerzhaften muskulären Spasmen sowie Muskelschwäche und prädisponiert zur Entwicklung von Kontrakturen. Die Behandlung dieses Symptoms bei der MS ist üblicherweise schwierig, da die medikamentöse Therapie der Spastik immer auch mit einer Schwächung der vorhandenen Muskelkraft assoziiert ist (bei schwachen Patienten kann z. B. das Sitzen allein durch eine Spastik im Sinne einer Stützfunktion möglich sein). Die Schwere der Spastik wird nach der Ashworth-Skala graduiert (Grad 1–5, abhängig von der Schwierigkeit passiver Extremitätenbewegungen beim entspannten Patienten, Grad 5 fixierte Extremität). Entsprechend werden die therapeutischen Maßnahmen eskaliert, bis hin zu reversibel bzw. irreversibel invasiven Verfahren bei schwerer Spastizität (intrathekale Baclofengabe, funktionelle Neurochirurgie). Es muss betont werden, dass der begleitenden physiotherapeutischen Behandlung bei nahezu allen Ausprägungen des spastischen Syndroms mit Einschränkung der aktiven und passiven Beweglichkeit eine mindestens gleichwertige Bedeutung wie der medikamentösen Therapie zukommt!

Bei leichter bis mittelschwerer Spastik kommen folgende orale Antispastika in Frage (Übersicht s. Tab. 5.5). Diese sollten langsam eindosiert und eher situations- sowie zeitgerecht eingesetzt werden, statt nach starrem Medikamentenplan. Mittel der ersten Wahl sind der $GABA_B$-Agonist *Baclofen* (15–100 mg, verteilt auf 2–3 Einzelgaben) sowie der α-2-Agonist *Tizanidin* (2–36 mg, verteilt auf 3–4 Einzelgaben). Medikamente der zweiten Wahl sind *Tetrazepam* (50–400 mg, verteilt auf 2–3 Einzeldosen), *Tolperison* (150–300 mg, verteilt auf 3 Einzeldosen), *Memantine* (10–60 mg, verteilt auf 2–3 Einzeldosen) und *Dantrolen* (50–400 mg, verteilt auf 2–3 Einzeldosen). *Gabapentin* ist zur Behandlung der Spastik bislang nicht zugelassen, zeigt jedoch vor allem bei spastik-bedingten Schmerzen in einer Dosierung von 3 x 400–900 mg/d einen positiven Effekt. Auch durch das Antikonvulsivum *Levetiracetam* können schmerzhafte Krämpfe und Spasmen reduziert werden (250–3.000 mg/d, Hawker 2003).

Tab. 5.5 Orale Antispastika

Substanz	Marken-name	Wirkmechanis-mus	Tagesdosis	Nebenwirkungen
Baclofen	z. B. Liore-sal®	$GABA_B$-Agonist	15–100 mg in 2–3 Ein-zelgaben	Müdigkeit, Schwindel, Übelkeit, Muskelschwäche, psychische Alterationen, epileptische Anfälle
Tizanidin	Sirdalud®	Alpha-2-Agonist	4–36 mg in 2–3 Ein-zelgaben	Müdigkeit, Mundtrockenheit, Schwindel, arterielle Hypoto-nie (v. a. in Kombination mit Antihypertensiva), Transamina-sen-Anstieg, Halluzinationen
Tetraze-pam	z. B. Mu-saril®	$GABA_A$-Agonist	50–500 mg in 2–3 Ein-zelgaben	Müdigkeit, Muskleschwächem Schwindel, Verwirrtheit, Abhängigkeit
Dantro-len	Danta-macrin®	Peripheres Mus-kelrelaxans mit Inhibition der Kalziumfreiset-zung	50–400 mg in 2–3 Ein-zelgaben	Sedierung, Schwindel, Muskel-schwäche, gastrointestinale NW, Hepatotoxizität
Tolperi-son	z. B. My-dokalm®	Adreneger Alpha-Blocker	150–300 mg in 2–3 Ein-zelgabe	Mundtrockenheit, Schwindel, Blutdrucksenkung anaphylak-tische Reaktion,
Meman-tine	Axura, Ebixa®	Glutamat-Re-zeptor-Blocker	10–60 mg in 2–3 Einzel-gaben	Schwindel, Psychosyndrom
Gaba-pentin	z. B. Neu-rontin®	Verstärkung GA-BAerger Me-chansimen	1.200–3.600 mg in 3 Ein-zelgaben	Müdigkeit, Schwindel, Übel-keit, allgemeine Schwäche, Pankreatitis
Levetir-acetam	Keppra®	nicht bekannt	250–3.000 mg	Müdigkeit, Schwindel, Kopf-schmerzen, Übelkeit

Bei der schweren Spastik kommt nach Ausreizung von Höchstdosierungen von Baclofen bzw. Tizanidin eine *intrathekale Baclofengabe* in Betracht. Dabei sollte zunächst durch eine oder besser mehrere probatorische intrathekale Baclofeninstillationen per Lumbalpunktion ein möglicher Therapieeffekt und die Anfangsdosierung von Baclofen geprüft werden. Die Dauertherapie erfolgt dann über ein Pumpensystem, das in einem operativen Eingriff unter der Bauchdecke implantiert wird. Das Medikament wird über einen Katheter kontinuierlich in den Subarachnoidalraum abgeben. Die Pumpen müssen durch sterile Injektionen über die Bauchdecke regelmäßig wiederbefüllt werden. Die Tagesdosis kann je nach verwendetem Pumpensystem variiert werden. Eine Überdosierung von intrathekalem Baclofen kann zu Vigilanzminderung und Atemdepression führen.

Daneben wird die *intrathekale* Applikation von *Triamcinolonacetonid (TCA)* in einer Dosierung von 40–80 mg häufig erfolgreich zur Reduktion einer Spastik eingesetzt, wenn orale Therapien nicht ausreichend sind oder zu nicht tolerablen Nebenwirkungen führen. Studienbasierte Therapieempfehlungen bezüglich Applikationsintervallen können leider nicht gegeben werden. Nach eigener Erfahrung hält ein Therapieeffekt zwei bis drei Monate an, so dass die intrathekale Applikation in diesen Abständen wiederholt werden kann.

Bei entsprechender fokaler Lokalisation kommt eine lokale *Botulinumtoxin-Injektion* (auch in Kombination mit oraler/intrathekaler Baclofentherapie) in Frage.

CBs, denen in verschiedenen Berichten und tierexperimentellen Untersuchungen ein antispastisches Potenzial zugesprochen wurde, zeigten in den bisher durchgeführten klinischen Studien bei der MS keine überzeugenden Effekte.

Da die Ausprägung einer Spastik durch Schmerzen, begleitende Infektion und andere Begleitsymptome, aber auch durch eine Medikation mit IFN-β erheblich beeinflusst werden kann, sollte dies im Sinne eines multimodalen Therapiekonzepts Beachtung finden.

5.2.5.2 Ataxie und Tremor

Ataxie und Tremor gehören zu den mit am stärksten behindernden, gleichzeitig aber therapierefraktärsten Symptomen für MS-Patienten. Falls sie bereits früh im Rahmen der Erkrankung auftreten, sind sie ein prognostisch ungünstiges Zeichen. Die Extremitätenataxie kann so ausgeprägt sein, dass sie eine Behinderung in allen Bereichen des täglichen Lebens darstellt (Unfähigkeit zur selbständigen Essenseinnahme etc.). Mehrere symptomatische Therapiemaßnahmen stehen zur Verfügung, wobei deren Nutzen für den einzelnen Patienten nur empirisch im Rahmen eines Therapieversuches ermittelt werden kann. Basis der Therapie stellt neben der Krankengymnastik auch die Ergotherapie dar. Die medikamentösen Therapien haben lediglich einen Einfluss auf den Tremor (s. Tab. 5.6). Hier scheint *Carbamazepin* im Vergleich der möglichen Therapeutika die beste Wirkung zu haben und sollte – beginnend mit 2 x 100 mg/d retardiertem Carbamazepin – bis zu einer Tagesdosis von 400–600 mg angewendet werden. *Propanolol* (80–320 mg/d, 3–4 Einzeldosen) oder *Clo-*

nazepam (beginnend mit 0,5 mg/d, langsam gesteigert auf 1–6 mg/d) können ebenfalls versucht werden, wobei keines der genannten Agentien konsistent positive Effekte in größeren Patientengruppen zeigen konnte. Der 5H3-Antagonist *Ondansetron* zeigte bei intravenöser Applikation eine Wirksamkeitstendenz, die sich aber bei einer nachfolgenden Studie mit oraler Gabe nicht bestätigte (Gbadamosi et al. 2001). *Primidon* (62,5–250 mg/d), *Gabapentin* (3 x 600 mg/d, Maximaldosen bis 3 x 1.200 mg) oder *5-Hydroxytryptophan* (3 x 300 mg/d) sind weitere Substanzen, mit denen in Einzelfällen günstige Therapieerfolge erzielt wurden. Am Beginn der medikamentös therapeutischen Versuche sollten Betablocker stehen.

Tab. 5.6 Medikamente zur Behandlung eines Tremors

Substanz	Markenname (Beispiele)	Wirkmechanismus	Tagesdosis	Nebenwirkungen
Propanolol	z. B. Dociton®	Beta-Blocker	80–320 mg	Bradykardie, Hypotonie, Bronchokonstriktion, GI-symptome,
Carbamazepin	z. B. Tegretal®	Natrium-Kanal-Blocker	200–600 mg in Retardform	Schwindel, Übelkeit, Wasserretention, GI-Symptome, Knochenmarksdepression
Clonazepam	z. B. Rivotril®	Verstärkung GABAerger Mechanismen	1–6 mg	Sedierung, Muskelschwäche, Toleranzentwicklung
Primidon	z. B. Mylepsinum®	Verstärkung GABAerger Hemmung	62,5–250 mg	Müdigkeit, Schwindel, megaloblastäre NAämie durch Folsäuremangel, allergische Haut- und Blutbildveränderungen.
Gabapentin	z. B. Neurontin®	Verstärkung GABAerger Mechansimen	3 x 600 mg bis maximal 3 x 1.200 mg	Müdigkeit, Schwindel, Übelkeit, allgemeine Schwäche, Pankreatitis

Orthotische Geräte (Armbänder, die kleine Gewichte enthalten, computergesteuerte mechanische Dämpfungsgeräte) werden bei der MS ebenfalls verwendet, sind aber nicht unumstritten.

Bei einer Stand- und Gangataxie wird (aus Sicherheitsgründen) die Verwendung von Gehhilfen häufig notwendig. Aber auch Hilfsmittel wie verdickte Griffe für Besteck und Schreibgeräte können die Selbständigkeit verbessern.

Neurochirurgische Interventionen kommen bei verzweifelten Fällen nach Versagen medikamentöser und anderer Maßnahmen in Betracht. Diese stereotaktischen Maßnahmen, entweder als Thalamotomie (Nucleus ventralis intermedius, VIM) oder Tiefenhirnstimulation thalamischer Kerngebiete (Nucleus ventrolateralis) werden mit unterschiedlichem Erfolg auch bei der MS angewendet, sollten jedoch nur in spezialisierten Zentren vorgenommen werden. Die thalamische Stimulation scheint hierbei effektiver und mit weniger Komplikationen und Nebenwirkungen verbunden zu sein, da kein irreversibler Eingriff vorgenommen wird und eine Anpassung an Änderungen der Tremors in begrenztem Umfang möglich sind. Da im Rahmen der MS jedoch häufig Tremor-Mischformen und andere neurologische Ausfälle vorliegen, ist der Erfolg dieser invasiven Verfahren bei der MS nicht mit anderen Indikationen, wie z. B. dem Parkinson-Syndrom, zu vergleichen.

5.2.5.3 Blasenfunktionsstörungen

Die Beachtung und die korrekte Behandlung von Blasenstörungen gehört zu den wichtigsten Aspekten der Versorgung von MS-Patienten. Die Mehrzahl der an MS-Erkrankten bekommt irgendwann Blasenstörungen, zu Beginn meist als Drangsymptomatik, später dann häufiger in Form von Harnverhalt oder Inkontinenz. Vor einer entsprechend ansetzenden Pharmakotherapie sollte eine urodynamische Untersuchung die zugrunde liegende Pathologie mit klinischer Zuordnung klären. Der Restharn wird nach Miktion bestimmt. Bei MS-Patienten soll er 100 ml nicht überschreiten, da sonst die erhöhte Gefahr einer aszendierenden Pyelonephritis besteht. Das häufigste Problem ist eine hyperreflektorische Blase mit kleiner Speicherkapazität, früher Kontraktion des M. detrusor, Dranginkontinenz und gehäufter Miktionsfrequenz. Eine Übersicht zur medikamentösen Therapie gibt Tabelle 5.7. Anticholinerge Medikamente zur Dämpfung des Detrusors wie *Oxybutynin* (Dridase® 2,5–7,5 mg bis max. 20 mg), *Tolteridon* (Detrusitol®, 2 mg bis max. 4 mg), *Trospiumchlorid* (Spasmex®, 5 mg bis max. 135 mg), *Propiverin* (Mictonorm® 15 mg bis max. 45 mg), *Flavoxat* (Spasuret® 400 mg bis max. 800 mg), *Imipramin* (Tofranil®, 10 mg bis max. 150 mg) oder *Solifenacin* (Vesikur® 5 mg bis max. 10 mg) helfen hierbei. Neben den klassischen anticholinergen Nebenwirkungen kann es bei den genannten Medikamenten immer auch zu einem Anstieg der Restharnmenge kommen, so dass diese in regelmäßigen Abständen kontrolliert werden sollte. Bei überwiegend nächtlichem Harndrang mit häufiger Unterbrechung des Nachtschlafs kann das antidiuretische Hormon *Vasopressin* (Desmopressin®, 0,2 mg bis max. 0,4 mg) eingesetzt werden. Das umgekehrte Problem, die schlaffe »Überlaufblase« (seltener vorkommend) kann mit cholinergen Substanzen, wie beispielsweise *Distigminbromid* (Ubretid®, 5 mg bis max. 15 mg) verbessert werden. Mitunter wird aber auch eine Selbstkatheterisierung notwendig. Beim Auftreten einer Detrusor-Sphinkter-Dyssynergie sind Medikamente zur Erschlaffung des Blasensphinkters, wie der α-Adrenorezeptorenblocker *Tamsulosin* (Alna®, Omnic® bis 0,4 mg), *Alfuzosin* (Urion®, Uroxatral® bis 10 mg), *Doxazosin* (Diblocin® 4 bis max. 8 mg), *Phenoxybenzamin* (Dibenzyran®, 10 mg bis 30 mg) nützlich. Auch *Antispas-*

tika können durch eine Reduktion der Beckenbodenspastik zu einer Verbesserung der Miktion und der Restharnmengen führen. Neben den systemischen Medikationen besteht zudem die Möglichkeit, mit *Botulinumtoxin* einen hyperaktivem Blasensphinkter bzw. einen hyperaktiven M. detrusor vesicae positiv zu beeinflussen. Der Effekt hält in der Regel zwischen zwei und neun Monaten an. Die unterschiedlichen Blasenstörungen müssen von Zeit zu Zeit kritisch überprüft werden, da die Symptome wechseln können.

Tab. 5.7 Medikamentöse symptomatische Therapie der neurogenen Blasenfunktionsstörung

Medikament	Dosierung	Kontraindikationen/ Warnhinweise	Nebenwirkungen/ Besonderheiten
Oxybutinin (z. B. Cystonorm®, Dridase®, Kentera®, Lyrinel uno®, Oxybutinin-Generika)	3 x 2,5–5 mg/d p. o.	Schwangerschaft und Stillzeit Prostatahyperplasie, Stenose der Urethra Engwinkelglaukom Myasthenia gravis	Anticholinerge NW wie: • Mundtrockenheit, Augentrockenheit • Dyspepsie, Obstipation • Mydriasis, Verschwommensehen • Hautrötung • Harnretention • Verwirrtheit • Anstieg des Restharns
Tolterodin (z. B. Detrusitol®)	2 x 1–2 mg/d p. o.	Schwangerschaft und Stillzeit Prostatahyperplasie, Stenose der Urethra Engwinkelglaukom Myasthenia gravis Nieren-/Leberinsuffizienz Kardiopathien	Anticholinerge NW (s. o.) weniger ausgeprägt als bei Oxybutinin. • Anstieg des Restharns
Trospiumchlorid (z. B. Inkontan, Rekont, Spasmex, Spasmolyt, Spasmo-Rhoival, Spasmo-Urgenin TC,	2–3 x 10–15 mg/d p. o.	Schwangerschaft und Stillzeit Prostatahyperplasie, Stenose der Urethra Engwinkelglaukom Myasthenia gravis	Anticholinerge NW (s. o.) • Anaphylaxie (1 Fall) • Anstieg des Restharns
Propiverin (z. B. Mictonorm®)	2–3 x 15 mg/d p. o.	Schwangerschaft und Stillzeit Prostatahyperplasie, Stenose der Urethra Engwinkelglaukom Myasthenia gravis	Anticholinerge NW (s. o.) • Anstieg des Restharns
Trizyklika (z. B. Amitriptylin und Imipramin)	1 x 25–75 mg/d 1 x 50–150 mg/d	Schwangerschaft und Stillzeit	Schlafstörungen Gewichtszunahme Psychomotorische Unruhe Tremor, Herzklopfen Dyskinesien (selten)

Medikament	Dosierung	Kontraindikationen/ Warnhinweise	Nebenwirkungen/ Besonderheiten
Baclofen (z. B. Lioresal®, Lebic®, Generika)	5–75 mg/d p. o. (max. 120 mg in Einzelfällen) in 3–4 Einzelgaben Langsame Dosissteigerung Langsame Dosisreduktion (über 3 Wochen)	Schwangerschaft und Stillzeit Epilepsie Niereninsuffizienz Psychische Erkrankungen Magen-Ulkus Bei Komedikation mit Antihypertensiva kann es zu verstärkter Blutdrucksenkung kommen	NW meistens dosisabhängig Müdigkeit, Schläfrigkeit Übelkeit, Erbrechen Muskelschwäche Atemdepression Depression, Euphorie Bei abruptem Absetzen nach chronischer Therapie: Agitiertheit bis manische Zustände, Rebound-Spastizität mit Hyperthermie
Desmopressin (z. B. Adin®, Desmogalen®, Minirin®, Nocutil®, Desmopressin-Generika)	10–20 µg Einmalig als Nasalspray bei Bedarf bei sozialen Aktivitäten	Schwangerschaft und Stillzeit Polydipsie Missbrauch-Gefahr! Ko-Medikation mit Antidepressiva, CBZ, NSAR, Loperamid	Hyponatriämie Übelkeit, Erbrechen Wasserretention Hirnödem

Bei Patienten mit schwerer Blasenstörung und insbesondere bei chronisch erhöhtem Restharnvolumen von mehrfach über 100 ml ist es oft unerlässlich, eine stetige Harnableitung, z. B. über einen suprapubischen Blasenkatheter zu erreichen. Alternativ können Patienten mit guter Funktionsfähigkeit ihrer Arme zur mehrfach täglichen Selbstkatheterisierung angeleitet werden. Wegen des gesteigerten Risikos von Harnwegsinfekten ist auf eine ausreichende Flüssigkeitszufuhr zu achten, was von vielen Patienten gerade aufgrund der Blasenstörung oft vermieden wird. Sollten trotz aller genannten Maßnahmen rezidivierende Harnwegsinfektionen auftreten, kann eine Harnansäuerung z. B. mit *Methionin* (Acimethin® 3 x 500–1.000 mg/d und Dosierung nach Urin pH) oder *Ammoniumchlorid* (Extin® 3 x 200–600 mg/d) erfolgen. Für den bei Patienten beliebten *Cranberryextrakt* liegen (wie bei allerdings zahlreichen anderen symptomatischen Therapien der MS) bislang keine kontrollierten Studien vor. Eine langfristige antibiotische Therapie, z. B. mit *Nitrofurantoin*, ist häufig sehr wirkungsvoll, birgt aber das Risiko einer Selektion von resistenten Keimen.

5.2.5.4 Defäkationsstörungen

MS-Patienten leiden sehr viel häufiger an Obstipation als an Stuhlinkontinenz. Eingeschränkte Flüssigkeitszufuhr aus Furcht vor Dranginkontinenz, Mangel an körperlicher Aktivität und MS-assoziierte Störungen der Darmmotilität stellen die wichtigsten Ursachen der Obstipation dar. Diese Zusammenhänge sollten mit dem Patienten diskutiert werden. Die Behandlung sollte sich daher zunächst auf die Steigerung der körperlichen Aktivität und der Flüssigkeitszufuhr sowie auf ballaststoffreiche Diät konzentrieren. Mit einer leicht zu erlernenden Kolonmassage kann die Darmmotilität zusätzlich verbessert werden. Medikamentös können später Laxanzien eingesetzt werden, z. B. Macrogol (Movicol®-Pulver, 3 Beutel pro Tag), Bisacodyl (Dulcolax® 5–15 mg/d) oder Lactulose (Bifiteral® Sirup 1–2 x 10–15 ml/d).

Die Stuhlinkontinenz ist so hoch tabuisiert, dass sie auch bei gezielter Nachfrage nicht immer angegeben wird. Zunächst sollte versucht werden, durch Vermeidung Peristaltik-anregender Nahrungsmittel und durch regelmäßiges Abführen eine Stuhlinkontinenz zu verhindern. Bei unzureichender Wirkung kann medikamentös die Stuhlfrequenz mit *Loperamid* (Imodium® 2 x 2 mg) reduziert werden. Ist auch durch gezieltes Training (Biofeedback) der Beckenmuskulatur und Wahrnehmung der Darmfüllung die Stuhlfrequenz unbeeinflussbar, so ist ein operatives Vorgehen gerechtfertigt.

5.2.5.5 Sexualfunktionsstörungen

Ähnlich den Problemen bei Stuhl- und Blasenentleerung kommt es bei bis zu 70 % der MS-Patienten während des Erkrankungsverlaufs intermittierend oder dauerhaft zu sexuellen Funktionsstörungen. Diese können auf verschiedenen Grundlagen beruhen wie sensible Störungen im Genitalbereich, Verminderung von Libido und Orgasmusfähigkeit, Verhinderung adäquater sensorischer Stimulation, Unterbrechung der Reflexbögen für Erektion oder Ejakulation bei Männern bzw. verminderte Lubrikation bei Frauen. Zusätzlich sind Einflüsse durch andere MS-Symptome, insbesondere einer Spastik, aber auch einer Harn- und Stuhlinkontinenz, Nebenwirkungen von Medikamenten sowie psychogene Faktoren zu beachten. Eine sorgfältige Anamnese zu Auftreten und Art der Störung sollte erhoben werden, um zu klären, ob z. B. Potenzstörungen zusammen mit anderen Symptomen während eines Schubes aufgetreten sind. Sind die beklagten Potenzstörungen unabhängig von Schubereignissen, versuchen wir im Allgemeinen immer eine urologische bzw. gynäkologische Abklärung, um andere organische Erkrankungen auszuschließen. Eine Reihe von therapeutischen Maßnahmen kommen in Frage: Als wesentliche medikamentöse Verbesserung der letzten Jahre zur Behandlung der erektilen Dysfunktion sind die Phosphodiesterase-5-Hemmer, wie *Sildenafil* (Viagra®, 25–100 mg), *Vardenafil* (Levitra® 5–20 mg) und *Tadalafil* (Cialis®, 10–20 mg) zu nennen, die indirekt die Relaxation der Arteriolen und der glatten Muskulator der Corpora cavernosa verlängern. Eine Koronare Herzerkrankung und eine Komedikation mit Nitraten oder Molsidomin stellen eine Kontraindikation für genannte Präparate dar. Von untergeordneter Bedeutung zu Behandlung der erektilen Dysfunktion sind mittlerweile die Substanzen *Apomorphin* und *Yohimbin*. Daneben stehen lokal applizierte vasokonstriktive Agentien (z. B. Alprostadil intracavernosal oder intraurethral) und mechanische Hilfen zur Verfügung.

Bei Frauen kann eine Störung der Lubrikation mit östrogenhaltigen Salben oder Hormonpräparaten behandelt werden.

5.2.5.6 Fatigue

Fatigue (Erschöpfung, Abgeschlagenheit, Ermüdung) ist ein häufiges Symptom und Problem bei Patienten mit MS und tritt unabhängig von körperlichen Belastungen auf (Übersicht bei Zimmermann und Hohlfeld 1999). Bis zu 75 % der MS-Patienten beklagen in Befragungen zunehmende Müdigkeit und verminderte Belastbarkeit, was für viele junge Patienten, die in der Mitte ihrer beruflichen Entwicklung stehen, nicht selten das größte Problem überhaupt darstellt. Neben zunehmenden Schwierigkeiten bei der Bewältigung des normalen Tagesablaufes ist Fatigue ein häufiger Grund für die Arbeitsunfähigkeit. Die oft schwer fassbaren Beschwerden wurden früher als »Neurasthenie« der MS-Patienten bezeichnet und sind in ihren pathophysiologischen Mechanismen nicht geklärt (direkte Schädigung strategisch wichtiger neuroanatomischer Regionen, generalisierte Effekte von Entzündungsmediatoren, Schädigung der hypothalamisch-hypophysär-noradrenergen Achse). Fatigue kann mit Hilfe spezieller Fragebögen quantifiziert werden (Fatigue Severity Scale oder Fatigue Impact Scale).

Wichtig ist der Ausschluss symptomatischer Ursachen, die behandelbar sind und ebenfalls im Zusammenhang mit einer MS auftreten können, wie Schilddrüsendysfunktionen (insbesondere Hashimoto-Thyreoiditis), Anämien, Leberfunktionsstörungen, Nebenwirkungen von Medikamenten (wie Antispastika, Antiepileptika, Analgetika u. a.) oder auch ein sich ankündigender Schub. Schwierig, aber wichtig kann die Differenzierung von möglicherweise koexistierenden depressiven Beschwerden bzw. begleitenden neuropsychologisch-kognitiven Defiziten sein, da hier eine spezifische Komedikation z. B mit Antidepressiva (SSRIs) erfolgen kann. Unterstützende Maßnahmen wie Übungsprogramme, Einplanung von Pausen während des Tagesverlaufes, kühlende Maßnahmen und Besserung der Schlafhygiene sind ebenfalls wichtig.

Sofern es sich eindeutig um ein MS-bedingtes Fatigue-Syndrom handelt und dadurch eine alltagsrelevante Behinderung vorliegt, kann eine spezifische Medikation erfolgen: Medikament der ersten Wahl ist *Amantadin* (z. B. PK-Merz®, 100–200 mg in zwei Einzeldosen oder nur morgens), das allgemein gut verträglich ist (Krupp et al. 1995). Alternativ kommt *Pemolin* (Tradon®, 30–100 mg) in den Morgenstunden in Frage, das jedoch etwas mehr Nebenwirkungen hat. Eine erste Studie mit dem Stimulans *Modafinil* (Vigil®, 100–200 mg morgens, bis maximal 400 mg) dokumentiert die Wirksamkeit und die Sicherheit der Substanz (Rammohan et al. 2002). Diese Daten konnten in einer französischen Studie jedoch nicht repliziert werden (Stankoff et al. 2005). Aus der Erfahrung der Autoren ist Modafinil ein bei einigen Patienten gut wirksames Präparat, das aber nicht selten auch zu Unruhezuständen führt. Eine kleine kontrollierte Studie zeigte kürzlich einen positiven Effekt von *Prokarin* (als

Pflaster 2 x täglich). Die Zubereitung ist jedoch in Europa nicht marktgängig und der Ansatz wird von der MS-Gesellschaft der USA als kritisch eingestuft. Eine andere kleine Studie konnte nachweisen, dass auch Acetylsalicylsäure Fatigue bessern kann, allerdings nur in höheren Dosierungen ab 1.000 mg/d (Wingerchuk et al. 2005). Für die Kaliumkanalblocker *3,4-Di-Aminopyridin* und *4-Aminopyridin* liegen bislang ebenfalls nur kleine Studien vor. Demnach scheint eine Dosierung bis 45 mg/d einen günstigen Effekt auf die Fatigue zu haben, wobei zu beachten ist, dass die Substanzen bislang nicht auf dem deutschen Markt zugelassen sind und die Kapseln von Apothekern aus der Rohsubstanz hergestellt werden müssen. Eine wichtige unerwünschte Nebenwirkung ist die Reduktion der Krampfschwelle. Die gesamte Gruppe der psychogenen Stimulantien wie Amphetaminil (AN1), Phenetyllin (Captagon) oder Methylphenydat (Ritalin) sind bisher nicht ausreichend in dieser Indikation untersucht worden.

5.2.5.7 Nystagmus und Augenbewegungsstörungen

Im Rahmen der MS kommt es zu verschiedenen fokalneurologischen Defiziten, häufig auch zu Augenmotilitätstörungen. Sehr häufig sind die internukleäre Ophthalmoplegie (INO), zerebelläre Augenmotilitätstörungen (Blickrichtungsnystagmus, Rebound-Nystagmus etc.), der erworbene Fixationspendelnystagmus (EFPN) und Sakkadenanomalien (Latenzverlängerungen, -verlangsamungen und Dysmetrien) zu nennen (Übersicht bei Dieterich und Jahn 2001). Die oft sehr beeinträchtigenden Oszillopsien des Fixationspendelnystagmus lassen sich durch *Memantin* (Akatinol®, Beginn mit 3 x 5 mg/d., Steigerung bis auf 3 x 20 mg/d innerhalb 2 bis 3 Wochen) häufig wirksam beeinflussen (Starck et al. 1997). Auch *Gabapentin* (900–1.200 mg/d) zeigte in einer kontrollierten Studie positive Effekte (Averbuch-Heller et al. 1997), wird aber wegen der im direkten Vergleich schwächeren Wirkung (Starck et al. 1997) bei uns erst nach Memantin angewendet. Eine Verbesserung eines Upbeat– oder Downbeat-Nystagmus kann durch *Baclofen* in einer Dosierung von 3 x 5 mg erreicht werden.

5.2.5.8 Paroxysmale Phänomene und Schmerzen

Paroxysmale Symptome sind kurzzeitige, d. h. Sekunden bis Minuten dauernde und stereotyp wiederkehrende klinische Symptome, die spontan oder getriggert mehrfach pro Stunde oder Tag auftreten können. Die Häufigkeit solcher Phänomene liegt bei der MS bei etwa 10–20 %. Sie können sogar Früh- und Leitsymptom einer MS sein. In absteigender Häufigkeit sind die wichtigsten Manifestationsformen: Sensibilitätsstörungen mit Parästhesien und Brennen, selten Juckreiz, Lhermitte-Zeichen, Schmerzen, Trigeminusneuralgie, Dysarthrie verbunden mit Ataxie, paroxysmale Dystonien (früher: tonische Hirnstammanfälle), Hemiataxie verbunden mit Parästhesien, Doppelbilder und Akinesie (Ostermann und Westerberg 1975). Pathophysiologisch sind paroxysmale Phänomene oftmals Ausdruck neuronaler Dysfunktionen auf dem Boden umschriebener Demyelinisierungen im ZNS (ephaptische Erregungsstörungen partiell demyelinisierter Axone).

Ein weiterer Problembereich für viele MS-Patienten sind *Schmerzsyndrome*, unter denen bis zu 60 % aller MS-Patienten leiden, teilweise auch als erstem Symptom. Klassischerweise handelt es sich hier um zentrale oder neuropathische Schmerzsyndrome, die durch herkömmliche Analgetika nicht behandelbar sind. Häufigstes neuropathisches Schmerzsyndrom ist die *Trigeminusneuralgie*, die bei bis zu 20 % der MS-Patienten auftritt. Klassische Natrium-Kanalblocker wie *Carbamazepin* sind bei paroxysmalen Symptomen wie auch Schmerzsymptomen am wirksamsten, häufig bereits in geringen Dosierungen (beginnend mit 2 x 100 mg, gesteigert bis auf 600–1.200 mg/d). Grundsätzlich könnten auch andere Natrium-Kanalblocker wie *Lamotrigin* (langsame Aufsättigung auf 100–200 mg/d), *Phenytoin* (meist 1–3 x 300 mg/d ausreichend) oder *Oxcarbazepin* (600–2.400 mg/d) eingesetzt werden, die jedoch weniger untersucht sind oder mehr Nebenwirkungen haben. Ein positiver Effekt einer Kombinationstherapie von Carbamazepin und Lamotrigin konnte insbesondere für die Trigeminusneuralgie nachgewiesen werden. Alternativ oder auch in Kombination bietet sich *Gabapentin* (beginnend mit 300 mg, Steigerung alle 2 Tage um 300 mg, Zieldosis 900–1.800 mg) an, da es fast keine Interaktionen mit anderen Substanzen besitzt. *Pregabalin* (Lyrica®, bis 600 mg/d) hat sich mittlerweile bei günstigem Nebenwirkungsprofil zur Behandlung von paroxysmalen Phänomenen und Schmerzen in der klinischen Praxis bewährt. Zur Behandlung der Trigeminusneuralgie bei MS-Patienten bewährt sich auch *Topiramat* (25–100 mg), das jedoch zu verstärkter Müdigkeit und Leistungsstörungen führen kann, insbesondere bei Patienten, die bereits unter Fatigue leiden (Gilron et al. 2001, Zvartau-Hind et al. 2000). Bei therapierefraktären Fällen können auch Kombinationen mit anderen Substanzklassen wie *trizyklischen Antidepressiva* (z. B. Amitryptilin), *Valproat* oder *Clonazepam* versucht werden. Sollten sich Hinweise für einen neuen Krankheitsschub ergeben, so sprechen paroxysmale Symptome und Schmerzen oft auf hochdosierte Steroidgaben an.

5.2.5.9 Kognitive Funktionsbeeinträchtigungen

Die der MS zugrunde liegenden pathophysiologischen Mechanismen verursachen nicht nur sensible und motorische Defizite, sondern auch neuropsychologische und kognitive Behinderungen. In einer großen südniedersächsischen Studie konnte schon Ende der siebziger Jahre gezeigt werden, dass bis zu 60 % aller MS-Patienten im Laufe ihrer Erkrankung an kognitiven Defiziten leiden, bei ca. 4 % sind diese sogar das erste Symptom (Poser et al. 1979). Im Mittelpunkt der kognitiven Störungen stehen v. a. eine Reduktion der Informationsverarbeitungsgeschwindigkeit und Störungen der Gedächtnisfunktion (Lernen und Erinnern neuer Informationen). Aufmerksamkeitsdefizite, Störungen der räumlichen Perzeption und linguistische Störungen kommen seltener vor. Generelle kognitive Abbauprozesse wie bei dementiellen Entwicklungen bleiben Ausnahmen (Rao et al. 1991a und 1991b). Eine spezifische Therapie dieser Defizite bleibt nach wie vor schwierig und unbefriedigend. Zwar konnte in mehreren Studien gezeigt werden, dass die erfolgreiche immunmodulatorische Therapie mit IFN-β auch die Entwicklung kognitiver Defizite reduzieren oder teilweise sogar bessern kann (Fischer et al. 2000), spezifische Therapieansätze fehlen jedoch weiterhin. Eine kürzlich veröffentlichte Studie, die eine Besserung von kognitiven Defiziten bei MS-Patienten unter der Gabe des Acetylcholinesterasehemmers *Donepezil* (Aricept®) berichtete (Greene et al. 2000, Krupp et al. 2004), bedarf der Bestätigung durch andere Gruppen. Eine Verbesserung der kognitiven Fähigkeiten durch die Substanzen 4-Aminopyridin und Amantadin konnte in Studien bislang nicht belegt werden. Gezielte neuropsychologische, nicht-medikamentöse Interventionen wie etwa ein Computer-basiertes Trainingsprogramm scheinen ebenfalls erfolgreich (Plohmann et al. 1998), haben allerdings noch keine breite Verwendung gefunden.

5.2.5.10 Psychische Störungen

MS ist mit einer erhöhten Rate an psychischen Störungen assoziiert. Die vielfältigen funktionalen und psychosozialen Beeinträchtigungen durch die MS überfordern die Anpassungsfähigkeit der Patienten häufig und können insbesondere zu Depressionen und Suiziden führen. Die Rate depressiver Störungen sowie von Suiziden ist bei MS-Patienten etwa siebenmal höher als in der Allgemeinbevölkerung. Ist die Depression schwer, so ist die Einbeziehung eines Psychiaters notwendig und die Behandlung mit neueren Antidepressiva aus der Gruppe der Serotonin-Wiederaufnahmehemmer wie Citalopram, Fluoxetin oder Sertralin angezeigt. Werden Substanzen aus der Gruppe der älteren Tricyclika verwendet, sollte an die ausgeprägte anticholinerge Wirkung gedacht werden, die eine bereits bestehende Blasenentleerungsstörungen deutlich verstärken kann (sofern Inkontinenzprobleme vorliegen, können die anticholinergen Nebenwirkungen auch therapeutisch genutzt werden). Die medikamentöse Therapie sollte idealerweise mit einer entsprechenden psychotherapeutischen Betreuung kombiniert werden.

5.2.5.11 Motorische Symptome und Hitzeempfindlichkeit

Die Substanz *Fampiridin (Wirkstoff 4-Aminopyridin, 4-AP) kann* verschiedene Symptome bei der MS bessern. Zurückgeführt wird dies auf eine internodale Kalium-Kanal-Blockade und damit Leitungsverbesserung demyelinisierter Axone mit Verlängerung des Aktionspotenzials. Möglich ist zudem eine vermehrte zentrale Transmitterausschüttung. Inzwischen liegen zwei Phase III-Studien vor die zeigen konnten, dass orales Fampridin zu einer signifikanten

Verbesserung der Kraft, insbesondere der unteren Extremitäten, und der Gehgeschwindigkeit führt. Die Zulassung zur Therapie der MS wurde bei den entsprechenden Behörden beantragt und es ist damit zu rechnen, dass *Fampridin* zur symptomatische Therapie bald verfügbar sein wird.

5.2.5.12 Epileptische Anfälle

Das Risiko, eine Epilepsie zu entwickeln, ist für Patienten mit MS im Vergleich zur Allgemeinbevölkerung um das Dreifache erhöht (Poser und Brinar 2003). Die Hypothese, dass die erhöhte Epilepsierate von MS-Patienten durch subkortikale Läsionen oder das Perifokalödem von Entzündungsläsionen hervorgerufen wird, konnte bislang nicht wissenschaftlich belegt werden. Prinzipiell werden alle Formen von epileptischen Anfällen beobachtet, wobei primär wie auch sekundär generalisierte tonisch-klonische Anfälle am häufigsten vorkommen. Epileptische Anfälle können sowohl schubassoziiert auftreten aber auch unabhängig von Schüben während des gesamten Krankheitsverlaufs. Diagnostik und Therapie entsprechen den üblichen Richtlinien zur Behandlung einer Epilepsie. Bei Krampfanfällen im Rahmen eines akuten MS-Schubs konnte allerdings ein Ansprechen auf eine Cortisontherapie nachgewiesen werden (Spatt et al. 2001). Auf Komedikationen, die die Krampfschwelle senken, sollte selbstverständlich geachtet werden (4-Aminopyridin, rasche Dosisreduktion einiger Antispastika, Antibiotika). Eine immunmodulatorische Therapie mit IFN-β kann eine bestehende Epilepsie verschlechtern.

5.2.6 Nicht-medikamentöse Therapiemaßnahmen

5.2.6.1 Physiotherapie

Die Physiotherapie spielt neben Ergotherapie, physikalischer Therapie und Logopädie eine fundamentale Rolle in der ambulanten wie stationären Basistherapie der MS. Weithin akzeptiert ist die große Relevanz hinsichtlich der Chancen zu funktionellen Verbesserungen (Kraft 1999). Der Nutzen von Physiotherapie, Ergotherapie und anderen begleitenden Behandlungen im Rahmen des Gesamtkonzeptes einer stationären »Neurorehabilitation« wurde in mehreren Studien gezeigt (Freeman et al. 1997, Solari et al. 1999). Ein Therapieprogramm zur Erhaltung der Muskelkraft und der Beweglichkeit sollte bei allen Patienten erwogen werden. Während akuter und schwerer Schübe werden bevorzugt passive Übungen durchgeführt. Die aktive kontinuierliche Physiotherapie sollte begonnen werden, sobald die Rückbildung des Schubes einsetzt bzw. eine stabile Phase erreicht ist. Eine kontinuierliche Physiotherapie ist allen Patienten mit schweren motorischen Defiziten hilfreich. Das Ziel ist nicht nur die rasche Rückerwerbung von Kraft und Beweglichkeit nach einem Schub, sondern auch die Erhaltung der verbliebenen motorischen Funktionen.

Eine große Bedeutung kommt auch der Erlernung von Ersatzstrategien bzw. Entspannungstechniken (z. B. bei fluktuierender oder einschießender Spastik) und – soweit möglich – Vermeidungsstrategien zu. Eine regelmäßige, körperliche Betätigung motiviert den Patienten, durch eigene Kraft körperliche Behinderungen und Einschränkungen zu meistern.

5.2.6.2   Ergotherapie

Die Ergotherapie ist eng mit der Physiotherapie verbunden. Die Programme umfassen sensomotorisch funktionelle Trainings der oberen Extremitäten (Feinmotorik) sowie des Rumpfes (Stärkung der Sitzkontrolle), Förderung der Oberflächen- und Tiefensensibilität der Hände mit Übungsbehandlungen bei Störungen im neuropsychologischen Bereich. Konzentration, Merkfähigkeit etc. stehen hier im Fokus. Zusätzlich wird ein Selbsthilfetraining für die Aktivitäten des täglichen Lebens wie Essen, Trinken, Körperpflege, Schreiben etc. sowie ein Haushaltstraining (Kochen, Bügeln, Waschen usw.) durchgeführt (Adamek-Münz 1997). Die Ergotherapie nimmt damit insgesamt eine wichtige Rolle bei der Rehabilitation von MS-Patienten ein. Hierzu gehört auch die Beübung) feinmotorischer Störungen oder ataktischer Probleme im Rahmen des Schreibtrainings. Weiterhin bemüht sich der Ergotherapeut im Rahmen der Rehabilitationsbehandlung – häufig in interdisziplinärer Zusammenarbeit auch mit den Sozialdiensten – durch eine Analyse der häuslichen Gegebenheiten und die Organisation von Verbesserungen im Sinne eines behindertengerechten Wohnens die durch eine Klinikbehandlung erzielten Fortschritte auch unter häuslichen Bedingungen aufrecht zu erhalten.

5.2.7   Therapie in speziellen Situationen

5.2.7.1   Schwangerschaft bzw. Kontrazeption

Bisherige Studien konnten weder eine Beeinflussung des Langzeitverlaufs (insbesondere auf die Progression) einer MS durch Schwangerschaften noch die generelle Beeinflussung einer Schwangerschaft durch eine MS als Grunderkrankung ermitteln. Auch die hormonelle Kontrazeption beeinflusst den Verlauf einer MS nicht. Mehrere Studien zeigten jedoch, dass die Schubrate während einer Schwangerschaft eher rückläufig ist (Confavreux et al. 1998), wobei dieser Effekt im letzten Trimenon am stärksten ausgeprägt zu sein scheint (mittlere Schubrate 0,2/Jahr vs. 0,7/Jahr vor Schwangerschaft). Postpartal steigt die Schubrate vorübergehend für drei bis sechs Monate wieder an, um dann auf das Ausgangsniveau zurückzufallen (Confavreux et al. 1998).

Therapie von Schüben in der Schwangerschaft

Grundsätzlich sind fast alle in der Therapie der MS verwendeten Medikamente während einer Schwangerschaft kontraindiziert. Allerdings können Schübe während der Schwangerschaft, insbesondere nach dem 1. Trimenon mit einem Cortisonstoß nach üblichem Schema behandelt werden. Die typische Komedikation eines Cortisonstoßes (H2-Blocker oder Protonenpumpenhemmer) gehört zur Gruppe 4 des Schwangerschafts-Chiffres (keine ausreichenden Erfahrungen beim Menschen, allerdings keinerlei Hinweise im Tierversuch auf eine teratogene Wirkung), so dass hier ein strenge Indikationsstellung gefordert wird, die Gabe grundsätzlich aber auch möglich ist. Die Gabe von IVIg bei akuten Schüben hat sich in mehreren Studien als unwirksam erwiesen (Übersicht bei Stangel und Gold 2005).

Immunsuppressive und immunmodulatorische Therapie in der Schwangerschaft

Alle zugelassenen immunsuppressiven und chemotherapeutischen Präparate sind streng kontraindiziert, so dass allen Patientinnen unter diesen Therapien eine konsequente Kontrazeption empfohlen werden muss. Bei chemotherapeutischen Substanzen muss mit Aborten und Missbildungen gerechnet werden. Auch AZA kann zu teratogenen Effekten führen (insbesondere Myelosuppression, Polydaktylie); eine unter AZA ungewollt entstandene Schwangerschaft ist jedoch nicht unbedingt ein Grund für einen Schwangerschaftsabbruch, da eine fetale Schädigung nicht zwingend entsteht. Für die häufig verwendeten Immunmodulatoren wie IFN-β und GA besteht zwar formal eine Kontraindikation, allerdings ist es erlaubt, die Medikation erst bei Eintreten der Schwangerschaft abzusetzen. Aus den Studien mit IFN-β1a (Rebif® und Avonex®) ist inzwischen bekannt, dass von 3.361 Patientinnen, die an Studien teilnahmen, 41 Patientinnen unter der IFN-Therapie schwanger wurden. Hiervon brachten 21 Patientinnen gesunde Kinder zur Welt, erlitten 8 spontane Aborte, brachen 9 die Schwangerschaft ab, gab es eine Todgeburt und eine Missbildung (Hydrozephalus, Sandberg-Wollheim et al. 2005). Vergleicht man diese Gruppe mit MS-Patientinnen, die ebenfalls an diesen Studien teilgenommen hatten und schwanger wurden, aber das IFN aufgrund eines Kinderwunsches mindestens zwei Wochen vor der Konzeption abgesetzt hatten, finden sich 22 Patientinnen, von denen 21 gesunde Kinder geboren haben. Hieraus ergibt sich, dass die spontane Abortrate unter einer bestehenden IFN-Therapie etwas erhöht ist (was aber statistisch nicht signifikant war). Für GA gelten ähnliche Grundsätze, allerdings ist hier bisher über keine erhöhte Abortrate oder andere Komplikationen berichtet worden. Eine unter einer immunmodulatorischen entstandene Schwangerschaft muss daher nicht abgebrochen werden. Weiterhin sollte jedoch ein ausreichender Kontrazeptionsschutz unter diesen Therapien empfohlen werden. Für Natalizumab liegen derzeit keine umfassenden Daten vor, so dass eine ausreichende Kontrazeption empfohlen wird. Keine Kontraindikationen bestehen für IVIg, die bei Patientinnen mit häufigen Schüben, die auch in der Schwangerschaft einen immunmodulatorischen Schutz benötigen, angewendet werden können. Hier haben mehrere Studien eine Reduktion der Schubrate während der Schwangerschaft belegen können (Achiron et al. 2004a). Allerdings besitzen IVIg für diese Indikation keine Zulassung, so dass auch keine Erstattungspflicht durch die Kostenträger gegeben ist.

Therapie der postpartalen Phase

Da in der postpartalen Phase mit einer Zunahme der Schubfrequenz zu rechnen ist, erscheint eine Dauertherapie für mindestens sechs Monate nach der Entbindung sinnvoll. Mehrere Studien konnten inzwischen auch hier belegen, dass regelmäßige IVIg-Infusionen die Schubfrequenz reduzieren können (Achiron et al. 2004a). In Deutschland bleibt jedoch das Problem der Erstattungsfähigkeit bestehen, so dass die postpartale Therapie der MS mit IVIg bei den Kostenträgern beantragt werden muss und die Bewilligung eine reine Ermessensentscheidung ist. Der Nutzen einer prophylaktischen Therapie mit Steroiden in den ersten sechs Postpartalmonaten ist (bisher) nicht erwiesen, wird aber in nicht wenigen Zentren als Ersatz zur IVIg-Therapie durchgeführt, sofern diese nicht erhältlich oder erstattungsfähig ist. Neuere Untersuchungen legen nahe, dass Stillen das mögliche Auftreten postpartaler Schübe günstig zu beeinflussen vermag (Langer-Gould et al. 2009). Hierzu sind aber größere Studien nötig, um eine allgemeine Empfehlung ableiten zu können.

Beratung von Multiple Sklerose-Patientinnen hinsichtlich einer Schwangerschaft

Das früher vertretene Konzept, Patientinnen mit einer MS von einer Schwangerschaft abzuraten, ist obsolet. Von möglichen Medikamenten-Nebenwirkungen abgesehen zeigen sich bei MS-Patientinnen keine erhöhten Geburtskomplikationen, erhöhte Raten von embryonalen oder fetalen Missbildungen im Vergleich zur Normalbevölkerung. Selbst Schübe während einer Schwangerschaft können gut behandelt werden. Ein wichtiger Aspekt für viele Patientinnen vor einer Schwangerschaft ist die Frage, inwiefern die MS eine Erbkrankheit ist und Kinder dem Risiko unterliegen, ebenfalls an MS zu erkranken. Wie bereits oben erläutert, ist MS keine Erbkrankheit per se, dennoch erhöht sich durch begleitende genetische Faktoren das Erkrankungsrisiko und ist für Kinder von MS-Patienten im Vergleich zur Allgemeinbevölkerung 10–20fach (etwa 2 % gegenüber 0,1 % in der allgemeinen Bevölkerung), wobei Töchter von MS-Patientinnen hierbei das höchste Risiko tragen. Sind beide Eltern erkrankt, steigt das Risiko weiter. Weder der erste noch der zweite Punkt sollten jedoch als Argumente gegen eine Schwangerschaft gesehen werden. Ist die Erkrankung allerdings sehr aktiv (z. B. innerhalb der ersten Erkrankungsjahre bereits mehrere Schübe mit Residuen), so sollte darauf hingewiesen werden, dass die zu erwartende, möglicherweise auch zunehmende Behinderung die mütterliche Versorgung der Kinder in den nächsten Jahren erschweren wird.

5.2.7.2 Impfung

Bisher standen die Bedenken gegenüber Impfungen bei MS im Vordergrund, da aufgrund vereinzelter Fallberichte Impfungen mit nachfolgenden Schüben bzw. gar mit der Krankheitsauslösung kausal verknüpft wurden. Andererseits ist bekannt, dass Schübe durch Infekte getriggert werden können (z. B. Sibley et al. 1985). In mehreren epidemiologischen Studien konnte gezeigt werden, dass bei der Influenza-Vakzination (Confavreux et al. 2001, De Keyser et al. 1998, Miller et al. 1997) kein erhöhtes Risiko für MS-Patienten besteht. Diese Befunde werden durch aktuelle immunologische Untersuchungen gestützt, die zeigen, dass durch die zur Influenza-Impfung verwendeten Spaltvakzine keine Induktion autoreaktiver Immunzellen auftritt, es aber nach viraler Infektion durchaus zu einer Verstärkung autoimmuner Reaktionen kommen kann (Moriabadi et al. 2001). Ähnliches gilt für die Tetanus-, Hepatitis-B und FSME-Impfung, für die ebenfalls gute epidemiologische Evidenzen vorhanden sind (Ascherio et al. 2001b, Baumhackl et al. 2003, Confavreux et al. 2001, De Keyser 1998, Zipp et al. 1999). Insgesamt unterstreichen diese Befunde die grundsätzliche Verschiedenheit von Impfung und Infektion für die Stimulation einer Autoimmunreaktion. *Aus diesen Gründen kann MS-Patienten die Grippe-Schutzimpfung gerade vor Einleitung einer immunsuppressiven Therapie empfohlen werden.* Ebenfalls sollten Patienten, bei denen virale Infekte den Schüben reproduzierbar vorangehen, eine Influenza-Vakzinierung angeraten werden. Auch für Tetanus-Impfungen sowie Hepatitis-B-Impfungen bei z. B. beruflich exponierten Gruppen gelten damit die gleichen Empfehlungen wie für die Allgemeinbevölkerung.

Theoretisch möglich bleibt die Induktion von Schüben durch Lebendvakzine (z. B. Polio), wobei das Risiko der natürlichen Infektion mit dem jeweiligen Virus als ungleich größer anzusehen ist. Das Problem stellt sich in der Praxis kaum, da die allermeisten Lebendvakzine in Kindheit und Jugend verabreicht werden. Nach dem 30. Lebensjahr wird allgemein empfohlen, die orale Polio-Lebendimpfung bei MS-Patienten durch subkutan verabreichte, inaktivierte Vakzine (Salk) zu ersetzen.

Nicht geklärt ist die Erfolgsrate von Impfungen bei laufender immunmodulatorischer Therapie, inklusive Cortisonstoßtherapie. Bei intensiver immunsuppressiver Behandlung ist mit einem verminderten Impferfolg zu rechnen. Eine Impfung mit attenuierten Lebendimpfstoffen ist aufgrund der möglichen Gefährdung des Patienten durch die verminderte Immunabwehr nicht empfehlenswert.

5.2.7.3 Chirurgische Eingriffe, Traumen

Chirurgische Eingriffe bzw. Narkosen haben vermutlich keinen Einfluss auf die Auslösung von Schüben oder die Progression der Erkrankung, allerdings liegen hierzu kaum systematische Untersuchungen vor. Elektive chirurgische Eingriffe sollten aus praktischen Gesichtspunkten, wann immer möglich, in einer stabilen Erkrankungsphase bzw. nach Beginn der entsprechenden Therapie durchgeführt werden. Die immunmodulatorische Injektionstherapie kann auch kurzfristig ausgesetzt werden. Einzelne Fallberichte deuten auf eine z. T. verlängerte Aufwachphase nach Eingriffen unter Vollnarkose sowie auf eine verlängerte Wirkung von spinalen Anästhesien bei entsprechend vorbelasteten Patienten hin (Finucane et al. 2005).

5.2.7.4 Wärme

Für viele MS-Patienten ist Hitze unangenehm (heiße Bäder, heiße Sommertage, Fieber, Sauna), da es bei einer Steigerung der Körperkerntemperatur zu einer teilweise deutlichen Zunahme oder auch Wiederauftreten von motorischen oder sensiblen Defiziten (Uhthoff-Phänomen) kommen kann. Die pathophysiologische Ursache ist nicht eindeutig geklärt, möglicherweise handelt es sich hier nur um die Ausdehnung der Läsionen durch die steigende Temperatur. Nicht selten wird die Zunahme der Symptomatik als Schub gedeutet und entsprechend behandelt, obwohl die Symptomatik nach Senkung der Temperatur wieder komplett rückläufig ist. Grundsätzlich sollte daher bei Patienten mit Infektionen (insbesondere Urogenitalinfekten) und Fieber, die eine Zunahme ihrer Symptomatik berichten, immer auch daran gedacht werden, dass es sich ausschließlich um ein Uhthoff'sches Phämomen handeln kann, das nicht mit einem Cortisonstoß behandelt werden muss, sondern nach symptomatischer oder antibiotischer Therapie wieder rückläufig sein wird. Es ist wichtig, Patienten über diese Zusammenhänge aufzuklären, um Hitzeexpositionen zu vermeiden und entsprechend vorzubeugen. Bei Patienten mit schwerwiegender hitzeinduzierter Symptomatik kann versuchsweise der Kalium-Kanalblocker 4-Aminopyridin (AP) bzw. Fampridin gegeben werden. Darüber hinaus kann die Körpertemperatur durch Kühlanzüge/-westen gesenkt werden. Mehrere Studien konnten hier belegen, dass die Senkung der Körpertemperatur zu deutlichen Funktionsverbesserungen führen kann (NASA MS Cooling Study Group 2003).

5.2.7.5 Berufstätigkeit und körperliche Aktivität

Die Erkrankung per se bedeutet weder eine Verpflichtung zur körperlichen Schonung noch eine Einschränkung der geistigen Belastbarkeit. Obwohl nicht bekannt ist, dass bestimmte Berufe ein spezielles Risiko für MS-Patienten darstellen, sollten Patienten dahingehend beraten werden, dass Berufe mit konstanter, schwerer körperlicher Arbeit oder auch feinmotorischen Höchstleistungen nicht sinnvoll sind. Extreme körperliche Belastungen inklusive Hochleistungssport sollten gemieden werden, insbesondere wenn das Auftreten des Uhthoff-Phänomens bereits bekannt ist. Ausreichend regelmäßige körperliche Betätigung wirkt günstig (Petajan et al. 1996).

5.2.8 Komplementäre und alternative medizinische Behandlungen

Der chronische Charakter der Erkrankung, der unvorhersehbare Verlauf, die noch unzureichende Wirksamkeit aller derzeit verfügbaren immunpathogenetisch orientierter Therapien fördern weiterhin das Interesse an komplementären und alternativen Behandlungsmaßnahmen. Nach Umfragen greifen MS-Patienten häufiger auf solche Therapieformen als andere Patientengruppen; der Prozentsatz liegt zwischen 60 und 70 % (Winterholler et al. 1997, Schwartz et al. 1999). Klinische Effekte konnten bisher für keine alternative Therapieform nachgewiesen werden. Dennoch mögen begleitende Verfahren wie Massagen, Meditationstechniken und Entspannungsmethoden bei MS-Patienten das Krankheitsgefühl mindern und, wie auch bei gesunden Personen, das individuelle Wohlbefinden fördern. Da viele der Angebote nicht im engeren Sinne medizinisch schädlich, wenn auch häufig unsinnig teuer sind, muss nicht dringend davon abgeraten werden, sofern der Patient hierauf besteht. Entscheidend ist in diesem Zusammenhang aber die Weiterführung der konventionellen Therapie (Weilbach et al. 2001).

Auch ein Effekt der Ernährungsumstellung ist trotz umfangreicher populärwissenschaftlicher Literatur nicht belegt (Schwarz und Leweling 2005). Nur wenige der angebotenen Therapieformen (inklusive Diäten) erfüllen Kriterien, welche in der Wirksamkeitsprüfung neuer Medikamente oder Therapieformen gefordert werden. Adäquat getestet, jedoch ohne Wirksamkeit bei der MS sind die Sauerstoffüberdrucktherapie und die Enzymtherapie (Wobenzym®). Andere Therapien sind ungetestet, inadäquat getestet oder zudem im Sinne pathogenetischer Vorstellungen unsinnig. Hierzu gehören die Fratzer-Therapie, die Amalgamentfernung, Neuroperm, Evers-Diät, Akupunktur, Rutatee, fettarme Diät, glutenfreie Diät, Vitamin- und Mineralsupplemente, Chiropraktik, Lymphdrainage, Pycnogenol.

Eindeutig abgeraten werden sollte von Verfahren, die aus pathophysiologischer Sicht schädlich sein können: Therapie mit Schlangengift, Bienenstichtherapie, Frischzellentherapie, »immunaugmentative Therapie« sowie Xenotransplantate. Hier bleibt es sogar ärztliche Pflicht, vor diesen schädlichen Therapieformen zu warnen. Unberechtigten Heilsversprechen und medizinischer Halb- und Desinformation sollte durch adäquate ärztliche Information entgegengewirkt werden.

6 Pharmakoökonomie

Gesundheits- und pharmakoökonomische Fragen werden in Zeiten begrenzter Ressourcen immer wichtiger. Die Mittel, die im Gesundheitswesen eingesetzt werden können, sind begrenzt.

Im Folgenden werden zunächst die Kosten der MS und die damit verbundene Lebensqualität der Patienten in Deutschland betrachtet und hieraus pharmakoökonomische Schlussfolgerungen gezogen. Ein zweiter Abschnitt skizziert beispielhaft die methodischen Probleme vergleichender pharmakoökonomischer Analysen wie z. B. Kosten-Nutzen-Bewertungen. Abschließend folgt ein kurzes Fazit der vorgenommenen Analyse.

6.1 Kosten und Lebensqualität der Multiplen Sklerose in Deutschland

Für Deutschland liegen bislang drei Krankheitskostenstudien vor. Die Studien von Kobelt et al. (2000 und 2006) berücksichtigen darüber hinaus noch die Lebensqualität:

1. Die gesundheitsökonomische Studie von Murphy et al. (Murphy et al. 1998) wurde in Großbritannien, Frankreich und Deutschland 1995/1996 durchgeführt. Zentrales Ergebnis war, dass mit der Progression der Krankheit die Kosten der MS zu- und die Berufstätigkeit der MS-Patienten abnehmen.
2. Die zweite Studie wurde 1999/2000 von Kobelt et al. durchgeführt (Kobelt et al. 2000). Die durchschnittlichen Gesamtkosten pro Patient und Jahr betrugen in Deutschland aus der gesamtgesellschaftlichen Perspektive ca. 72.200 DM (ca. 37.000 €). Unter der Annahme von 120.000 MS-Patienten in Deutschland (Hein und Hopfenmüller 2000) ließen sich hieraus die Gesamtkosten aus der Perspektive der Gesamtgesellschaft auf etwa 7,85 Mrd. DM (rund 4,0 Mrd. €) extrapolieren. Auch diese Studie zeigte, dass alle Kosten mit der Progredienz der MS stiegen, während die Lebensqualität entsprechend sank.
3. 2005 hat Kobelt et al. eine weitere dritte empirische Erhebung vorgenommen (Kobelt et al. 2006).

Das Ziel der Studie von Kobelt et al. (2006), der neusten und umfassendsten europaweiten Krankheitskostenstudie, war es, die Kosten der MS und die Lebensqualität für alle Krankheitsstufen zu ermitteln, um Grundlagen für die ökonomische Bewertung von Behandlungsmethoden der MS in verschiedenen Ländern zu erhalten. Die Studie wurde in neun Ländern mit insgesamt mehr als 13.000 Patienten durchgeführt. Allein in Deutschland nahmen 2.793 Patienten an der Untersuchung teil. Die befragten Patienten kamen aus drei klinischen und drei ambulanten MS-Zentren sowie aus einer privaten MS-Patienten-Datenbank.

Es zeigt sich ein starker Einfluss des EDSS-Grades auf die *Beschäftigung* von MS-Patienten. Von den Patienten mit einem EDSS-Grad von 0–1 gehen noch 73 % einer Beschäftigung nach gegenüber lediglich 4 % bei einem EDSS-Grad von 8–9.

Die *Lebensqualität* wurde mittels des EQ-5D Fragebogens ermittelt. In der Pharmakoökonomie wird die Lebensqualität (utility) auf einer Skala von 0 (i. d. R. = Tod) bis 1 (vollständige Gesundheit/keinerlei Einschränkung der Lebensqualität) gemessen. Der durchschnittliche Lebensqualitätswert der befragten Patienten betrug 0,62. Dies sind 0,2 weniger als im Vergleich zur Gesamtbevölkerung. Wird dieser Wert auf ein Jahr bezogen, so ergibt sich ein QALY-Verlust (QALY = quality-adjusted life-years) von ebenfalls 0,2. Auch hier besteht wieder ein signifikanter Zusammenhang zwischen der Lebensqualität und dem EDSS-Grad ($p < 0{,}001$). Die Zuordnung eines Eurowertes zu einem QALY ist ein bislang noch nicht gelöstes Problem. Kobelt et al. gehen von einem europaweit akzeptierten Schwellenwert von 50.000 € für einen QALY aus. Somit wird dem Verlust eines QALY ein Kostenwert von 50.000 € beigemessen, d. h. eine Maßnahme, die einen medizinischen Nutzen von einem QALY bringt, darf maximal 50.000 € kosten.

Wird dieser Wert auf die MS angewandt, so ergibt sich ein durchschnittlicher in Geld bewerteter jährlicher QALY-Verlust von 10.000 € (50.000 € x 0,2). Dieser Wert nimmt mit steigendem EDSS-Grad zu. Die Lebensqualität der Normalbevölkerung im Alter von 75–80 beträgt 0,75, die von MS-Patienten mit EDSS von 8–9 dagegen nur 0,1. Hieraus ergibt sich ein monetarisierter QALY-Verlust von 32.500 € (50.000 € x (0,75–0,1).

Aus der gesellschaftlichen Perspektive hat die Studie durchschnittliche *Kosten der MS* von fast 40.000 € pro Patient und Jahr ermittelt (Abb. 6.1). Der Anteil der DMD (= disease modifying drugs, dt.: immunmodulatorische Präparate) daran betrug 23,1 % bzw. rund 9.200 €. Nur aus Krankenkassensicht ergeben sich lediglich Durchschnittskosten von knapp 19.000 €. Der Anteil der DMD beträgt hier 45,7 %. Die Patienten und ihre Angehörigen tragen durchschnittlich Kosten von fast 5.300 € bzw. immerhin 13 % der durchschnittlichen gesellschaftlichen Kosten.

Die Kosten der MS korrelieren ebenfalls stark mit dem EDSS. Bei einem EDSS von 0 bis 1 betragen die durchschnittlichen Kosten der MS rund 18.500 € und erhöhen sich auf 70.500 € bei einem EDSS-Grad von 8–9. Dies entspricht einer Steigerung von über 50.000 € bzw. 280 %.

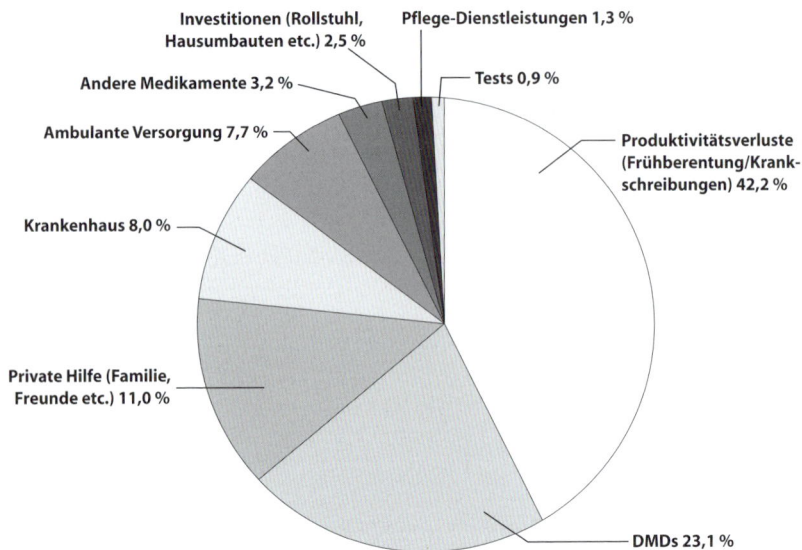

Abb. 6.1 Durchschnittliche Krankheitskosten der MS pro Patient und Jahr aus gesellschaftlicher Perspektive

Die zentralen Ergebnisse der Studien zu Kosten und Lebensqualität der MS in Deutschland lassen sich wie folgt zusammenfassen

- *Sowohl die gesellschaftlichen Kosten der MS (pro Patient und aggregiert), als auch der Verlust an Lebensqualität sind sehr hoch.* Die durchschnittlichen Gesamtkosten der MS betragen demnach ca. 40.000 € p. a. Wird der Verlust an Lebensqualität (QALY) ebenfalls als Kostenfaktor interpretiert und monetär bewertet, so ergeben sich weitere Kosten der MS von durchschnittlich 10.000 € p. a. *Insgesamt belaufen sich die gesellschaftlichen bzw. volkswirtschaftlichen Kosten der MS also auf durchschnittlich etwa 50.000 € pro Patient und Jahr.*
- *Die Kosten der MS nehmen mit fortschreitender Behinderung (steigendem EDSS) stark zu.* Die Lebensqualität der MS-Patienten nimmt dagegen stark ab. Werden auch hier die direkten Krankheitskosten mit den monetären QALY-Werten addiert, ergeben sich in den EDSS-Stufen 8–9 sogar durchschnittliche volkswirtschaftliche Krankheitskosten der MS von über 100.000 € (70.500 € + 32.500 €).
- *Die Verteilung der Kosten auf die verschiedenen Kostenarten ändert sich mit steigendem EDSS-Grad.* DMDs werden indikationsgerecht vor allem im frühen Krankheitsverlauf eingesetzt. In der Kobelt-Studie aus dem Jahre 2005 machten die DMD-Kosten bei einem EDSS ≤ 2 über 50 % der Gesamtkosten aus. Bei EDSS ≥ 7 dagegen nur noch knapp 5 %. Umgekehrt

verhält es sich u. a. bei den Kosten, die Patienten und Angehörige zu tragen haben. Die Kosten der Pflege durch Angehörige steigt beispielsweise von durchschnittlich 600 € p. a. in niedrigen EDSS-Stufen auf über 20.000 € in den EDSS-Stufen 8–9.

Auch wenn es sich bei den vorgestellten Studien *nicht* um eine echte gesundheits-ökonomische Evaluationen handelt, lassen sich folgende pharmakoökonomische Tendenzaussagen aus den dargestellten Studien ableiten:

- Durch die Verlangsamung der Krankheit (EDSS-Progression) werden der Gesellschaft hohe Kosten erspart, da weniger Krankheitsjahre in den hohen und besonders kostenträchtigen EDSS-Graden auftreten. Zudem wird die Lebensqualität der Patienten deutlich erhöht. Dies ist Anzeichen dafür, dass der Einsatz von DMD nicht nur medizinisch, sondern auch pharmakoökonomisch sinnvoll ist, da den Kosten für den Einsatz von DMD hohe Einsparungen durch die Reduktion der Krankheitsjahre in hohen EDSS-Graden gegenüberstehen sowie ein damit verbundener Gewinn an Lebensqualität für die Patienten.
- Dieselbe Logik gilt auch für die Frühtherapie der MS: Zwar entstehen höhere Kosten durch den Einsatz der DMD. Durch die weitere Verlangsamung der Krankheitsprogression im Vergleich zu einem späteren Therapiebeginn stehen dem jedoch erhebliche Einsparungen an Kosten und Leid der Patienten gegenüber.

6.2 Methodische Probleme pharmakoökonomischer Analysen der Multiple Sklerose-Therapie

Diese gerade hergeleiteten Tendenzaussagen müssen noch durch echte pharmakoökonomische Studien zur Behandlung der MS mit DMD verifiziert werden, die in Deutschland bislang jedoch noch nicht vorliegen.

Bislang war die Notwendigkeit zur Durchführung solcher Studien in Deutschland gering. Dies könnte sich jedoch ändern, da die Krankenkassen auf der Grundlage von Kosten-Nutzen-Bewertungen durch das IQWiG zukünftig Erstattungshöchstbeträge für nicht kosteneffektive Präparate festlegen können. Weiterhin fehlt es in Deutschland noch an einem gesellschaftlich akzeptierten methodischen Konsens. Dieser ist jedoch eine wichtige Voraussetzung für die Durchführung von Studien, denn die Methodik entscheidet maßgeblich über die Ergebnisse wie nachstehende Beispiele verdeutlichen:

- *QALY-Konzept:* Pharmakoökonomische Studien basieren meist auf impliziten ethischen Werturteilen. Über diese gilt es zunächst einen gesellschaftlichen Konsens herzustellen. So gibt es beispielsweise gegen das im angelsächsischen Raum weit verbreitete QALY-Konzept gerade in Deutschland große Bedenken und es wird vom IQWiG deshalb zur Zeit auch nicht als Entscheidungsgrundlage herangezogen (Institut für Qualität und Wirtschaftlichkeit im Gesundheitswesen 2006). Dies wirft wiederum die noch ungelöste Frage auf, wie der Patientennutzen stattdessen in pharmakoökonomischen Studien berücksichtigt werden soll.

- *Modellierung:* Das National Institute for Clinical Excellence (NICE) hat sich bereits intensiv mit den gesundheitsökonomischen Aspekten der MS-Therapie mit DMD in Großbritannien auseinander gesetzt. Die Ergebnisse können zwar nicht ohne weiteres auf Deutschland übertragen werden, dennoch ergeben sich hieraus Hinweise auf die methodischen Schwierigkeiten für Modellierungen der MS-Therapie. Eine große methodische Herausforderung besteht darin, dass Daten aus klinischen Studien auf einen längeren Zeitraum (5, 10 oder 20 Jahre) extrapoliert werden müssen. Dies erfordert beispielsweise Annahmen bezüglich der langfristigen Entwicklung der Schubrate sowie der Progressionsverzögerung. In den Modellierungen für Großbritannien führten Sensitivitätsanalysen in den meisten Fällen zu dem Ergebnis, dass die Modelle nicht robust sind. Somit sind die Interpretationen der Ergebnisse dieser Modellierungen mit Unsicherheit behaftet, sofern die Annahmen nicht mit empirischen Daten belegt werden können. Das NICE kommt daher zu der Auffassung, dass weitere Modellierungen für Großbritannien erst dann sinnvoll seien, wenn derartige empirische Daten aus Langzeitstudien vorliegen.

- *Analyse-Perspektive:* Die Kosten der MS fallen, wie die Studien von Kobelt et al. gezeigt haben, nur zu ca. 50 % bei den Krankenversicherern an. Die restlichen Kosten tragen andere Gruppen der Gesellschaft (Patienten, Familienangehörige, Arbeitgeber, Renten- und Arbeitslosenversicherung etc.). Eine Beschränkung der Analyseperspektive nur auf die Gesetzliche Krankenversicherung (GKV) würde nicht nur die echten Kosten der MS systematisch und erheblich unterschätzen, sondern auch den Nutzen der Behandlung der MS. Im schlimmsten Fall kann dies zu einer Therapierationierung in der MS auf Basis einer GKV-Perspektive führen, obwohl gesamtgesellschaftlich die MS-Therapien kosteneffektiv wären. Dies ist gerade in der Therapie der MS durchaus zu befürchten, weil in höheren EDSS-Stufen die DMD-Kosten abnehmen und die von Patienten, Familienangehörigen, Arbeitgebern, Renten- und Arbeitslosenversicherung zu tragenden Kosten dominieren. Aus einer reinen Kassenperspektive wäre die Krankheitsprogression dann ggf. sogar kostenneutral oder sogar günstiger. Dieses Ergebnis wäre nicht nur absurd, sondern ethisch kaum vertretbar.

- *Studienselektion:* Natürlich ist es richtig, eine hohe Studienqualität auch in pharmakoökonomischen Analysen zu verlangen. Gleichzeitig darf jedoch nicht vergessen werden, dass die Standards, denen Studien genügen müssen, auch dem Fortschritt unterliegen. Gerade länger am Markt befindlichen Wirkstoffen wie den DMD kann durch die Forderung von unrealistisch hohen Standards der Nutzennachweis unmöglich gemacht werden. Aus ethischen Gründen können Studien – gerade gegen Placebo – auch nicht beliebig wiederholt werden, um beispielsweise Lebensqualitätsdaten nachträglich zu erheben.

6.3   Zusammenfassende Beurteilung

MS ist eine Krankheit, die hohe gesellschaftliche Kosten verursacht. Die Lebensqualität der Patienten nimmt mit der Progression der Krankheit stark ab. Immunprophylaktische Therapien verlangsamen nach gegenwärtigem Verständnis die Krankheitsprogression, und zwar umso besser, je früher sie zum Einsatz kommen und je wirksamere Präparate zum Einsatz kommen. Eine Verlangsamung der Krankheitsprogression senkt die Krankheitskosten in den hohen EDSS-Stufen und verbessert die Lebensqualität der Patienten. Echte pharmakoökonomische Analysen, die diese Überlegungen verifizieren liegen für Deutschland noch nicht vor, u. a. weil diese mit erheblichen methodischen Herausforderungen verbunden sind. Ein gesellschaftlicher Konsens über die richtige Methodik für Deutschland steht noch aus.

7   Patientenrelevanter Informationsteil

Was für eine Krankheit ist die Multiple Sklerose?

Multiple Sklerose (MS) ist eine chronisch entzündliche Nervenerkrankung, die das sog. Zentrale Nervensystem (ZNS) betrifft (die Nerven des Gehirns und des Rückenmarks). MS kann (noch) nicht geheilt, aber behandelt werden und verläuft bei jedem Menschen anders. Deshalb gilt die MS auch als die Krankheit mit vielen Gesichtern.

Das Gehirn kann man sich wie eine Schaltzentrale vorstellen, von der Signale über das Rückenmark zum Körper gesendet oder von dort empfangen werden. Die Signale werden von verschiedenen Nervenfasern weitergeleitet, die ähnlich wie elektrische Kabel von einer Isolierschicht umhüllt sind. Durch die MS wird die Isolierschicht geschädigt und somit wird die reibungslose und schnelle Weiterleitung der Signale behindert. Solche Entzündungsherde treten an unterschiedlich vielen (multiplen) Orten auf und können zur Narbenbildung (Sklerose) führen.

Die Art der Beschwerden hängt von den Nervenfasern ab, die betroffen sind – es kann zu Sehstörungen, Blasenschwäche, Gefühlsstörungen oder zu unsicherem Gang kommen.

Wodurch entsteht Multiple Sklerose?

Die Ursache der MS ist noch nicht geklärt. Vermutlich liegt ein ganzes Bündel an Ursachen zugrunde, d. h. es müssen mehrere Faktoren zusammentreffen, um eine MS auszulösen.

Eine zentrale Rolle spielt das körpereigene Immunsystem. Durch eine Fehlprogrammierung richten sich Teile des Abwehrmechanismus gegen den eigenen, gesunden Körper und greifen die Schutzhüllen der Nervenfasern an. Man zählt MS deshalb zu den sog. Autoimmunerkrankungen. Als weitere auslösende Faktoren stehen eine genetische Veranlagung und Umweltfaktoren (z. B. Krankheitserreger wie Viren) unter Verdacht. Beides wird zurzeit intensiv erforscht. Sicher ist bisher, dass MS keine Erbkrankheit ist, denn nicht die MS, nur eine »Neigung«, an MS zu erkranken, kann vererbt werden.

Welche Symptome treten bei der MS auf?

MS kann die unterschiedlichsten Beschwerden verursachen. Sie variieren individuell und im Verlauf der Erkrankung.

Längst nicht jedem Erkrankten kann man MS ansehen, denn einige schwerwiegende Symptome spielen sich im Verborgenen ab. Dazu zählen Fatigue, eine MS-typische stark erschöpfende Müdigkeit, depressive Verstimmungen und Depressionen, Schmerzen, Schwindel, sexuelle Funktionsstörungen und kognitive Störungen, welche Merkfähigkeit, Aufmerksamkeit sowie Konzentration einschränken. Klarer fassbare Symptome sind Sehstörungen, Blasen- und Darmstörungen, Gefühlsstörungen, Gangunsicherheit, unwillkürliches Zittern, spastische Lähmungen, Sprech- und Sprachstörungen sowie Schluckbeschwerden.

Wie verläuft die Krankheit?

MS verläuft bei jedem Menschen anders – es ist nicht möglich, eine genaue Voraussage des individuellen Verlaufes zu treffen. Unterschieden werden die drei Hauptformen:

* die *schubförmig-remittierende MS* (RRMS) – Beschwerden bilden sich nach einem Schub ganz oder teilweise zurück,
* die *primäre chronisch progrediente MS* (PPMS) – fortschreitender Verlauf ohne erkennbare Schübe,
* die *sekundär chronisch progrediente MS* (SPMS) – der zunächst schubförmige Verlauf geht in einen fortschreitenden Verlauf über.

Zu Krankheitsbeginn überwiegt der schubförmig-remittierende Verlauf mit einer Häufigkeit von bis zu 90 %; bei etwa 10 % der Patienten verläuft die MS primär chronisch progredient. Nach anfänglich schubförmigem Verlauf geht die MS nach 10 bis 15 Jahren bei etwa 30 bis 40 % der Patienten in einen sekundär chronisch progredienten Verlauf über. In nur unter fünf Prozent der Fälle führt die Krankheit innerhalb weniger Jahre zu schwerer Behinderung.

Gibt es Möglichkeiten der medizinischen Behandlung?

Weil ihre Ursachen nicht letztlich erforscht sind, ist eine echte Heilung der MS nicht möglich. Durch verschiedene Therapie-Optionen kann aber – insbesondere beim schubförmigen Verlauf – das Fortschreiten der Erkrankung verzögert werden indem eine weitere Schädigung der Nervenfasern aufgehalten wird. In der Behandlung der MS wird unterschieden zwischen

1. der Schubtherapie zur Beendigung der akuten Entzündung im Zentralen Nervensystem,
2. der ins Immunsystem eingreifenden Basistherapie mit dem Ziel, das Fortschreiten der MS aufzuhalten und die beschwerdefreie Zeit zwischen zwei Schüben zu verlängern, und
3. der symptomatischen Therapie, um die unterschiedlichen MS-Beschwerden und die Einschränkungen im täglichen Leben in Familie, Freundeskreis und Beruf zu mindern.

Wie häufig ist MS?

Man schätzt die Häufigkeit weltweit auf rund 2,5 Millionen Menschen. Die Verteilung der MS-Erkrankten ist nicht gleichmäßig: Die Erkrankungshäufigkeit steigt mit der geographischen Entfernung vom Äquator an. In Deutschland leben nach derzeitigen Hochrechnungen etwa 130.000 MS-Erkrankte und jährlich wird bei rund 2.500 Menschen neu MS diagnostiziert.

Wer erkrankt an MS?

Frauen sind etwa doppelt so häufig von MS betroffen wie Männer. Die Erkrankung wird in der Regel zwischen dem 20. und 40. Lebensjahr festgestellt (Median 28 Jahre) – sie kann aber auch schon im Kindes- und Jugendalter aufgetreten. Erstdiagnosen nach dem 60. Lebensjahr sind selten.

In welchem Alter erkrankt man an MS?

Etwa zwei Drittel der Patienten, die MS haben, spüren die ersten Symptome zwischen dem 20. und 40. Lebensjahr.

Manchmal wird die Diagnose erst gestellt, wenn eine Person in den 40er, sogar 50er Jahren ist. In solchen Fällen waren Symptome oft schon früher aufgetreten, aber nicht von Dauer oder schwerwiegend genug, um ausreichend beachtet worden zu sein. Deshalb erfolgte keine Diagnose und Behandlung. Auch im Kindes- und Jugendalter kann MS schon auftreten.

Ist MS eine vererbbare Erkrankung?

Es gibt zwei Arten von Faktoren, die beeinflussen, ob die MS sich bei einem Menschen entwickeln kann: exogene (die in der Umwelt gegenwärtig sind, zum Beispiel ein Virus, dem man in der Kindheit ausgesetzt war, wobei man nicht unbedingt krank geworden sein muss) und endogene (die im individuellen Menschen vorhanden sind und die jemand für MS anfällig machen, z. B. eine bestimmte Kombination der Erbanlagen).

Da Mitglieder einer Familie mehrere Faktoren teilen, findet man MS etwas häufiger in einer Familie, als in der Gesamtbevölkerung. Allerdings trifft dies für andere Krankheiten auch zu. In vier Prozent der MS-Familien findet man mehr als einen MS-Fall. Man kann also sagen, dass eine Empfänglichkeit für MS in Familien zu finden ist, aber eine Vererbung im eigentlichen Sinn des Wortes besteht nicht.

Ist MS ansteckend?

Nein, niemand kann mit MS angesteckt werden! MS ist keine Infektionskrankheit.

Sterben Menschen an MS?

MS ist keine tödliche Krankheit. In einer 1971 durchgeführten Studie wurde festgestellt, dass 25 Jahre nach der Diagnose 74 % der MS-Kranken noch lebten. Ein MS-Betroffener ist vielleicht gegenüber anderen Krankheiten, wie Harn- und Atemwegsentzündungen, allerdings anfälliger als andere Menschen, insbesondere bei Patienten mit ausgeprägter Behinderung und Immobilisation.

Beeinflusst Wärme die MS?

Für viele, aber nicht für alle MS-Erkrankten, scheint Wärme eine vorübergehende Verschlechterung ihrer Symptome zu verursachen. Oft fühlen sie sich schlechter bei warmem, schwülem Wetter oder sie merken eine Verschlechterung der Behinderung als Resultat der erhöhten Körpertemperatur bei einem heißen Bad oder bei Fieber. Allerdings kann Hitze die Krankheit selbst nicht verschlimmern.

Kann Stress einen Schub verursachen?

Stress ist keine Ursache der MS, kann aber manchmal mit einer vorübergehenden Verschlechterung in Verbindung gebracht werden. Genauso wie eine Verschlechterung mit einer Entzündung, anderen Krankheiten oder Überanstrengung zeitlich zusammenhängen kann.

Wie wirkt sich Alkohol auf die MS aus?

Wenn von Ihrem Arzt nicht verboten, schadet mäßiger Alkoholkonsum nicht. Sollten Sie Probleme mit Schwäche, Müdigkeit oder Gleichgewicht haben, wird Alkohol diese Probleme wahrscheinlich verschlimmern. Möglicherweise ist Ihre Verträglichkeitsgrenze niedrig, so dass vom zweiten oder dritten Glas abzuraten ist. Da Alkohol in Verbindung mit manchen Medikamenten gefährlich sein kann, sollten Sie Ihren Arzt hierzu konsultieren.

Wegen Blasenstörungen wage ich mich nicht mehr aus dem Haus. Kann man dagegen etwas tun?

Viele MS-Erkrankte bekommen nie Blasenstörungen, andere werden nur während eines Schubes davon betroffen. Wenn Sie aber vorkommen, können sogar kleine Störungen, wie Dringlichkeit und Häufigkeit des Urinierens, das gesellschaftliche Leben empfindlich stören.

Sollten bei Ihnen Blasenstörungen oder sexuelle Probleme vorkommen, so sollten Sie auf jeden Fall Mut fassen und mit Ihrem Arzt darüber sprechen, denn für diese Probleme gibt es Hilfen und sie sind behandelbar. Es gibt eine Reihe von symptomatischen Therapiemöglichkeiten.

Was kann ich tun, um weitere Schübe zu vermeiden und Verschlechterungen aufzuhalten?

Durch den Einsatz von Immuntherapeutika (z. B. Interferone, Glatirameracetat, Natalizumab, Mitoxantron) ist die MS behandelbar geworden. Diese Medikamente senken die Schubfrequenz und verzögern ihr Fortschreiten. Zusätzlich ist es sinnvoll, den bestmöglichen Gesundheitszustand anzustreben und Infektionen zu vermeiden.

Bleiben Sie so beweglich wie möglich innerhalb Ihrer Grenzen! Vermeiden Sie Überanstrengung und sorgen Sie für ausreichenden Schlaf! Wenn möglich, vermeiden Sie Kontakt mit Menschen, die an einer Erkältung oder Grippe erkrankt sind!

Hochdosierte Cortisongaben intravenös werden zur Schubtherapie erfolgreich eingesetzt. Zusätzlich können Medikamente verordnet werden, um Symptome zu lindern (z. B. Muskelrelaxantien gegen die Spastik).

Wie nützlich ist Krankengymnastik bei MS?

Krankengymnastik kann MS-Erkrankten während des Krankheitsverlaufs helfen, das Beste aus ihren körperlichen Möglichkeiten herauszuholen. Nach akuten Schüben wird Physiotherapie angewendet, um zurückbleibende neurophysiologische Schäden zu mindern. Während einer gleichbleibenden Phase kann Physiotherapie stabilisieren. Ein Physiotherapeut kann auch zeigen, wie sich der Patient mit oder ohne Gehhilfen besser und sicherer fortbewegen kann.

Gibt es eine Diät, die für MS-Betroffene nützlich ist?

Im normalen Verlauf der MS gibt es Besserungen und Verschlechterungen. Aus diesem Grund muss mit der Behauptung, eine bestimmte Diät habe eine Wirkung auf die MS, vorsichtig umgegangen werden. Viele Diäten wurden vorgeschlagen, aber bis jetzt konnte keine den Verlauf oder die Symptome der MS wirkungsvoll beeinflussen. Allgemein empfehlenswert allerdings ist eine ausgewogene, vernünftige, fettreduzierte Ernährung. Spezielle Diäten sollten nur unter strenger ärztlicher Aufsicht durchgeführt werden.

Wann soll ich meinen Arzt rufen? Wie weiß ich, wann ich gerade einen Schub erlebe?

Fragen Sie Ihren Neurologen, wie oft er Sie sehen möchte und welche Art von Veränderung Sie ihm mitteilen sollen! Normalerweise ist es klug, neue Symptome oder eine bedeutende Verschlechterung mitzuteilen, da diese den Anfang eines Schubes abzeichnen können.

Man neigt dazu, neue körperliche Probleme zu ignorieren. Berichten Sie sie trotzdem! Für einige Schwierigkeiten, die mit der MS zusammenhängen, gibt es Behandlungsmöglichkeiten. Es könnte aber auch sein, dass Ihr Problem nicht mit der MS zusammenhängt und einer gesonderten Behandlung bedarf. Hüten Sie sich aber davor, alle Schmerzen und (körperlichen wie seelischen) Probleme auf die MS zurückzuführen.

Kann ich trotz MS noch Kinder bekommen?

Aus medizinischer Sicht spricht prinzipiell nichts dagegen, auch bei MS Kinder zu bekommen. Es scheint sogar so zu sein, dass der Verlauf der MS während einer Schwangerschaft positiv beeinflusst wird, häufig sinkt die Schubrate. Schwangerschaften und Geburten verlaufen in der Regel komplikationslos, und es gibt keine Hinweise, dass sich die Erkrankung negativ auf den Verlauf der Schwangerschaft auswirkt.

Wie alle zukünftigen Eltern sollten Sie sich allerdings schon im Vorfeld Gedanken darüber machen, wie das Kind auf lange Sicht betreut werden kann, und bezogen auf Ihre persönliche Situation, wer Ihnen bei einer eventuellen Verschlechterung des Gesundheitszustandes behilflich sein könnte. Die Krankheit MS macht also einige zusätzliche Überlegungen notwendig, stellt aber an sich keine ganz prinzipielle Einschränkung dar!

Kann ich mich impfen lassen?

Trotz MS können Impfungen bis auf wenige Ausnahmen (die sich zumeist auf Impfungen mit Lebendimpfstoffen beziehen) vorgenommen werden. In neueren Forschungen ist vielfach herausgearbeitet worden, dass Tetanus-, Hepatitis-B- und Grippeimpfungen ohne Risiko der Schubauslösung erfolgen können. Gleiches gilt für die Impfung gegen Röteln. Besonders bei der Grippe ist es wichtig zu wissen, dass die Gefahr einer Schubauslösung durch die Erkrankung (die Grippe) selbst viel größer ist. Andere Impfungen hingegen sollten nur bei Bedarf erfolgen und es sollte die Dringlichkeit überlegt werden.

Alle Impfungen sollten grundsätzlich in einer stabilen Krankheitsphase, außerhalb eines Schubes und außerhalb einer Therapie mit Corticosteroiden oder Immunsuppressiva durchgeführt werden, da bei immunsuppressiver Behandlung mit einem verminderten Impferfolg gerechnet werden muss.

Kann ich mit MS Sport treiben?

Ja, denn Bewegung ist gut. Früher hat man MS-Patienten davon abgeraten, Sport zu treiben. Jüngere Untersuchungen haben jedoch gezeigt, dass Sport und Bewegung bei MS zu empfehlen sind – im Rahmen dessen, was dem Einzelnen möglich ist.

Die Diagnose MS schränkt sportliche Aktivitäten also nicht grundsätzlich ein. Denn die Kombination MS und Sport bringt auch therapeutische Effekte. Der gesundheitliche Allgemeinnutzen von körperlicher Betätigung ist gerade für MS-Patienten von Vorteil. Bei Sporttreibenden verbessern sich Kognition, Körpergefühl, Lebenszufriedenheit, Lebensqualität und Lebenserwartung. Allerdings sollten MS-Erkrankte eine Überanstrengung und solchen Sport meiden, der nicht gefahrlos jederzeit unterbrochen werden kann. Auf Schwimmen weit draußen im Meer oder Klettertouren im Hochgebirge sollte man verzichten. Extrem oder Hochleistungssport sollte vermieden werden. Sonst aber können Sie – soweit es Ihre Symptome erlauben – Ihren Neigungen nachgehen. Als ideale Sportart hat sich für viele MS-Erkrankte »Nordic Walking« erwiesen.

Abkürzungen

ACTH	Adrenocorticotropes Hormon
ADEM	Akute disseminierte Enzephalomyelitis
APC	Antigen-präsentierende Zellen
APLs	Veränderte Peptidliganden (engl.: altered peptide ligands)
AZA	Azathioprin
BDNF	Brain-derived neurotrophic factor
BS	Balos konzentrische Sklerose
CB	Cannabinoide
CDR	Complementary determining region
CIS	Klinisch isoliertes Syndrom
CTX	Cyclophosphamid
DSS	Disability Status Scale
EAE	Experimentelle autoimmune Enzephalomyelitis
EBV	Epstein-Barr-Virus
EDSS	Expanded disability status scale
Epo	Erythropoetin
GA	Glatirameracetat
GCS	Glukocorticosteroide
HSCT	Hämatopoietische Stammzelltransplantation
ICAM	Intracellular adhesion molecule
IFN	Interferon
Ig	Immunglobulin
IL	Interleukin
i. m.	Intramuskulär (lat.: in musculo)
ITP	Idiopathische thrombozytopenische Purpura
i. v.	Intravenös (lat.: in vena)
IVIg	Intravenöse Immunglobuline
KM	Kontrastmittel
KOF	Körperoberfläche
LVEF	Linksventrikuläre Auswurffraktion

MAG	Myelin-assoziierte Glykoproteine
mAk	Monoklonaler Antikörper
MBP	Basisches Myelinprotein
MEP	Transkraniell magnetisch evozierte Potenziale
MHC	Major Histocompatibility Complex
MIX	Mitoxantron
MMP	Matrix-Metalloproteinasen
MOG	Myelin Oligodendrozyten-Glykoprotein
MRT	Magnetresonanztomographie
MS	Multiple Sklerose
MSFC	Multiple Sclerosis Functional Composite Score
MSRV	Multiple Sklerose-assoziiertes Retrovirus
NAB	Neutralisierender Antikörper
NMO	Neuromyelitis optica (auch Devic Syndrom, Morbus Devic)
PD-1	Programmed death-1
PLP	Proteolipid-Protein
PML	Progressive multifokale Leukenzephalopathie
p. o.	Oral (lat.: per os)
PPARγ	Peroxisom-proliferationsaktivierter Rezeptor-gamma
PPMS	Primär progrediente MS
RRMS	MS mit schubförmig remittierendem Verlauf
s. c.	Subkutan (lat.: sub cute)
SEP	Somatosensorisch evozierte Potenziale
SMON	Subakute Myelo-Optico-Neuropathie
SNRS	Scripps Neurological Rating Scale
SPIR	Systemische Post-Injektions-Reaktionen
SPMS	Sekundär chronisch progrediente MS
TCA	Triamcinolonacetonid
TGF	Transforming growth factor
T_H	T-Helfer(zelle)
TNF	Tumor-Nekrose-Faktor
VCAM	Vascular cell adhesion molecule
VEP	Visuell evozierte Potenziale
VLA	Very Late Antigen
ZNS	Zentrales Nervensystem

Literatur

Das Literaturverzeichnis dieses Bandes umfasst die wichtigste weiterführende Literatur für den klinisch arbeitenden Arzt. Ein umfangreiches Verzeichnis der Forschungsliteratur zur Multiplen Sklerose kann auf der Internetseite des Verlages (www.kohlhammer.de) unter »Bücher/Loseblattwerke« bei Eingabe des Buchtitels kostenfrei eingesehen und heruntergeladen werden.

Adamek-Münz VV (1997) Ergotherapie. In: Welter FL, Schönle PVV (Hrsg.): Neurologische Rehabilitation. Stuttgart, Jena, Lübeck: Gustav Fischer.

Bakshi R, Thompson AJ, Rocca MA et al. (2008) MRI in multiple sclerosis: current status and future prospects. Lancet Neurol 7:615–625.

Banwell B, Ghezzi A, Bar-Or A et al. (2007) Multiple sclerosis in children: clinical diagnosis, therapeutic strategies and future directions. Lancet Neurol 6(10):887–902.

Engelhardt B, Ransohoff RM (2005) The ins and outs of T-lymphocyte trafficking to the CNS: anatomical sites and molecular mechanisms. Trends Immunol 26(9):485–495.

Freeman JA, Langdon DW, Hobart JC et al. (1997) The impact of inpatient rehabilitation on progressive multiple sclerosis. Ann Neurol 42(2):236–244.

Gold R, Hartung HP, Wiendl H et al. (2009) Therapie der Multiplen Sklerose mit monoklonalen Antikörpern. Aktuelle Neurologie 36:334–344.

Goodin DS, Frohman EM, Garmany GP et al.; Therapeutics and Technology Assessment Subcommittee of the American Academy of Neurology and the MS Council for Clinical Practice Guidelines (2002) Disease modifying therapies in multiple sclerosis: report of the Therapeutics and Technology Assessment Subcommittee of the American Academy of Neurology and the MS Council for Clinical Practice Guidelines. Neurology 58(2):169–178.

Henze T (Hrsg.) (2005) Symptomatische Therapie der Multiplen Sklerose. Stuttgart: Thieme.

Hohlfeld R, Wiendl H (2001) The ups and downs of multiple sclerosis therapeutics. Ann Neurol 49:281–284.

Institut für Qualität und Wirtschaftlichkeit im Gesundheitswesen (IQWiG) (2006) Methoden, Version 2.0 vom 19.12.2006 (www.iqwig.de).

Jarius S, Wildemann B (2007) Neuromyelitis optica. Der Nervenarzt 78:1365.

Kantarci O, Wingerchuk D (2006) Epidemiology and natural history of multiple sclerosis: new insights. Curr Opin Neurol 19(3):248–254.

Kleinschnitz C, Meuth SG, Kieseier BC et al. (2007) Immunotherapeutic Approaches in MS: Update on Pathophysiology and Emerging Agents or Strategies. EMID-DT 7(1):35–63.

Kobelt G, Lindgren P, Parkin D et al. (2000) Cost and quality of life in multiple sclerosis: a cross-sectional observational study in Germany. 2000SSE/EFI working paper series in Economics and Finance, nr 399.

Kurtzke JF (1983) Rating neurologic impairment in multiple sclerosis: an expanded disability status scale (EDSS). Neurology 33(11):1444–1452.

Lehmann HC, Hartung HP, Hetzel GR et al. (2006) Plasma exchange in neuroimmunological disorders: Part 1: Rationale and treatment of inflammatory central nervous system disorders. Arch Neurol 63(7):930–935.

Lublin F, Reingold SC (1996) Defining the clinical course of multiple sclerosis: results of an international survey. National Multiple Sclerosis Society (USA) Advisory Committee on Clinical Trials of New Agents in Multiple Sclerosis. Neurology 46(4):907–911.

Lucchinetti C, Brück W, Rodriguez M et al. (1996) Distinct patterns of multiple sclerosis pathology indicates heterogeneity on pathogenesis. Brain Pathol 6(3):259–274.

McDonald WI, Compston A, Edan G et al. (2001) Recommended diagnostic criteria for multiple sclerosis: guidelines from the International Panel on the diagnosis of multiple sclerosis. Ann Neurol 50(1):121–127.

Menge T, Hemmer B, Nessler S et al. (2005) Acute disseminated encephalomyelitis: an update. Arch Neurol 62:1673–1680.

Miller D, Barkhof F, Montalban X et al. (2005a) Clinically isolated syndromes suggestive of multiple sclerosis, part I: natural history, pathogenesis, diagnosis, and prognosis. Lancet Neurol 4(5):281–288.

Miller D, Barkhof F, Montalban X et al. (2005b) Clinically isolated syndromes suggestive of multiple sclerosis, part 2: non-conventional MRI, recovery processes, and management. Lancet Neurol 4(6):341–348.

Miller DH, Filippi M, Fazekas F et al. (2004) Role of magnetic resonance imaging within diagnostic criteria for multiple sclerosis. Ann Neurol 56(2):273–278.

Multiple Sklerose Therapie Konsensus Gruppe (MSTKG) (1999) Immunmodulierende Stufentherapie der Multiplen Sklerose. Nervenarzt 70(4):371–386.

Multiple Sklerose Therapie Konsensus Gruppe (MSTKG) (2001) Immunmodulierende Stufentherapie der Multiplen Sklerose. 1. Ergänzung. Nervenarzt 72(2):150–157.

Multiple Sklerose Therapie Konsensus Gruppe (MSTKG) (2002) Immunmodulierende Stufentherapie der Multiplen Sklerose. 2. Ergänzung. Der Nervenarzt 73(6):556–563.

Multiple Sklerose Therapie Konsensus Gruppe (MSTKG) (2006) Immunmodulatorische Stufentherapie der Multiplen Sklerose. Aktuelle Therapieempfehlungen. Nervenarzt 77(12):1506–1518.

Multiple Sklerose Therapie Konsensus Gruppe (MSTKG) (2008) Basic and escalating immunomodulatory treatments in multiple sclerosis: current therapeutic recommendations. J Neurol 255(10):1449–1463.

Pohl D, Waubant E, Banwell B et al., International Pediatric MS Study Group (2007) Treamtent of pediatric multiple sclerosis and variants. Neurology 68(16 Suppl. 2):S54–65.

Polman CH, Reingold SC, Edan G et al. (2005b) Diagnostic criteria for multiple sclerosis: 2005 revisions to the »McDonald Criteria«. Ann Neurol 58(6):840–846.

Ragonese P, Aridon P, Salemi G et al. (2008) Mortality in multiple sclerosis: a review. Eur J Neurol 15(2):123–127.

Reske D, Petereit HF (2004) Differentialdiagnose chronisch-entzündlicher Erkrankungen des Zentralnervensystems – Liquordiagnostik und immunologische Parameter. Nervenarzt 75(10):945–952.

Sailer M, Fazekas F, Gass A et al. (2008) Cerebral and spinal MRI examination in patients with clinically isolated syndrome and definite multiple sclerosis. Rofo 180(11):994–1001.

Sospedra M, Martin R (2005a) Antigen-specific therapies in multiple sclerosis. Int Rev Immunol 24:393–413.

Sospedra M, Martin R (2005b) Immunology of multiple sclerosis. Annu Rev Immunol 23:683–747.

Wiendl H, Hohlfeld R (2002) Therapeutic approaches in multiple sclerosis: lessons from failed and interrupted treatment trials. BioDrugs 16:183–200.

Wiendl H, Hohlfeld R (2009) Multiple sclerosis therapeutics: unexpected outcomes clouding undisputed successes. Neurology 72:1008–1015.

Wingerchuck DM, Lennon VA, Lucchinetti CF et al. (2007) The spectrum of neuromyelitis optica. Lancet Neurol 6:805–815.

Zozulya AL, Wiendl H (2008) The role of regulatory T cells and dendritic cells in multiple sclerosis. Nat Clin Pract Neurol 4(7):384–398.

Stichwortverzeichnis

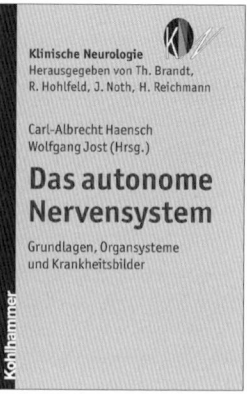

Klinische Neurologie
Herausgegeben von Th. Brandt,
R. Hohlfeld, J. Noth, H. Reichmann

Carl-Albrecht Haensch
Wolfgang Jost (Hrsg.)

Das autonome Nervensystem

Grundlagen, Organsysteme
und Krankheitsbilder

2009. 396 Seiten mit 130 Abb. und
58 Tab. Kart.
€ 79,90
ISBN 978-3-17-019464-9
Klinische Neurologie

Carl-Albrecht Haensch/Wolfgang Jost

Das autonome Nervensystem
Grundlagen, Organsysteme und Krankheitsbilder

Das autonome Nervensystem reguliert lebenswichtige Funktionen wie die des Herzens, des Kreislaufs, der Atmung, des Verdauungstraktes und des Urogenitalsystems und hat somit große Bedeutung für die wissenschaftliche und praktische Medizin. Seit Schiffters Standardwerk „Neurologie des vegetativen Systems" (1985) ist das vorliegende Werk die erste umfassende deutschsprachige Darstellung der aktuellen Diagnostik und Therapie der Erkrankungen des Vegetativums. Ebenso bietet es eine umfassende Einführung in die Grundlagen der vegetativen Anatomie und Physiologie. Der Band versammelt Beiträge eines ausgewiesenen Autorenkollektivs führender Experten.

PD Dr. Carl-Albrecht Haensch ist Neurologe an der Klinik für Neurologie der Universität Witten/Herdecke und leitet das Autonome Labor des HELIOS-Klinikums Wuppertal.
Prof. Dr. Wolfgang Jost ist Leiter des Fachbereichs Neurologie der Klinik für Diagnostik in Wiesbaden.

▶ www.kohlhammer.de

W. Kohlhammer GmbH · 70549 Stuttgart
Tel. 0711/7863 - 7280 · Fax 0711/7863 - 8430

Kohlhammer

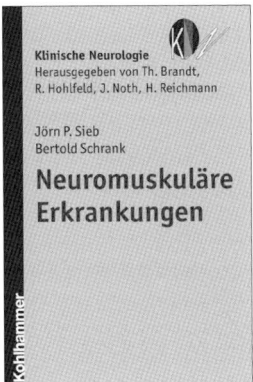

Klinische Neurologie
Herausgegeben von Th. Brandt,
R. Hohlfeld, J. Noth, H. Reichmann

Jörn P. Sieb
Bertold Schrank

Neuromuskuläre Erkrankungen

2009. 332 Seiten mit 75 Abb. und
60 Tab. Kart.
€ 59,90
ISBN 978-3-17-018381-0

Klinische Neurologie

Jörn P. Sieb/Bertold Schrank

Neuromuskuläre Erkrankungen

Wie in kaum einem anderen Bereich der Medizin hat die molekulargenetische Forschung das Wissen um die Muskelerkrankungen vermehrt. Erste spezifische Therapieoptionen sind bereits verfügbar. Das vorliegende Werk ermöglicht einen raschen, an den Erfordernissen der Patientenversorgung orientierten Überblick zu Diagnose und Therapie der Muskelerkrankungen. Damit schließt es eine Lücke im deutschsprachigen Buchangebot. Das Buch – geschrieben aus der Praxis für die Praxis – folgt einem einheitlichen didaktischen Konzept. Tabellen, Diagramme, Fallbeispiele und Merksätze erleichtern dem Leser den Zugang.

Prof. Dr. Jörn P. Sieb ist Chefarzt der Klinik für Neurologie, Geriatrie und Palliativmedizin am Hanse-Klinikum Stralsund.
Dr. Bertold Schrank leitet oberärztlich den Schwerpunkt neuromuskuläre Erkrankungen am Fachbereich Neurologie der Deutschen Klinik für Diagnostik, Wiesbaden.

Kohlhammer

▶ www.kohlhammer.de

W. Kohlhammer GmbH · 70549 Stuttgart
Tel. 0711/7863 - 7280 · Fax 0711/7863 - 8430

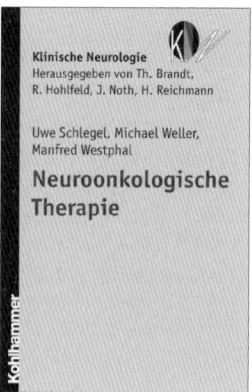

Klinische Neurologie
Herausgegeben von Th. Brandt,
R. Hohlfeld, J. Noth, H. Reichmann

Uwe Schlegel, Michael Weller,
Manfred Westphal

Neuroonkologische
Therapie

2009. 246 Seiten mit 97 Abb. und
20 Tab. Kart.
€ 59,–
ISBN 978-3-17-018462-6

Klinische Neurologie

Uwe Schlegel/Michael Weller/Manfred Westphal

Neuroonkologische Therapie

Innerhalb weniger Jahre haben sich unsere Therapiemöglichkeiten von
primären und metastatischen Tumoren des Gehirns entscheidend verbessert. Dieses Buch soll ein systematischer Leitfaden zur Behandlung
dieser Tumoren sein: Es fasst die aktuellen neuroonkologischen Therapi-
en zusammen und folgt dabei in seiner Systematik der revidierten WHO-
Klassifikation für Tumoren des zentralen und peripheren Nervensystems.

Prof. Dr. Uwe Schlegel ist Direktor der Neurologischen Universitätsklinik am Knappschaftskrankenhaus Bochum-Langendreer.
Prof. Dr. Michael Weller ist Direktor der Neurologischen Klinik am Uni-
versitätsspital Zürich.
Prof. Dr. Manfred Westphal ist Direktor der Klinik für Neurochirurgie
an der Universitätsklinik Hamburg-Eppendorf.

▶ www.kohlhammer.de

W. Kohlhammer GmbH · 70549 Stuttgart
Tel. 0711/7863 - 7280 · Fax 0711/7863 - 8430